MEDSiの新刊

診断の"手掛かり"はココにあり！

グングン上達する 認知症のみかた

Common Pitfalls in Cognitive and Behavioral Neurology: A Case-Based Approach

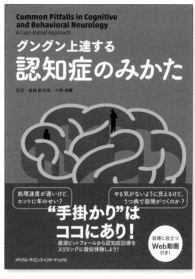

- 監訳：金城 紀与史　琉球大学医学部 医学教育企画室
- 　　　小林 俊輔　帝京大学医学部 脳神経内科学講座
- 定価5,720円（本体5,200円+税10%）
- B5変　●頁224　●図38　●表59　●2024年
- ISBN978-4-8157-3118-2

▶厳選された51症例をピットフォールごとに10パートに分類して提示・解説。各症例を通して、診断に至るまでの思考過程と病歴や症候の見逃し・見誤りやすいポイントがわかり、自ずと診療のコツが身につく。各症例は3～5頁の読み切りサイズで、気になるトピックから読み進めることができる。25点の動画コンテンツ付き。専門・非専門問わず、認知症診療に携わる臨床医はこれ一冊でグングン上達する！

目次 [全10Part]
- Part 1　診断を完全に見誤る
- Part 2　障害された認知領域を見誤る
- Part 3　病歴にある重要な手掛かりを見逃す
- Part 4　パターン認識の失敗
- Part 5　難しい認知・行動障害の特徴的な症状
- Part 6　微妙な臨床所見
- Part 7　検査結果の誤解釈
- Part 8　既知または疑われる疾患に所見を関連づけてしまう
- Part 9　画像診断の手掛かりを見逃す
- Part 10　マネジメントの失敗

詳しくは↓

好評関連書

症状や所見からアプローチする めまいのみかた

Dizziness : A Practical Approach to Diagnosis and Management, 2nd edition

- 監訳：井口正寛　●定価5,060円（本体4,600円+税10%）
- B5変　●頁236　●図26　●動画60　●2020年　●ISBN978-4-8157-0176-5

メキメキ上達する 頭痛のみかた

Common Pitfalls in the Evaluation and Management of Headache: Case-Based Learning

- 監訳：金城光代・金城紀与史　●定価5,060円（本体4,600円+税10%）
- B5変　●頁220　●図18　●2016年　●ISBN978-4-89592-858-8

MEDSi メディカル・サイエンス・インターナショナル
113-0033 東京都文京区本郷1-28-36鳳明ビル
TEL 03-5804-6051　FAX 03-5804-6055
https://www.medsi.co.jp　E-mail info@medsi.co.jp

医院経営の必携本『開業医の教科書』シリーズの第3弾！

開業医の教科書® スタートアップの人事・労務戦略

著
- **笠浪　真**　税理士法人テラス　税理士
- **亀井隆弘**　社会保険労務士法人テラス　社会保険労務士
- **笠浪かおる**　社会保険労務士法人テラス　社会保険労務士

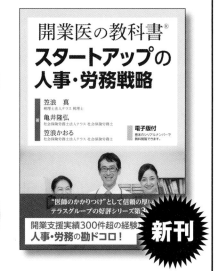

電子版付　巻末のシリアルナンバーで無料閲覧できます

新刊

- 300医院以上の黒字経営をサポートしてきた凄腕税理士・社労士が贈る、開業予定～開業直後の医師に必要な知識が詰まった1冊！
- 開業前後の人事・労務は、クリニックのその後の経営に大きく影響してきます。本書では、開業に備え勤務先を円満に退職する重要ポイントから、開業前に知っておきたいスタッフ採用のポイント・労務関連の基礎知識、開業直後のクリニックに起きやすいトラブルへの対処法までわかりやすく解説。
- 開業直後から好スタートを切るための、スタッフマネジメントのコツが満載です。

B5判・176頁・2色刷　定価3,740円（本体3,400円＋税）　ISBN 978-4-7849-4122-3　2024年10月刊

第1章　開業前に必ず押さえておきたい重要ポイント
勤務先を退職するベストタイミング／勤務先を円満退職する際の重要ポイント／ブレない医院経営を実現するための経営理念のつくり方／スタッフが働きやすく、集患も期待できる診療時間と休診日の設定／医院・クリニックで知っておきたい産休・育休の基礎知識／医院開業前に知っておきたい社会保険の加入／医療専門の社会保険労務士を選ぶ際の5つの重要ポイント

第2章　問題スタッフではなく、長く働いてくれて戦力になるスタッフを採用できるコツ
採用難の時代は続く?!　医療業界のスタッフ採用の現状・対策／理想的な人材像を明確にする3STEP／コストをかけずに理想の人材から応募が来た求人募集方法：3つの成功事例／書類選考で優秀なスタッフを見きわめる11個の判断基準／面接で理想のスタッフと問題スタッフを見きわめる14個の判断基準／理想のスタッフを逃さないための採用面接の準備と心構え／実はリスクが高い?!　縁故採用における6個の注意点／承継開業時にスタッフを引き継ぐ際の5つの注意点

第3章　開業後に失敗しないオープニングスタッフ採用から開業日までの準備事項
間違うと優秀なスタッフを逃す?!　内定通知・不採用通知の注意点／面接後に内定辞退される主な5つの理由と防止策／内定取り消しはどこまで認められる?／試用期間を設定する際の7つの注意点／雇用契約書や労働条件通知書の作成方法／個人情報漏洩のリスクを防ぐために秘密保持契約を結ぶ／トラブルを未然に防いでスタッフが定着する就業規則作成のポイント

第4章　問題スタッフ、相次ぐ退職、残業代や賞与の請求……スタッフとのトラブル対処法と予防策
全員辞めた?!　オープニングスタッフの退職リスクへの対処法／問題スタッフとのトラブルを防止する5つの方法／退職者がクリニックの悪評を広げる?!　ネット書き込みへの対策／残業に関するトラブルを未然に防ぐための基礎知識／スタッフの退職後に賞与を支払う必要はある?／パート・アルバイトが有給休暇を申請してきたけど与えないとだめ?

第5章　開業直後から大きな成果を出す組織をつくるスタッフマネジメント
スタッフのやる気を削がずに改善点を指摘する7つの方法／スタッフのやる気を最大限に活かして著しい成長を促す5つのコツ／強力なチームワークで生産性を上げる5つのコツ／クリニック経営のマンネリ化を防いでスタッフのやる気を引き出す5つの秘訣／経営理念とビジョンをスタッフに浸透させる8つの方法

付章　福利厚生充実のための企業型確定拠出年金のすすめ
確定拠出年金の概要と他の年金制度との違い／企業型確定拠出年金（401k）とiDeCoの違いや併用・移換について／NISAと企業型確定拠出年金（401k）、iDeCoとの違い／企業型確定拠出年金（401k）の主な3タイプとメリット・デメリット

日本医事新報社
〒101-8718　東京都千代田区神田駿河台2-9

ご注文は
TEL：03-3292-1555
FAX：03-3292-1560
URL：https://www.jmedj.co.jp/

書籍の詳しい情報は小社ホームページをご覧ください。
医事新報｜検索

jmedmookの好評巻がさらにパワーアップし、待望の書籍化！

診断につながる 病歴聴取
新装改訂版

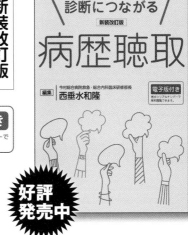

編 **西垂水和隆**
今村総合病院救急・総合内科臨床研修部長

電子版付き
巻末のシリアルナンバーで無料閲覧できます

好評発売中

◉ 上級医が行っている病歴聴取のコツをわかりやすく解説！

◉「患者からとった病歴をどう利用するのか」「患者の訴えをいかに解釈すべきか」といった病歴聴取の基本の部分はそのままに、主訴別各論では動悸や関節痛、咳嗽など10項目を新設。日常診療で出会いやすい主訴に対する具体的な対応のポイントを充実させた改訂版になりました。

◉ 患者と話す前からわかることや、疾患が浮かばないときの対応についても多くの項目を設け、豊富な経験に基づいたエキスパートのワザを余すことなく掲載した、臨床医必携の1冊です。

A5判・380頁・2色刷(部分カラー)　定価4,620円(本体4,200円＋税)
ISBN 978-4-7849-1372-5　2024年9月刊

1章　診断につながる病歴聴取
A 患者と話す前に
1 病歴の重要性
2 病歴を聞く前の準備
3 問診票について―問診票・バイタルサインからわかる情報
4 患者が一言目を話す前にわかること
B 定番の質問をより詳しく
1 O：いつから始まりましたか？
2 P：増悪因子／寛解因子―どうしたら悪く／楽になりますか？
3 Q：表現するとどのような感じですか？
4 R：他にどのような症状がありましたか？　どこか別の場所も痛みますか？
5 S：程度はどれくらいですか？　どのような状況で起こりましたか？
6 T：どれくらい続きますか？　悪くなっていますか？
7 繰り返す疾患―こういうことは初めてですか？

C ルーチンの質問では何がヒントになるか？
1 既往歴
2 生活歴・家族歴
3 薬剤歴
4 旅行・曝露・動物など
D 疾患が浮かばないとき
1 Nature：何系の疾患？―病歴から予測する
2 Site：内臓？　内臓外？―臓器別の特徴
3 よくわからない症状、あまり聞いたことのない症状
4 メンタル系の疾患？　と思うとき
E 病歴を診断に使うために整理する
1 主訴は何か？―外せる病歴、外せない病歴
2 病歴をまとめてstoryをつくる

2章　主訴別の問診を取るべきポイント
1 発熱―感染症か非感染症かを見きわめるポイント
2 食欲低下―器質的疾患かどうか
3 胸痛―心疾患

4 息苦しい
5 倦怠感
6 体重減少
7 悪心・嘔吐―消化器症状かそれ以外か？
8 腹痛
9 頭痛
10 ふらつき
11 浮腫
12 意識消失
13 腰背部痛
14 しびれ
15 動悸
16 咳嗽・痰・血痰
17 排尿障害
18 立ち上がれない
19 意識が悪い
20 関節が痛い
21 リンパ節が腫れている

日本医事新報社
〒101-8718　東京都千代田区神田駿河台2-9

ご注文は
TEL：03-3292-1555
FAX：03-3292-1560
URL：https://www.jmedj.co.jp/

書籍の詳しい情報は小社ホームページをご覧ください。
医事新報　検索

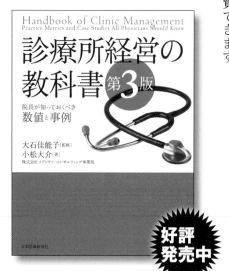

刊行にあたって

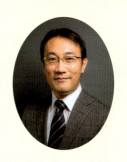

本書は2021年に刊行された『プライマリ・ケアの理論と実践』の続編である。日本医事新報に2019年より5年にわたって計203回連載されたこの企画は大変好評を頂き，第1回から第100回までをまとめた前著も多くの実践家にとって頼りとなる書籍としてご評価を頂いた。

今回掲載した第101回から最終回までの内容も，日々活用できる知識や技能はもちろんのこと，プライマリ・ケアを特色づける理論的な枠組みまで実に幅広く網羅している。「こどものみかた」「多職種連携の必須知識」「マルチモビディティ」「ポリファーマシー」「プライマリ・ケアでの倫理的問題への対応」「リハビリテーション」「LGBTQの人々と医療」「子どもの発達障害」「健康の社会的決定要因」「困難な患者への対応」「医学生へのプライマリ・ケア教育」「オンライン診療」「2040年に期待するプライマリ・ケア」といった，実に色彩豊かなテーマが並んでいる。

前著に比べると，現在，日本社会で喫緊の課題となっているテーマが多く，これから10年先を見据えたプライマリ・ケアの実践のためには欠かせない視点と言ってよいだろう。ぜひ，宝箱のような論考から大きなヒントを得て頂きたい。

2024年も終わろうとする今，医療界でもかかりつけ医機能の強化というテーマが医療政策の中心課題となり，表現は異なるが，まさにプライマリ・ケアに焦点が当たりつつあることを実感している。人口減少と超高齢化，そして地域偏在も進む中，医療の基盤であるプライマリ・ケアの重要性がさらに増していくことは疑いないだろう。本書を通じて学びを得た読者の皆様が，プライマリ・ケアの担い手として地域で大いに活躍されることを切に祈りたい。

2024年12月　　　　　　　　日本プライマリ・ケア連合学会理事長
　　　　　　　　　　　　　　草場鉄周

感謝を込めて
～日本の医療の未来に向けたメッセージ～

丸山 泉
（前・日本プライマリ・ケア連合学会理事長）

PROFILE
1975年久留米大卒。89年医療法人豊泉会理事長，96年社会福祉法人弥生の里福祉会理事長。2012～19年3月まで日本プライマリ・ケア連合学会理事長を務める。

　手元に，数年にわたって多くの執筆者によって連載された，本連載の前半をまとめた書籍，『プライマリ・ケアの理論と実践』がある。その連載の後半を2冊目の単行本としてまとめたものが本書である。まずは執筆者と，監修の日本プライマリ・ケア連合学会の担当者に感謝を申し上げたい。私が日本プライマリ・ケア連合学会の理事長を務めていたときにスタートした企画だからだろう，一文を寄せる機会を頂いた。

　プライマリ・ケアは守備範囲が広く，実践という無数の各論が綾なす中で形成され，肉づけされてきた理論があり，臓器別，疾患別とは異質な面を多く有している。網羅的な本企画によって，プライマリ・ケアが意味するものが，単なるキュアのファーストコンタクトではないこと，その発展は時代の要請であることを，ご理解頂けたと思っている。さらに言えば，わが国において，その明確な位置づけがいささか遅きに失していることもつけ加えたい。

　プライマリ・ケアは実践によって試されながら，異なる条件下での無数の実践の有機的な呼応によって，創発的に理論が形成される。実践の最前線は患者や家族が有する「文脈」であり，彼らが発する「言葉」である（それは死者をも含む）。最後方は臓器や疾患をきわめた医師をはじめとする専門職との互角の意見交換である。実践と理論構築の反芻における時間軸は特に大切とされる。

　加えて外からの試練もいまだ大きい。実はイノベーティブであるがゆえに，実績を背景にした現状との戦いであり，立ちはだかる壁は厚く高い。だが，それを繰り返してこそわが国のプライマリ・ケアは間違いなく強靱なものになっていく。

　識者が警告を発していたにもかかわらず，世界は深刻な感染症の嵐に見舞われ，日本も例外ではなかった。しかし，近い将来にもっと過酷な試練に立ち向かう日が来るだろう。執筆者それぞれの顔を思い浮かべながら，私は，日本の医療の未来は明るいと信じている。

　感染症の嵐によって，強いプライマリ・ケア・シフトのために，どういう質を担保した医師群の育成が必要であるのか，医療資源の効率性のために，どのような合理的な仕組みに改善すべきなのか，輪郭は明確になったのではないだろうか。

　世界に目を向けると，感染症による混乱以上の非人道的混迷を深めている。冷戦が一応の結末を迎えたとき，さあ，新しい時代が開けると皆が思った。私も思った。だが，暴力行為が続く各国の現状は悲観的である。それは，プライマリ・ケアに身を置き，日常性と安寧の意味を体感している私たちが最も憎むものだ。

　日常の喪失は人間性の喪失に直結する。やむをえず暴力的な防衛も強いられるが，どちらにせよ，地球上の複数の地域で多くの犠牲者が生まれており，深刻な人間性の喪失が日々発生していることは，プライマリ・ケアの

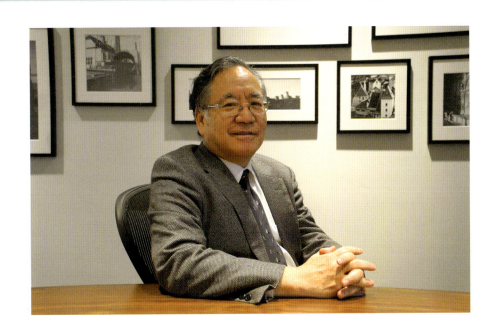

　本質を考えると，遠く無関係な事象ではない。幸い，そこには身を挺して医療を続けている医療人が多くいる。彼らは心情的にも実践的にもプライマリ・ケアの重要性，そして未来を信じているのである。

　一見遠く離れた場所の課題は，実は自分たちのほんの身近な診療の課題でもある。診療室の壁のすぐ隣にも，在宅診療のドアを開けたところにも，未整理の課題は散乱している。それは私たちの眼力によって見えたり見えなかったりする。飛躍するが，わが国においていまだ続く，認知症を含む精神疾患の入院患者数の現状や，高齢者における過剰な診療は，卑近な例示のひとつである。

　個々の健康課題の解決を目的として，患者や家族に頼られる医師，看護師，薬剤師などの専門職として，私たちは多様な現場で仕事をしている。疾病の治癒（安定化）の背景には，何らかの個人的課題，家族的課題，社会的課題が隠されており，自分たちの視力さえ鍛えておけば，それはくっきりと見えてくる。

　日々の実践の継続によって視力は鍛えられる。鍛えられて，私たちはもっと強くならなくてはならない。理想とするプライマリ・ケアの世界は目前にあるようだが，ゴールは常に後方に移動するからである。

　プライマリ・ケアを主体的に担っているという，過度の自負とも言える肯定がもたらした現状のすべては，まさに私の世代の責任なのであるが，未来は，執筆者の方々，読者の方々の責任であることを忘れないでほしい。同時に，この国のプライマリ・ケアを声も上げず静かに担ってきた方々への感謝と尊敬を忘れないでほしい。大半のそのような医師や看護師が守ってきたものは何だったのか，それを忘れないでほしい。その上で，自信を持って新しい医療の時代をつくり上げてほしい。

　価値ある医療のためには，せっかちである必要はない。「未来を信じて遠い山なみを語り合おう」。あなたたちがいる限り，日本の医療は明るい。

プライマリ・ケアの理論と実践〈完全版〉
jmedmook 95
2024年12月

● 刊行にあたって……………………… 草場鉄周

● 感謝を込めて～日本の医療の未来に向けたメッセージ～ …… 丸山 泉

◉第1章：慢性疾患ケアモデル

101 chronic care model 今後の研究や発展～CCMは多疾患併存に有効か? 具体的な介入方法は? ... 2
大浦 誠（南砺市民病院内科医長・総合診療科医長）

◉第2章：「明日から実践できる」こどものみかた

102 総論～過去と未来，個人と社会，すべてに手を差し伸べるのが小児医療 ... 4
児玉和彦（医療法人明雅会こだま小児科理事長）

103 発熱～基本に忠実に，検査も治療も最小限に ... 6
木村武司（名古屋大学医学部附属病院卒後臨床研修・キャリア形成支援センター副センター長）

104 鼻汁・咳嗽～Choosing wisely クスリはリスク お土産処方でDo No Harm！ ... 8
継 仁（継醫院院長）

105 嘔吐～嘔吐の鑑別は広く，でもcommon is common ... 10
一ノ瀬英史（いちのせファミリークリニック院長）

106 腹痛～たいてい便秘（症），でも時に地雷あり ... 12
北西史直（トータルファミリーケア北西医院院長）

◉第3章：多職種連携の必須知識！

107 診療所看護～地域看護におけるプライマリ・ケア機能の重要性 ... 14
松井美春（東京保健生活協同組合副看護部長／橋場診療所）

108 歯科医師・口腔ケア～口腔機能はライフステージごとに関わり方がある ... 16
中根綾子（東京科学大学大学院医歯学総合研究科摂食嚥下リハビリテーション学分野臨床教授／
JCHO東京新宿メディカルセンター歯科・歯科口腔外科部長）
戸原 玄（東京科学大学大学院医歯学総合研究科摂食嚥下リハビリテーション学分野教授）

109 管理栄養士・栄養士～疾患治療の栄養指導から全人的な栄養支援への展開 ... 18
奥村圭子（機能強化型認定栄養ケア・ステーション 杉浦医院／地域ケアステーション はらぺこスパイス室長）

110 薬局薬剤師～最適な薬物療法から安心の在宅療養提供まで幅広く支援 ... 20
久保寺光徳（有限会社グット・クルーしいの木薬局堀川店薬局長）

111 訪問看護～医師と訪問看護の連携で回避可能な入院を減らしたい ... 22
吉江 悟（一般社団法人Neighborhood Care代表理事）

112 理学療法士～実生活につながる理学療法の提供を！ ... 24
宮田昌司（リニエ訪問看護ステーション横浜青葉）

113 作業療法士～多様な生活行為だからこそ多職種での支援が必要　26
宇田 薫（医療法人おもと会統括リハビリテーション部訪問リハビリテーション科統括科長）

114 言語聴覚士～豊かなコミュニケーションを支えます　28
内山量史（一般社団法人日本言語聴覚士協会会長，前 春日居総合リハビリテーション病院）

115 鍼灸・マッサージ～情報共有により病院内や地域の開業施術所との連携が可能　30
長谷川尚哉（大磯治療院院長・病鍼連携連絡協議会世話人代表）

116 医療ソーシャルワーカー～患者のニーズに共感し，自己決定を支援する　32
坪田まほ（日本医療ソーシャルワーカー協会理事）

117 社会福祉士～当事者の主体性を重視するソーシャルワーク実践者　34
中澤 伸（社会福祉法人川崎聖風福祉会理事・事業推進部長）

118 介護支援専門員～ケアプラン作成に重要な主治医意見書　36
小島 操（ケアマネウィズだいこんの花 主任介護支援専門員）

119 介護従事者～信頼関係と本人中心という価値観の共有　38
金山峰之（ケアソーシャルワーク研究所所長）

120 保健師～住民・社会を見て，つないで，動かしながら，予防的介入を実践　40
大澤絵里（国立保健医療科学院公衆衛生政策研究部（国際協力研究領域併任）上席主任研究官）

●第4章：複雑困難事例

121 マルモ総論（バランスモデルの紹介）～「つなナラ」と「3つのポリ」を意識しよう　42
大浦 誠（南砺市民病院内科医長・総合診療科医長）

122 マルチモビディティのパターン評価～パターンに基づいた効果的・効率的なアプローチ　44
青木拓也（東京慈恵会医科大学総合医科学研究センター臨床疫学研究部准教授）

123 ポリファーマシーをいかに減らすか～「減らす」ことはあくまで手段であり，目的ではない　46
矢吹 拓（国立病院機構栃木医療センター内科医長）

124 ポリドクターとの付き合い方～ケアの分断をいかに防ぐか　48
小坂鎮太郎（都立広尾病院病院総合診療科部長）

125 ポリアドバイスにならないために～そのアドバイス，「事実」と「意見」が混ざっていませんか？　50
小川太志（富山大学附属病院南砺・地域医療支援学講座）

126 ポリプロブレムのまとめ方～個々の問題をドメインでまとめ，関係性に考慮して並び替えよう　52
佐藤健太（市立千歳市民病院内科診療科長）

127 社会的問題への介入──social vital signs～患者の健康の社会的決定要因を把握する方法　54
横田雄也〔岡山県北西部（新見）総合診療医学講座／岡山大学病院総合内科・総合診療科〕
小松真成（鹿児島生協病院総合内科）

128 マルモ事例における意思決定ジレンマ～「正解」よりも「落としどころ」を　56
尾藤誠司（慈生会野村病院内科・総合診療科）

◉第5章：臨床倫理

129 プライマリ・ケアにおける倫理的問題～倫理的問題はひとりで考えず多職種で相談しよう　58
太田 浩（ありがとうみんなファミリークリニック平塚）

130 外来での倫理事例──意思決定支援～ラベリングのためではない，支援するために評価する　60
宮坂晋太郎（医療法人清風会宮坂医院）

131 在宅医療での倫理事例［1］～意思決定能力がありそうながん患者への未告知は許される？　62
日下部明彦（横浜市立大学総合診療医学准教授）

132 在宅医療での倫理事例［2］～「落としどころ」を探るには　64
足立大樹（ホームケアクリニック横浜港南院長）

133 地域の中での臨床倫理カンファレンス～臨床倫理カンファレンスの実践　66
金城謙太郎（帝京大学医学部救急医学講座総合診療科教授）

◉第6章：リハ×プライマリ・ケア

134 リハビリテーション医学とは〈総論〉～プライマリ・ケアとリハは切っても切れない　68
須田万豊（慶應義塾大学医学部リハビリテーション医学教室）

135 ADL評価～ADL評価を基に機能訓練，環境調整を行い，QOL向上をめざす　70
原嶋 渉（東海大学医学部専門診療学系リハビリテーション科学）

136 ICFで包括的にとらえる～生活機能は「生きることの全体像」　72
成瀬 瞳（金井病院総合診療科）

137 リハビリテーション処方とリスク管理～処方箋を活用したコミュニケーションとリスク管理　74
新谷可恵（元 京都岡本記念病院・静清リハビリテーション病院非常勤医師）

138 杖・歩行器・車いすの基礎知識～移動を知る，移動を診る　76
大野洋平（岡山大学病院総合内科・総合診療科）

139 外来でリハ科に紹介するポイント～外来で遭遇しやすい3つのパターン　78
松浦広昂（藤田医科大学医学部リハビリテーション医学講座講師）
和田勇治（日本医科大学千葉北総病院リハビリテーション科臨床教授）

140 在宅診療とリハ～在宅でもできるリハ／在宅だからこそできるリハ　80
望月 亮（袋井市立聖隷袋井市民病院リハビリテーション科主任医長・在宅支援室長）

141 まちづくりとリハ～病院からまちに出て社会参加を処方しよう　82
清水愛子（一般社団法人グッドネイバーズカンパニー代表理事・医師）

142 障害者支援を考える～持続可能な支援のために，私たちは何ができるだろう　84
鵜飼万実子（亀田ファミリークリニック館山家庭医診療科）

◉第7章：不確実な問題への対処法

143 医療における不確実性〈総論〉～不確実な状況から"逃げず"に"受け入れる"　86
朴 大昊（ファミリークリニック加古川院長）

144 分析とネットワークにおける不確実性～診断と紹介での不確実性の扱い方のコツ　88
櫻井重久（鳥取市立病院総合診療科部長）

145 交渉とチームワークにおける不確実性〜「ガチ対話」からの最適解　90
井上和興（大山町国民健康保険大山診療所所長／鳥取大学医学部地域医療学講座非常勤講師）

146 不確実性を教育と患者の視点から捉える〜不確実性は学習者や患者と共有できる　92
遠藤美穂（森町家庭医療クリニック）

●第8章：LGBTQの人々と医療

147 なぜ医療者がLGBTQについて学ぶのか〜健康格差に対して医療者ができること　94
久保田 希（一般社団法人にじいろドクターズ理事）

148 性の多様性の基礎知識〜SOGIを切り口に人間のありようをとらえ直す　96
金久保祐介（一般社団法人にじいろドクターズ理事）

149 医療者が個人でできること〜すべての患者に多様な性に配慮したコミュニケーションを　98
坂井雄貴（一般社団法人にじいろドクターズ代表理事）

150 医療機関でできること〜誰もがいられる場所であるために　100
山下洋充（一般社団法人にじいろドクターズ理事）

151 医療者がLGBTQについて学ぶその先に〜DE＆Iと医療　102
吉田絵理子（一般社団法人にじいろドクターズ理事）

●第9章：子どもの発達障害

152 総論〜発達障害診療はすべての子育て支援に通ず　104
一ノ瀬英史（いちのせファミリークリニック院長）

153 一般外来で診る子どもの発達障害〈前編〉〜「寄り添う力」を身につけよう　106
小橋孝介（鴨川市立国保病院病院長）

154 一般外来で診る子どもの発達障害〈後編〉〜関係者を「ねぎらい支える」　108
小橋孝介（鴨川市立国保病院病院長）

155 子どもへのアプローチ〜子どもの行動に対する対処法のレパートリーを増やそう　110
小橋孝介（鴨川市立国保病院病院長）

156 発達障害に関連する制度の整理〜各種制度の知識が，よりよい発達支援につながる　112
一ノ瀬英史（いちのせファミリークリニック院長）

●第10章：健康の社会的決定要因

157 プライマリ・ケアにおける健康の社会的決定要因〜患者の背景にあるSDHを見出す　114
飯塚玄明（多摩ファミリークリニック家庭医／千葉大学予防医学センター特任研究員）
長嶺由衣子（東京科学大学公衆衛生学分野）

158 健康の社会的決定要因のエビデンス〜社会関係の欠如は1日15本の喫煙と同程度の早世リスク　116
長谷田真帆（京都大学大学院医学研究科社会健康医学系専攻社会疫学分野）

159 プライマリ・ケア現場でのSDHアセスメント〜プライマリ・ケアの現場でSDHに立ち向かう　118
水本潤希（愛媛生協病院家庭医療科）

160 臨床現場におけるSDHを考慮した診療と学習法〜SDHの眼鏡をかけて患者理解を深める　120
武田裕子（順天堂大学大学院医学研究科医学教育学教授）

161 現代的SDHのトピックと対応法への示唆：社会的孤立〜社会的孤立とプライマリ・ケアの質 122
　　青木拓也（東京慈恵会医科大学総合医学研究センター臨床疫学研究部准教授）

162 多次元的な貧困と健康支援〜生活保護利用者のデータをもとに 124
　　西岡大輔（大阪医科薬科大学総合医学研究センター医療統計室講師／南丹市国民健康保険美山林健センター診療所）

163 ヘルスケアシステムにおけるプライマリ・ケア機能と健康格差〈前編〉 126
　　〜プライマリ・ケア機能とプライマリ・ヘルス・ケア
　　長嶺由衣子（東京科学大学公衆衛生学分野）

164 ヘルスケアシステムにおけるプライマリ・ケア機能と健康格差〈後編〉 128
　　〜エビデンスから見るプライマリ・ケア機能と健康格差の関連
　　長嶺由衣子（東京科学大学公衆衛生学分野）

◉第11章：Difficult patient encountersへの対応技法

165 総論 130
　　〜患者中心の医療と医療者自身のケアを向上させるために
　　鋪野紀好（千葉大学大学院医学研究院 地域医療教育学特任准教授／千葉大学医学部附属病院総合診療科）

166 怒っている患者への対応〜良好な患者−医師関係形成のために 132
　　武田慧里子（さんむ医療センター総合診療科）
　　鋪野紀好（千葉大学大学院医学研究院 地域医療教育学特任准教授／千葉大学医学部附属病院総合診療科）

167 悪い知らせの伝え方〜SHAREプロトコルと共感的対応 134
　　横田雄也〔岡山県北西部（新見）総合診療医学講座／岡山大学病院総合内科・総合診療科〕
　　鋪野紀好（千葉大学大学院医学研究院 地域医療教育学特任准教授／千葉大学医学部附属病院総合診療科）

168 ノン・アドヒアランスへの対応〜解釈モデル，両価性，社会経済的状況といった隠れた要因 136
　　飯塚玄明（多摩ファミリークリニック家庭医／千葉大学予防医学センター特任研究員）
　　鋪野紀好（千葉大学大学院医学研究院 地域医療教育学特任准教授／千葉大学医学部附属病院総合診療科）

169 発達障害の傾向のある患者とのコミュニケーション 138
　　〜コミュニケーションが困難な理由に疑問を持ち，問いかけよう
　　鎌田 雄（同和会千葉病院精神科）
　　鋪野紀好（千葉大学大学院医学研究院 地域医療教育学特任准教授／千葉大学医学部附属病院総合診療科）

◉第12章：診療所における教育

170 遠隔教育（離島の医師同士による学習ネットワーク構築） 140
　　〜遠隔振り返りによる離島医師の学びの円滑化
　　黒田 萌（富山大学附属病院総合診療科／SUNY Upstate Medical University, Master of Public Health Program）
　　黒田 格（富山大学附属病院総合診療科／SUNY Upstate Medical University, Department of Family Medicine）
　　太田龍一（雲南市立病院地域ケア科）

171 初期臨床研修〜診療所での初期臨床研修で大切なこと 142
　　藤原和成（大曲診療所）

172 卒前高学年（長期滞在型臨床実習）〜地域での教育こそ地域医療の鍵である 144
　　桐ケ谷大淳（宮崎大学医学部地域包括ケア・総合診療医学講座准教授）

173 卒前中学年（地域包括ケアシステムの事例を通したフィールド実習） 146
　　〜ケースとコミュニティの両方の目線を育むインタビュー調査
　　松井善典（浅井東診療所所長／北海道家庭医療学センター理事）

●第13章：学生の活動との関わり

174 大学と学生サークル ── 序文・総論 ~将来の仲間を増やすために！ ……148
吉村 学（宮崎大学医学部地域医療・総合診療医学講座教授）

175 大学と学生サークル ── 現在進行形 ~もっと教員，もっと地域の関わりを！ ……150
吉村 学（宮崎大学医学部地域医療・総合診療医学講座教授）

176 大学と学生サークル ── スタートアップ ~学生発 地域のほけんしつ活動 ……152
今西 明（新潟大学大学院医歯学総合研究科地域医療確保・地域医療課題解決支援講座地域医療分野）

177 地域診療所と学生サークル ── 再始動 ~サークル活動の効果と要点 ……154
藤谷直明（よつばファミリークリニック院長／大分大学医学部総合診療・総合内科学講座）

178 学校を越えた出会いと学び ── サードプレイスIPE／IPL ~アイデンティティーと出会いの時間軸 ……156
大村裕佳子（金城大学看護学部看護学科基礎看護学領域）

●第14章：小児虐待

179 子ども虐待の今 ~子どもの心身の安全と権利を守り，決して取り残さない ……158
丸山大地（福岡大学病院総合周産期母子医療センター）

180 子ども虐待を疑う際のTips ~虐待対応の第一歩は，子ども虐待に気づくこと ……160
丸山大地（福岡大学病院総合周産期母子医療センター）

181 子ども虐待を疑った後の対応 ~気づいた後は，関係機関につなぐ ……162
丸山大地（福岡大学病院総合周産期母子医療センター）

●第15章：プライマリ・ケアとオンライン診療

182 オンライン診療でプライマリ・ケアを実践するための，6つの問いかけ ……164
~オンライン診療の，最新の提供ルールのまとめ
吉田 伸（飯塚病院・頴田病院総合診療科）

183 オンライン診療で，うまく診察・診断するコツ ~患者と一緒に見せ方・映り方を工夫しよう！ ……166
堀越 健（堀越内科クリニック副院長）

184 オンライン診療のトラブルシューティングとリスクマネジメント ……168
~オンライン診療を安全・適切に行うために
黒木春郎（医療法人社団嗣業の会こどもとおとなのクリニックパウルーム）

185 オンラインでつながる診療と服薬指導のニューノーマル ~想定すべき薬局・薬剤師のニューノーマル ……170
狭間研至（ファルメディコ株式会社代表取締役社長）

186 第4の診療形態を得て，家族に広がるプライマリ・ケア ……172
~効率化だけではないオンライン診療の利点とは？
大橋博樹（多摩ファミリークリニック院長）

187 へき地・離島のオンライン診療 ~島全体にプライマリ・ケアを届けるために ……174
陣内聡太郎（山口県立総合医療センターへき地医療支援部副部長）
原田昌範（山口県立総合医療センターへき地医療支援部診療部長）

188 デジタルヘルスとプライマリ・ケア ~新たな技術を活用した次世代のプライマリ・ケアを考える ……176
小林知貴（広島大学病院総合内科・総合診療科診療講師）

●第16章：2040年に期待するプライマリ・ケア

189 2040年に期待するプライマリ・ケア[1] 〜本章の紹介・導入 ... 178
長嶺由衣子（東京科学大学公衆衛生学分野）

190 2040年に期待するプライマリ・ケア[2] 〜行政経験者の立場から〜プライマリ・ケアが担う範囲 ... 180
唐澤 剛（社会福祉法人サン・ビジョン理事長）

191 2040年に期待するプライマリ・ケア[3] 〜看護の立場から ... 182
酒井郁子（千葉大学大学院看護学研究院教授）

192 2040年に期待するプライマリ・ケア[4] 〜薬剤師の立場から ... 184
光本篤史（城西国際大学薬学部教授）

193 2040年に期待するプライマリ・ケア[5] 〜リハビリテーション職の立場から ... 186
陣内裕成（日本医科大学衛生学公衆衛生学准教授）

194 2040年に期待するプライマリ・ケア[6] 〜ソーシャルワーカーの立場から〜地域の看取り時代におけるプライマリ・ケア ... 188
西出真悟（オレンジホームケアクリニック副院長／ソーシャルワーカー）

195 2040年に期待するプライマリ・ケア[7] 〜経済学者の立場から ... 190
権丈善一（慶應義塾大学商学部教授）

196 2040年に期待するプライマリ・ケア[8] 〜日本プライマリ・ケア連合学会の立場から ... 192
草場鉄周（日本プライマリ・ケア連合学会理事長）

●第17章：編集委員より

197 メディカル・ジェネラリズム 〜人を癒すプライマリ・ケアの心臓部 ... 194
加藤光樹（まどかファミリークリニック院長）

198 自治体保健師との関わり 〜保健師と連携した地域へのアプローチ ... 196
三浦太郎（富山市まちなか診療所管理者）

199 AI時代に求められる医療者とは？ 〜人間が本来持つ「人間らしさ」を見つめる ... 198
山本 祐（自治医科大学地域医療学センター総合診療部門講師）

200 「越境」から考えるプライマリ・ケア 〜「後追い」からしぶとく始めること ... 200
宮地純一郎（名古屋大学医学系研究科総合医学教育センター特任講師／北海道家庭医療学センター／浅井東診療所）

201 プライマリ・ケアの担い手をどう増やすか 〜社会のニーズに対応するために ... 202
喜瀬守人（医療福祉生協連家庭医療学開発センター副センター長／久地診療所所長）

202 こんな感じで役立ちました！ 私の連載活用術 〜様々な場面で役立つ珠玉の記事たち ... 204
福井慶太郎（福井内科消化器科クリニック理事長）

索 引 ... 206

[電子版のみ収載] 1～100 CONTENTS

本書の電子版（巻末袋とじ参照）では，2021年刊行の書籍『プライマリ・ケアの理論と実践』に収載された連載 1～100 回もあわせてお読み頂けます。

- ● 刊行にあたって……………… 草場鉄周
- ● プライマリ・ケアとは ………… 喜瀬守人

◉第1章：プライマリ・ケアの今と未来

1 多様性の中に見える未来
丸山 泉

2 患者中心の医療の方法〈総論〉〜「疾患の治療」だけでなく「病む人へのケア」を
加藤光樹

3 プライマリ・ケアらしい女性医療〜日常診療の中で女性のライフステージを意識する
中山明子

◉第2章：診療所救急

4 診療所救急〈総論〉〜動きながら考える Triage & Action !
遠井敬大

5 診療所救急〈高齢者・在宅〉〜診療所における救急対応および予防的介入のコツ
田中啓太

6 診療所救急〈内科〉〜各種症状→ショック→心停止の流れを断ち切る
宮道亮輔

7 診療所救急〈小児〉〜30秒で見た目（ABC）をチェック!!
武石大輔

8 診療所救急〈マイナーエマージェンシー〉〜外科系マイナーエマージェンシー診療修得への道のり
松原知康

◉第3章：ACP・臨床倫理

9 アドバンス・ケア・プランニングとは？〜人生会議を始めよう！
佐藤南斗

10 ACP（人生会議）のダークサイド〜そのACP，だれのため？
和田耕一

11 臨床倫理〜モヤモヤに気づいて立ち止まることが重要
川口篤也

12 「総合医育成プログラム」とは〜「明日から実践できる」ということにこだわって作っています。
前野哲博

◉第4章：プライマリ・ケアとスポーツ医学

13 スポーツ医学 sports and exercise medicine〈総論〉〜プライマリ・ケアとスポーツ医学
濱井彩乃

14 スポーツと内科系疾患〜内科的問題の解決で，命を守り，パフォーマンスを向上させる！
小松孝行

15 女性と運動〜正しい運動で健康なからだを！
伊東知子

16 小児のスポーツ障害〈障害要因と障害予防〉（上）〜障害要因の除去をめざして
上村公介

17 小児のスポーツ障害〈小児の成長発育と骨端症〉（下）〜個々の成長発育をイメージする
上村公介

18 プライマリ・ケアにおけるアンチ・ドーピング〜選手が安心して受診できる環境づくりを
濱井彩乃

◉第5章：多職種連携

19 医師が多職種から求められていること〜多職種が医師に求める役割はコンテキストにより異なる
後藤亮平, 春田淳志

20 医師として多職種連携にどう関わるか〜医師の持つ特性を意識して，多職種連携に関わろう
山本由布, 春田淳志

21 グループ診療〜働き方改革のひとつの方法
雨森正記

22 都市部での多職種連携の実践〜都市部こそ総合診療医が求められる時代に
大橋博樹

23 多職種連携教育が声高になってきた背景と今の教育〜連携教育の場としてのプライマリ・ケアの強み
春田淳志

24 統合的ケア・総論〜連携で生じた問題を解決するための枠組み
喜瀬守人

◉第6章：プライマリ・ケア研究

25 Patient Experience（PX）に関する研究〜国際的に注目を集める患者視点の医療の質指標
青木拓也

26 現場の臨床疑問から研究を実施する〜高齢者に対する着衣の上からの血圧測定は正確か？
小曽根早知子

27 診療所ネットワークによる臨床研究〈在宅コホート研究〉〜地域における研究ネットワークをつくろう
渡邉隆将

28 ICPCを用いたプライマリ・ケアにおける研究〜家庭医療における受診理由の意味とは
髙栁宏史

29 多疾患併存状態（マルチモビディティ）に関する研究〜プライマリ・ケアにおける最重要研究課題の1つ
青木拓也

●第7章：EBM

30 EBM〈総論〉～開業医やプライマリ・ケア医はEBMをどう役立てられるか
南郷栄秀

31 EBM〈治療〉～定量的な評価を行い，患者への適用を考える
岡田 悟

32 EBM〈実践〉～ベイズの定理の活用
宮﨑 景

33 EBM〈診断〉～所見の感度・特異度を理解して，診断の一助にしよう
矢吹 拓

34 EBMを活用してチーム医療を充実させる～Step1とStep5の共有がチーム力を高める
五十嵐 俊

●第8章：患者中心の医療の方法

35 患者中心の医療の方法―「病い体験」を探る～患者の語りを統合して理解する
今江章宏

36 患者中心の医療の方法〈コンテクストを探る〉～多種多様な患者背景を探る
堂坂瑛子

37 患者中心の医療の方法〈合意点を探る〉～患者とともに意思決定を行うために
黒木史仁

●第9章：プライマリケア・エコー

38 プライマリ・ケア医のためのエコー〈総論〉～誤嚥性肺炎へのケア向上をめざしたエコー活用
並木宏文

39 プライマリ・ケアで診る運動器疾患〈膝関節〉～運動器疾患に対する超音波診断装置の活用
黒谷一志

40 "便秘"にエコー～あるのかないのか，硬いのか軟らかいのか，それが問題だ
植村和平

41 プライマリ・ケア医のための肺エコー〈肺炎〉～肺炎の検出力向上と輸液量の決定のために
遠藤健史

42 プライマリ・ケアにおける頭頸部エコー〈小児の耳下腺腫脹〉～流行性耳下腺炎と反復性耳下腺炎の見分け方
多田明良

●第10章：予防医療

43 予防医療〈総論〉～科学的根拠に基づく予防医療と臨床倫理
向原 圭

44 スクリーニングの利益と害を見積もる～個々におけるバランスを考慮する
齋藤さやか

45 成人における2型糖尿病スクリーニング～根拠ある予防医療の実践
森 英毅

46 神経管閉鎖障害の予防のための葉酸摂取～受診理由の一歩先に
園田健人

47 予防医学〈喫煙〉～プライマリ・ケアにおける禁煙のエビデンス
宮﨑 景

48 わが国における健診（検診）の現状と今後の課題～かかりつけ医が健診結果の確認とフォローを
北村和也

49 予防医学〈腹部大動脈瘤スクリーニング〉～プライマリケアにおける腹部大動脈瘤スクリーニングのエビデンス
日下伸明

50 慢性閉塞性肺疾患（COPD）スクリーニング～科学的根拠に基づいたアプローチ
向原 圭

51 こどもの予防医療～小さなおとなではない!?
齋藤さやか

52 不健康な飲酒：Unhealthy use of alcoholのスクリーニング～根拠ある予防医療の実践
森 英毅

●第11章：今さら聞けない？　診断学領域 primer

53 診断学を取り巻くこの20年の出来事, そして日本では～診断の表側と裏側
和足孝之

54 現代の診断エラー, そして臨床診断改善学会～診断エラーとその周辺をよりよく理解するために
綿貫 聡

55 慢性疾患患者の継続診療で見落としを避ける「診断戦略」～いつもみている患者の異常を拾い上げるために
水本潤希

56 診断とAIとの協働, 現状と未来展望～AIに診断力を奪われるのではなく, AIにより診断力を強化する時代へ
原田侑典

57 精度の高い病歴の技術に必要なことは?～病歴は聴取するものではなく, 相互作用的に作り上げるものである
勝倉真一, 志水太郎

58 未来の身体診察と診断～「診察前確率」と病歴・身体所見・検査それぞれの親和性
廣澤孝信

59 未分化な問題と診断学～複数の未来を見据えたケア
高瀬啓至

60 日本における診断学教育の活動の実際（学生～初期研修医）～指導対象者のレベルに合わせた教育を意識する
長野広之

61 診断プロセスへのフィードバック～より良いフィードバックを
原田 拓

62 日本における診断学教育の活動の実際～診断戦略開発カンファレンス, reflection, そして最近接発達領域
水澤 桂, 志水太郎

63 観察力の教育と診断～ウィリアム・オスラーと絵画鑑賞
森永康平

64 医学教育における診断学教育の展望〜エビデンスに基づく医学教育の実践を
鋪野紀好

◉第12章：治療と仕事の両立支援

65 患者の治療と仕事の両立支援（総論・前編）
〜仕事や職場を考慮した治療の提示は，働く患者への社会的処方箋となる
武藤 剛

66 患者の治療と仕事の両立支援（総論・後編）
〜医療用語を仕事の作業の言葉に翻訳した主治医意見書が鍵
武藤 剛

67 プライマリ・ケア医ができる職場との連携〜職場の読み手に届く情報提供を
北村 大，竹村洋典

68 がん治療と就労の両立支援〜「疾病性の言葉」から「事例性の言葉」への翻訳の重要性
遠藤源樹

69 職域で精神面の問題を認めた場合の治療と仕事の両立支援〜職域におけるプライマリ・ケア医への期待
宮岡 等

70 生活習慣病の重症化予防のために〜健診・プライマリ・ケア（治療）・職場の連携
福田 洋

71 プライマリ・ケア医がおさえるべき腰痛と仕事の両立〜慢性化の要因把握とセルフエクササイズの導入
吉本隆彦，川又華代，松平 浩

◉第13章：苦悩と癒し

72 苦悩と癒し［1］〜プライマリ・ケアと苦悩
草場鉄周

73 苦悩と癒し［2］〜苦悩をかかえる患者の癒し
草場鉄周

74 苦悩と癒し［3］〜患者への関わりの深さと自己認識
草場鉄周

◉第14章：家族志向のケア

75 家族志向のケア［1］〜家族が患者に与える健康への影響
藤谷直明

76 家族志向のケア［2］〜ヘルスエキスパートと真の顧客
西水翔子，藤谷直明

77 家族志向のケア［3］〜家族ライフサイクル
中村奈保子

78 家族志向のケア［4］〜家族の感情に配慮する
宮本侑達

◉第15章：SDHと社会的処方

79 健康の社会的決定要因（SDH）と「社会的処方」
～保健・医療・介護・福祉・地域社会が一体となりSDHに対応する
西岡大輔，近藤尚己

80「社会的処方」～医師会の取り組み事例～栃木県・宇都宮市医師会の場合
村井邦彦

81「社会的処方」～病院の取り組み事例～岩手県一関市・藤沢病院の場合
佐藤元美

82「社会的処方」～診療所の事例～東京都国立市・新田クリニックの場合
後藤 励，新田國夫

83「社会的処方」～まちづくりの視点から～「社会的処方」を文化にする
西 智弘

84「社会的処方」の地域共生社会推進に向けた有用性～医療職への示唆
長嶺由衣子，堀田聰子

◉第16章：行動変容

85 行動変容〈総論〉～「わかっちゃいるけどやめられない」に向き合う
松坂英樹

86 行動変容に取り組む医療者の心の持ち方～行動を変えない患者にイライラしてしまう！
菅家智史

87 患者の動機を見出す，引き出す～生活指導のマンネリ化を打開しよう！
豊田喜弘

88 生活の中で行動を変える仕組みづくり～患者のやる気は感じられるのに変わらない！
藤谷直明

89 継続性の重要性と継続を促すための関わり～受診を自己中断した患者が突然受診した！
山内優輔

90「もう別にいいんです」～セルフ・ネグレクトの患者とどう関わるか
大倉佳宏

◉第17章：在宅医療

91 在宅医療の諸相［1］（導入～維持）～家族ケアと多職種連携が鍵になる
柳本蔵人

92 在宅医療の諸相［2］（急性期）～在宅患者の発熱　在宅で治療する？　病院へ送る？
加藤 寿

93 在宅医療の諸相［3］（看取り）～自宅で看取るということ，看取りを支えるということ
土屋邦洋

94 施設での在宅医療～施設を取り巻く社会に目を向ける
井口真紀子

95 制度の活用〜訪問看護の制度を理解し，正しい指示書の記載を！
石川美緒

●第18章：慢性疾患ケアモデル

96 慢性疾患ケアモデル〈総論〉〜多面的な介入を考えるためのフレームワーク
近藤 猛

97 慢性疾患ケアモデルを用いた日常診療の振り返り[1]〜慢性疾患ケアモデルを用いて外来診療を俯瞰する
櫻井広子，近藤 猛

98 慢性疾患ケアモデルを用いた日常診療の振り返り[2]〜「地域住民のお節介」という貴重な資源を考察する
深瀬 龍，近藤 猛

99 慢性疾患ケアモデルを用いた日常診療の振り返り[3]〜ケアチームの継続性に支えられた新たな医師患者関係
村山 愛，近藤 猛

100 慢性疾患ケアモデルを用いた日常診療の振り返り[4]〜地方の診療所での一例
下斗米 英，近藤 猛

執筆者一覧 （五十音順）

青木拓也	東京慈恵会医科大学総合医科学研究センター臨床疫学研究部准教授
足立大樹	ホームケアクリニック横浜港南院長
飯塚玄明	多摩ファミリークリニック家庭医，千葉大学予防医学センター特任研究員
一ノ瀬英史	いちのせファミリークリニック院長
井上和興	大山町国民健康保険大山診療所所長／鳥取大学医学部地域医療学講座非常勤講師
今西 明	新潟大学大学院医歯学総合研究科地域医療確保・地域医療課題解決支援講座地域医療分野
鵜飼万実子	亀田ファミリークリニック館山家庭医診療科
宇田 薫	医療法人おもと会統括リハビリテーション部訪問リハビリテーション科統括科長
内山量史	一般社団法人日本言語聴覚士協会会長，前 春日居総合リハビリテーション病院
遠藤美穂	森町家庭医療クリニック
大浦 誠	南砺市民病院内科医長・総合診療科医長
大澤絵里	国立保健医療科学院公衆衛生政策研究部（国際協力研究領域併任）上席主任研究官
太田 浩	ありがとうみんなファミリークリニック平塚
太田龍一	雲南市立病院地域ケア科
大野洋平	岡山大学病院総合内科・総合診療科
大橋博樹	多摩ファミリークリニック院長
大村裕佳子	金城大学看護学部看護学科基礎看護学領域
小川太志	富山大学附属病院南砺・地域医療支援学講座
奥村圭子	機能強化型認定栄養ケア・ステーション 杉浦医院／地域ケアステーション はらぺこスパイス室長
加藤光樹	まどかファミリークリニック院長
金久保祐介	一般社団法人にじいろドクターズ理事
金山峰之	ケアソーシャルワーク研究所所長
鎌田 雄	同和会千葉病院精神科
唐澤 剛	社会福祉法人サン・ビジョン理事長
喜瀬守人	医療福祉生協連家庭医療学開発センター／久地診療所
北西史直	トータルファミリーケア北西医院院長
木村武司	名古屋大学医学部附属病院卒後臨床研修・キャリア形成支援センター副センター長
桐ケ谷大淳	宮崎大学医学部地域包括ケア・総合診療医学講座准教授
金城謙太郎	帝京大学医学部救急医学講座総合診療科教授
日下部明彦	横浜市立大学総合診療医学准教授
草場鉄周	日本プライマリ・ケア連合学会理事長
久保田 希	一般社団法人にじいろドクターズ理事
久保寺光徳	有限会社グット・クルーしいの木薬局堀川店薬局長

黒木春郎	医療法人社団嗣業の会こどもとおとなのクリニックパウルーム
黒田 格	富山大学附属病院総合診療科／SUNY Upstate Medical University, Department of Family Medicine
黒田 萌	富山大学附属病院総合診療科／SUNY Upstate Medical University, Master of Public Health Program
権丈善一	慶應義塾大学商学部教授
小坂鎮太郎	都立広尾病院病院総合診療科部長
小島 操	ケアマネウィズだいこんの花 主任介護支援専門員
児玉和彦	医療法人明雅会こだま小児科理事長
小橋孝介	鴨川市立国保病院病院長
小林知貴	広島大学病院総合内科・総合診療科診療講師
小松真成	鹿児島生協病院総合内科
酒井郁子	千葉大学大学院看護学研究院教授
坂井雄貴	一般社団法人にじいろドクターズ代表理事
櫻井重久	鳥取市立病院総合診療科部長
佐藤健太	市立千歳市民病院内科診療科長
鋪野紀好	千葉大学大学院医学研究院 地域医療教育学特任准教授，千葉大学医学部附属病院総合診療科
清水愛子	一般社団法人グッドネイバーズカンパニー代表理事・医師
新谷可恵	元 京都岡本記念病院・静清リハビリテーション病院非常勤医師
陣内聡太郎	山口県立総合医療センターへき地医療支援部副部長
陣内裕成	日本医科大学衛生学公衆衛生学准教授
須田万豊	慶應義塾大学医学部リハビリテーション医学教室
武田慧里子	さんむ医療センター総合診療科
武田裕子	順天堂大学大学院医学研究科医学教育学教授
継 仁	継醫院院長
坪田まほ	日本医療ソーシャルワーカー協会理事
戸原 玄	東京科学大学大学院医歯学総合研究科摂食嚥下リハビリテーション学分野教授
中澤 伸	社会福祉法人川崎聖風福祉会理事・事業推進部長
中根綾子	東京科学大学大学院医歯学総合研究科摂食嚥下リハビリテーション学分野臨床教授，JCHO 東京新宿メディカルセンター歯科・歯科口腔外科部長
長嶺由衣子	東京科学大学公衆衛生学分野
成瀬 瞳	金井病院総合診療科
西岡大輔	大阪医科薬科大学総合医学研究センター医療統計室講師／南丹市国民健康保険美山林健センター診療所
西出真悟	オレンジホームケアクリニック副院長／ソーシャルワーカー
朴 大昊	ファミリークリニック加古川院長

狭間研至	ファルメディコ株式会社代表取締役社長
長谷川尚哉	大磯治療院院長・病鍼連携連絡協議会世話人代表
長谷田真帆	京都大学大学院医学研究科社会健康医学系専攻社会疫学分野
原嶋 渉	東海大学医学部専門診療学系リハビリテーション科学
原田昌範	山口県立総合医療センターへき地医療支援部診療部長
尾藤誠司	慈生会野村病院内科・総合診療科
福井慶太郎	福井内科消化器科クリニック理事長
藤谷直明	よつばファミリークリニック院長/大分大学医学部総合診療・総合内科学講座
藤原和成	大曲診療所
堀越 健	堀越内科クリニック副院長
松井美春	東京保健生活協同組合副看護部長/橋場診療所
松井善典	浅井東診療所所長，北海道家庭医療学センター理事
松浦広昂	藤田医科大学医学部リハビリテーション医学講座講師
丸山 泉	前・日本プライマリ・ケア連合学会理事長
丸山大地	福岡大学病院総合周産期母子医療センター
三浦太郎	富山市まちなか診療所管理者
水本潤希	愛媛生協病院家庭医療科
光本篤史	城西国際大学薬学部教授
宮坂晋太郎	医療法人清風会宮坂医院
宮田昌司	リニエ訪問看護ステーション横浜青葉
宮地純一郎	名古屋大学医学系研究科総合医学教育センター特任講師/北海道家庭医療学センター/浅井東診療所
望月 亮	袋井市立聖隷袋井市民病院リハビリテーション科主任医長・在宅支援室長
矢吹 拓	国立病院機構栃木医療センター内科医長
山下洋充	一般社団法人にじいろドクターズ理事
山本 祐	自治医科大学地域医療学センター総合診療部門講師
横田雄也	岡山県北西部（新見）総合診療医学講座，岡山大学病院総合内科・総合診療科
吉江 悟	一般社団法人 Neighborhood Care 代表理事
吉田絵理子	一般社団法人にじいろドクターズ理事
吉田 伸	飯塚病院・頴田病院総合診療科
吉村 学	宮崎大学医学部地域医療・総合診療医学講座教授
和田勇治	日本医科大学千葉北総病院リハビリテーション科臨床教授

フレイル・ロコモのグランドデザイン

フレイル・ロコモに関する各学会の第一人者が集結!

電子版付

編集 日本医学会連合 領域横断的連携活動事業（TEAM事業）「フレイル・ロコモ対策会議」

発行 日本医学会連合

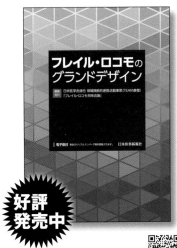

好評発売中

◆老化に伴い抵抗力が弱まり心身の機能が低下するフレイルと運動器機能が低下して移動が不自由になるロコモティブシンドロームについて網羅的に解説した1冊。

◆関連の深いフレイル・ロコモを一括して扱い、概念・疫学、臓器の老化との関係、予防と介入、疾患・病態との関係、老年症候群との関係、包括的ケアなどについて、基礎・臨床・社会医学にまたがる関連47学会が推薦した執筆陣が詳述。

◆フレイル・ロコモに関わる医師、医療介護福祉従事者、医学系研究者におすすめの1冊です。

B5判・472頁・2色刷（部分カラー） 定価5,500円（本体5,000円+税） ISBN 978-4-7849-2385-4 2024年8月刊

▶第1章　フレイル・ロコモの概念・判定と疫学
フレイルの概念と判定／フレイルの疫学／ロコモの概念と判定／ロコモの疫学／フレイルとロコモの共通点と相違点／精神・心理的フレイル／社会的フレイル

▶第2章　臓器の老化とフレイル・ロコモ
骨・関節の老化とフレイル・ロコモ／筋肉の老化とフレイル・ロコモ／脳神経の老化とフレイル・ロコモ／心血管系の老化とフレイル・ロコモ／腎臓の老化とフレイル・ロコモ／内分泌系の老化とフレイル・ロコモ／代謝系の老化とフレイル・ロコモ／免疫系の老化とフレイル・ロコモ／血液系の老化とフレイル・ロコモ／呼吸器系の老化とフレイル・ロコモ／消化器系の老化とフレイル・ロコモ／腸内細菌叢とフレイル・ロコモ／口腔の老化とフレイル・ロコモ／泌尿器系の老化とフレイル・ロコモ／視覚の老化（アイフレイル）とフレイル・ロコモ／聴覚の老化とフレイル・ロコモ／味覚・嗅覚の老化とフレイル・ロコモ／皮膚の老化とフレイル／臓器ネットワークの老化とフレイル・ロコモ

▶第3章　フレイル・ロコモの基礎医学と先端技術
老化制御とフレイル・ロコモ／再生医学とフレイル・ロコモ／ロボット技術とフレイル・ロコモ／ICTおよびAIとフレイル・ロコモ

▶第4章　フレイル・ロコモの予防と介入
予防のための身体活動・運動／予防のための食事／予防のための口腔ケア／予防のための社会活動／予防のための包括的プログラム／小児・思春期・若年成人期からの予防の重要性／教育現場での予防・介入／医学団体による予防・啓発活動／自治体による予防・啓発活動／医療・介護現場での予防・啓発活動／急性期医療におけるフレイルの重要性／プライマリ・ケアとフレイル・ロコモ／外傷・骨折とフレイル・ロコモ／運動療法／栄養療法／漢方とフレイル・ロコモ／サプリメント／性差と男性ホルモン／性差と女性ホルモン／創薬

▶第5章　疾患・病態とフレイル・ロコモ
フレイルと循環器疾患／呼吸器疾患（がんを除く）とフレイル・ロコモ／肝臓疾患（がんを除く）とフレイル・ロコモ／高血圧とフレイル・ロコモ／脂質異常症とフレイル・ロコモ／糖尿病とフレイル・ロコモ／肥満（症）・メタボとフレイル・ロコモ／痩せとフレイル・ロコモ／サルコペニアとフレイル・ロコモ／骨粗鬆症とフレイル・ロコモ／変形性関節症とフレイル・ロコモ／脊椎疾患とフレイル・ロコモ／関節リウマチとフレイル・ロコモ／慢性腎臓病とフレイル・ロコモ／透析医療とフレイル・ロコモ／感染症とフレイル・ロコモ／がんとフレイル・ロコモ／外科手術とフレイル・ロコモ／認知症とフレイル・ロコモ／うつ病とフレイル・ロコモ／摂食嚥下障害とフレイル・ロコモ／歯科・口腔疾患とフレイル・ロコモ／皮膚疾患とフレイル・ロコモ

▶第6章　老年症候群とフレイル・ロコモ
排便障害とフレイル・ロコモ／排尿障害とフレイル・ロコモ／褥瘡とフレイル・ロコモ／転倒とフレイル・ロコモ／視覚障害とフレイル・ロコモ／難聴とフレイル・ロコモ／味覚・嗅覚障害とフレイル・ロコモ

▶第7章　フレイル・ロコモ対策のための包括的ケア
ポリファーマシーとフレイル・ロコモ／WHO-ICOPEとフレイル・ロコモ／地域包括ケア（介護保険含む）とフレイル・ロコモ／フレイル・ロコモ対策のための包括的ケア

日本医事新報社
〒101-8718　東京都千代田区神田駿河台2-9

TEL：03-3292-1555
FAX：03-3292-1560
URL：https://www.jmedj.co.jp/

書籍の詳しい情報は小社ホームページをご覧ください。

医事新報 検索

■ 第1章：慢性疾患ケアモデル

101 chronic care model　今後の研究や発展

CCMは多疾患併存に有効か？ 具体的な介入方法は？

SUMMARY
chronic care model (CCM) による介入対象となる疾患は，単一疾患だけでなく，高齢者・フレイル・多疾患併存に対して行われている。また，新たな介入モデル，遠隔モニタリング・遠隔介入の有効性に関する研究，患者中心性を評価するツールや，実践が促進されているかを測定する研究も計画されている。ITを活用した遠隔モニタリングの介入効果を測定する研究が今後は行われていくだろう。

KEYWORD
chronic care model (CCM)
統合ケアモデルの1つ。コミュニティー資源の動員，ヘルスケアシステムの構築，自己管理サポート，意思決定サポート，デリバリーシステムの設計，臨床情報システムの6つのコンポーネントが含まれる。

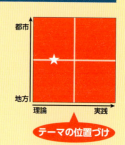
テーマの位置づけ

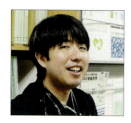

大浦 誠（南砺市民病院内科医長・総合診療科医長）

PROFILE
2009年福井大学卒業。南砺市民病院初期研修，とやまNANTO家庭医養成プログラムを経て，2015年家庭医療専門医取得。2020年南砺市民病院総合診療専門研修プログラム統括責任者となり，現在に至る。

POLICY・座右の銘
The strength of weak ties（弱い紐帯の強さ）

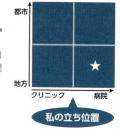
私の立ち位置

1 はじめに

　chronic care model (CCM) は，統合ケアモデルで最もよく知られている概念の1つである。長期的・縦断的・予防的なコミュニティー資源の動員，ヘルスケアシステムの構築，自己管理サポート，意思決定サポート，デリバリーシステムの設計，臨床情報システムなどの6つのコンポーネントが含まれ，情報提供されて主体的となった患者と，適切な実践チームによる相互作用でアウトカムを改善するモデルである。CCMにより患者の転帰と満足度，ケアの質，コスト削減にプラスの影響を与えることが文章化されている[1]。CCMは2003年にThe Expanded Chronic Care Modelに改訂され，文化的能力，患者の安全，ケアの調整，コミュニティーのポリシーおよびケース管理が追加され，地域社会的資源や医療政策を巻き込んだ慢性疾患ケア・システムの改善を図るモデルとなった。

　本稿では，CCMの新たな介入モデルの研究，モバイルヘルスアプリなどの介入方法の紹介，対象疾患の多様性や，患者中心性・実践促進の評価に関する研究についてレビューする（**表1**）。

2 新たな介入モデルの開発

　CCMは患者の転帰とケアのプロセスにプラスの影響があるという報告があるが，有意差が出ているものは少なく，現在も介入モデルの構築や大規模臨床研究が進められている。2017年の2型糖尿病に対するCCMの介入研究のシステマティックレビューでは，HbA1cに有意な改善はなく，合併症のリスクも有意差はみられなかった。それをふまえ，2020年にEUのMANAGE CARE研究グループからCCMのコンポーネントを拡張し，コンセンサス会議を経て7つのコンポーネントからなるMANAGE CARE model (MCM) が発表された[2]。変更点は，デリバリーシステムの設計からケア提供戦略に変更し，専門家主導で推奨事項を地域で協同し，予防のリソースを割いていることである。現時点では，2型糖尿病に患者を絞っているため，他の慢性疾患での推奨はないが，新たな介入モデルの1つになるであろう。

表1　2020年に発表されたchronic care modelの新たな研究テーマ

研究対象	研究テーマ
MANAGE CARE model（MCM）	CCMの6つのコンポーネントを拡張し，7つのコンポーネントの新しいモデルをつくる[2]
遠隔モニタリング・遠隔介入	慢性心不全に対するモバイルヘルス（mHealth）アプリによる遠隔モニタリングのRCT[3)4)] 糖尿病のアプリによる遠隔監視とテレビ電話による看護師による遠隔面談を通常のケアと比較検証した多施設RCT[5]
フレイルへのCCMの効果	フレイルの程度でわけたCCMの有効性のレビュー[7]
practice facilitation（PF）の測定	心不全へのCCMがどれだけ実施されているか[10]

RCT：randomized controlled trial，ランダム化比較試験

3 介入方法の研究：遠隔モニタリング・遠隔介入

中でも，5Gなどのインターネットの発達やCOVID-19などによる遠隔でのヘルスケアのニーズが高まり，その有用性に関する研究が進められている。慢性心不全に対するモバイルヘルス（mHealth）アプリによる高血圧管理のRCTや，糖尿病のアプリによる遠隔監視とテレビ電話による看護師による遠隔面談を通常のケアと比較検証した多施設RCTが計画され[3)～5)]，その有効性が期待されている。

4 介入対象の研究：高齢者・フレイル・多疾患併存への層別の介入

特に高齢者・フレイル・多疾患併存などが多い現在のヘルスケアのコンテキストでは，CCMは利点があり，特に遠隔での介入は有効である。なぜなら，診療ガイドラインでも複合疾患を対象にしたものは依然として少なく，患者の価値観を参考にしながら複数のプロブレムの相互作用を検討するなど個別性の高いアプローチが必要になるだけでなく，管理の場は病院よりも在宅であることを求められるためである。

その一方で，今まではフレイルの不均一を考慮せずに単一集団として扱っていたため，有効な患者層が同定できずにいた[6]。そこで，様々な条件のフレイル・多疾患併存の高齢者にCCM（遠隔監視・電話サポート，在宅遠隔モニタリング介入）を行った系統的レビューが計画されている[7]。

5 患者中心性・実践促進の評価に関する研究

CCMに対する患者中心性を評価するためにPatient Assessment of Chronic Illness Care（PACIC）が信頼性の高いスケールとして使用されている。世界各国の言語に翻訳され，その国での一致性も検証されている[8]。

一方で，実践促進（practice facilitation：PF）が行われているかを評価した研究はほとんどなく[9]，その忠実度を測定する研究も開始されている[10]。

◀文献▶
1) https://www.euro.who.int/__data/assets/pdf_file/0005/322475/Integrated-care-models-overview.pdf
2) Timpel P, et al：Int J Integr Care. 2020；20(2)：2.
3) Yun S, et al：ESC Heart Fail. 2020；55(5)：255-7.
4) Seto E, et al：JMIR Res Protoc. 2020；9(1)：e15753.
5) Salari R, et al：BMJ Health Care Inform. 2019；26(1)：e000017.
6) Hopman P, et al：Eur J Intern Med. 2016；35：44-50.
7) Khan N, et al：BMJ Open. 2020；10(9)：e038437.
8) Azam AF, et al：Malays Fam Physician. 2020；15(2)：10-8.
9) Rogers ES, et al：Ann Fam Med. 2019；17(Suppl 1)：S17-S23.
10) Berry CA, et al：Am J Med Qual. 2021；36(4)：270-6.

■ 第2章:「明日から実践できる」こどものみかた

102 総論

過去と未来, 個人と社会, すべてに手を差し伸べるのが小児医療

SUMMARY
小児診療の基本は急性期疾患であるが, 子どもの将来を見据えた長期的な視点で関わる。子どもとその家族だけでなく, 教育, 社会など医療が関わる場は広い。対応困難な症例は早めに可能な施設に紹介する。

KEYWORD
DOHaD (Developmental Origins of Health and Disease) 説
胎生期や乳児期早期の環境が, 成人期における疾病の罹患しやすさにまで影響を与えるという説。低出生体重児が糖尿病や高血圧, 肥満などに罹患する率が高いという疫学的調査に基づき提唱され発展した。

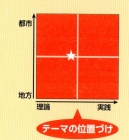
テーマの位置づけ

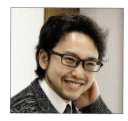

児玉和彦 (医療法人明雅会こだま小児科理事長)

PROFILE
内科→家庭医療→小児科とそれぞれ研修をして現在に至ります。本章では, 小児の急性期疾患のみを解説していきますが, 今後, 非専門医がみる小児医療, 非専門医がみる内科医療について提言していきたいです。

POLICY・座右の銘
専門医はより総合医らしく, 総合医はより専門医らしく

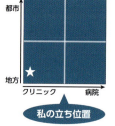
私の立ち位置

1 ケース

5歳男児が①咳嗽を主訴に受診した。②ワクチンはすべて接種済み。③在胎週数32週0日, 出生体重2200g。既往歴は生後10カ月時RSウイルス細気管支炎による入院歴あり。以降喘鳴を繰り返している。母が④家族内喫煙者である。現病歴は, 身長107cm, 体重22.0kg, ⑤BMI 19.2, 肥満度25.7%, SpO₂ 95%, ⑥呼吸数30回/分, ⑦陥没呼吸軽度あり, 呼吸音は両肺に呼気性喘鳴を聴取する。気管支喘息発作と診断して治療しようとしたが, ⑧気管支拡張薬吸入は嫌がってできなかった。内服薬を処方し, 明日再診するように母親に依頼したところ, 仕事があり受診できないという。⑨家族構成は, 母と本人の2人暮らしである。来年の4月には小学校入学の予定であり, 保育園からは⑩支援学級での教育を受けるように勧められている。

1 子どもは急にやってくる

小児の受診は, 咳嗽, 発熱, 嘔吐などを主訴とする急性疾患が多い。病歴と身体診察, 特にバイタルサインを正しく評価し, 緊急度判定を行うことが最も重要である。

2 子どもはワクチンでも守られる

小児の細菌性髄膜炎は, 早期診断が不可能で致死的であるため, 医療訴訟の原因にもなる。小児外来診療を決定的に変えたのは, 小児用肺炎球菌ワクチン, ヘモフィルス・インフルエンザ菌b型(Hib)ワクチンである。これらの定期接種化により, 髄膜炎は激減した。

3 胎生期までさかのぼる先制医療が今後の課題

日本では, 女性のやせ願望などを背景に低出生体重児が増加している。そして, 低出生体重児は, 生活習慣病の発症率が高いことが問題になっている(DOHaD説)。胎生期や乳児期早期からの予防的な介入を行う「先制医療」が期待される(図1)。

4 禁煙指導は小児科診療でも重要

成人の喫煙習慣は, 本人の健康リスクであるだけでなく, 小児に対する悪影響があるため, 積極的に介入する。

5 小児期肥満は肥満度で評価する

BMIの基準値は年齢により異なるため, 小児では用いられることが少ない。身長に対する標準体重を使った肥満度を計算し, 20%以上を肥満とする。小児期肥満は家庭での食生活や運動習慣が原因であることが多く,

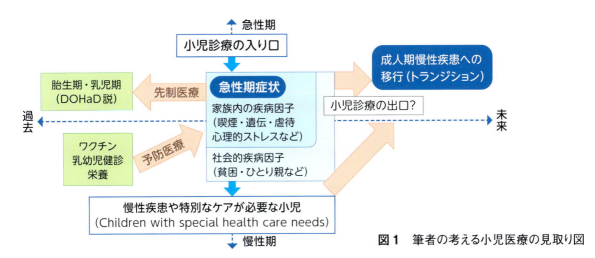

図1 筆者の考える小児医療の見取り図

介入により成人期肥満を予防したい。

6 小児のバイタルサインは年齢に合わせて評価する

呼吸数，心拍数などは年齢や体温による基準値が決められている。そのほか，capillary refill time（CRT），意識状態などが緊急度評価に重要である。詳しくは **7**「診療所救急〈小児〉」[1]を参照していただきたい。

7 小児の診察の極意は「触れない」こと

小児の診察のコツは，他書[2,3]に譲るが，「泣いてしまって診察できない」理由は，子どもにすぐ触ろうとするからであることが多い。「見て」わかる情報を十分に活用していただきたい。

8 「思い通りに診断・治療できない」のが当たり前と心得る

検査（血液，ウイルス迅速，X線，超音波など）と治療（吸入，内服，塗布，栄養など）は，子どもと親に納得してもらわないとできないのが小児医療である。押さえつけて無理やり泣かせてばかりの医療は小児医療ではない。プレパレーション（処置の前に子どもに説明すること）とディストラクション（子どもの気をそらすこと）が重要である。

9 子どもが一番影響を受ける環境は家族である

日本のひとり親家庭の相対貧困率は世界的に見ても高い。また，虐待報告件数は年々増加し，年間20万件を超えている[4]。治療チームの一員である家族へのサポートをしなければいけない。

10 子どもの発達を見守ることも医療の役割の1つ

社会をより良くする方法の1つとして教育があることは間違いなく，子どもがその特性に合わせた教育を受けられるようにすることは大人の責務である。神経発達症（発達障害）のみならず，教育的配慮が必要な子どもは多くいる。医師は適切なアドバイスを行う必要がある。

2 ケースへの対応

本症例のような場合は，自宅での吸入をネブライザーあるいはスペーサーを使って指導する，病児保育室などの地域のリソースを紹介する，保健センターや保育所・小学校と連携して適切な助言を与える，などが今日やるべきことである。気管支喘息は成人期まで寛解しないこともあり，今後は，移行期医療を意識した関わりが必要である。

生まれる前から死ぬまでの継続性と，急性期に相談しやすい近接性，予防から慢性疾患もまとめてみる包括性，教職員や保健師との協調性など，プライマリ・ケアの特徴をすべて発揮して，小児の診療と研鑽を継続していただきたい。自身の力量の限界を知り適切なタイミングで小児科医に紹介することは，プライマリ・ケア医の身につけておくべき必須の能力の1つである。

◀文献▶

1) 武石大輔：日本医事新報. 2019；4958：8-9.
2) 笠井正志, 他：HAPPY! こどものみかた. 日本医事新報社, 2016.
3) 児玉和彦：症状でひらめく こどものコモンディジーズ 診察が楽しくなる! 面白くなる! 病歴聴取と身体診察のコツとヒケツ. メディカ出版, 2018.
4) こども家庭庁：令和4年度 児童相談所における児童虐待相談対応件数（速報値）.
https://www.cfa.go.jp/assets/contents/node/basic_page/field_ref_resources/a176de99-390e-4065-a7fb-fe569ab2450c/12d7a89f/20230401_policies_jidougyakutai_19.pdf

■ 第2章:「明日から実践できる」こどものみかた

103 発熱

基本に忠実に，検査も治療も最小限に

SUMMARY
子どもの発熱は非常にcommonであるが，ウイルス感染症のようなself-limitedな疾患がほとんどである。問診からバイタルサインを含めた身体診察まで丁寧に行い，不要な抗菌薬やステロイド投与で不明熱化させないことが最初の目標になる。

KEYWORD
川崎病
発熱，両側眼瞼結膜の充血，口唇の紅潮やいちご舌，発疹（BCG接種痕の発赤を含む），四肢末端の変化（浮腫や膜様落屑），非化膿性頸部リンパ節腫脹を主要症状とする，小児の血管炎。3つしか認められなくても不全型と診断されることがある。

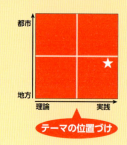
テーマの位置づけ

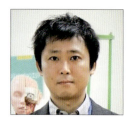

木村武司（名古屋大学医学部附属病院卒後臨床研修・キャリア形成支援センター副センター長）

PROFILE
亀田総合病院で内科小児科複合プログラムの後期研修，安房地域医療センターのスタッフを経て，現職は京都大学医学部附属病院の総合臨床教育・研修センター。専門は総合内科専門医と小児科専門医。現在の関心は医学教育で，現場で働く指導医のための医学教育学プログラム（FCME）の副責任者。

POLICY・座右の銘
研修医は病院の宝

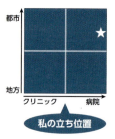
私の立ち位置

　発熱は小児の外来診療の19～30％と最も遭遇する症候であるため[1]，外来小児科医の発熱に対する思考過程は，救急医に近く，緊急度と重症度の把握・迅速なプランの決断が主である。ここでは最低限の鑑別診断を中心にプライマリ・ケアでの小児の発熱へのアプローチを整理する。

1 ケース

　5歳男児。主訴：発熱。
　現病歴：昨日の日中は保育園にて平常通り過ごしていた。夕食前に母親が顔の紅潮と体熱感に気づいた。検温すると37.8℃あり，早めに就寝した。今朝，38.5℃まであり，やや辛そうな様子にもみえたため，両親とともにクリニックの午前診療に当日予約で来院した。言われてみれば，鼻水が2日前頃から目立っていたかもしれないとのこと。咳は少しある。耳を気にする様子はない。嘔吐や下痢なし。
　既往歴：出産歴や発達歴も含め特になし。アレルギーなし。
　身体所見：独歩で入室。ややしんどそうだが，診察にきちんと応じる。呼吸は穏やかで，capillary refill time＜1秒。体温38.3℃，心拍数95回／分（整），呼吸数20回／分，SpO₂ 99％（room air）。眼球結膜の充血なし，咽頭発赤軽度あり。後壁濾胞なし，頸部リンパ節腫脹なし，口唇発赤やイチゴ舌なし。両側鼓膜は正常，呼吸音・心音の異常なし，腹部診察に異常なし。四肢浮腫や関節腫脹なし，皮疹なし。

2 ケースの解説（診察医の頭の中）

　小児の発熱の診療で重要な点は以下の2つである。
　1．対症療法で待てるか？　の判断をすること
　2．根拠のない抗菌薬やステロイドによって「不明熱化」させないこと
　小児の発熱は，ほとんど自然治癒が可能な（self-limitedな）ウイルス感染症である。主な発熱疾患は**図1**参照。また近年はワクチンの普及により，occult bacteremia（潜在性の細菌感染症）に出会うことも少なくなった。これを念頭に，入室時の全身状態とバイタルサインに注目する（詳細は**7**参照）。本ケースは独歩で，会話にも応じ，バイタルサインに大きな異常がない。これだけでだいぶ安心できる。問診では発熱2日目で，わ

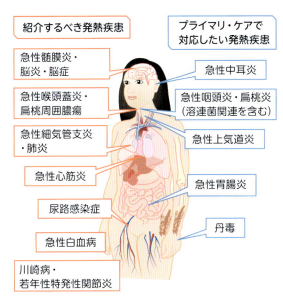

図1 小児の代表的な発熱疾患

ずかな咳や鼻汁が確認できた。こういった症状はこちらから聴取しないと，熱に関係すると認識されていないこともある。急性中耳炎は見落としがちな鑑別疾患であり，問診と診察で必ず押さえておく。

身体診察では，咽頭炎（溶連菌感染を含む），肺炎，中耳炎，胃腸炎などcommonな疾患を念頭に置いて所見を得る。小児特有の川崎病やウイルス感染にみられる皮膚所見も丁寧に診る。

3 鑑別疾患は？

本稿では「self-limitedではなく，頻回に遭遇する疾患」として肺炎，尿路感染症，川崎病の概観を説明する。

肺炎：咳嗽など呼吸器症状に伴う2峰性の発熱が特徴的だが，発熱のみのパターン（occult pneumonia）もあるとされる。肺炎患者では，頻呼吸をきたす頻度が2倍ある[2]。

尿路感染症：小児科医が局所症状の乏しい発熱患者を帰宅させる前に必ず鑑別する疾患である。7歳までに男児は1.7％，女児は8.4％罹患するcommonな細菌感染症である[3]（本邦では割礼が一般的でないので，1歳までは男児が多い）。

気道症状のない48時間以上持続する発熱，年長児では側腹部痛（年少児は胃痛のときもある），尿臭の異常，そして尿路感染症の既往に注意する。疑う場合は尿検査が必要であるが，検体採取がクリニックで不慣れな場合は，可能な病院への紹介を検討してもよい。

川崎病：初期の段階で診断することは難しいが，常に小児科医は念頭に置いている。2019年の『川崎病診断の手引き』の第6版への改訂に伴い，発熱の期間が問われなくなった（前版までは5日以上）[4]。これは冠動脈病変の抑制のために用いられる免疫グロブリン投与が実臨床では第4病日以前に投与されている実態を受けての変更である。プライマリ・ケア医は，発熱3日目の時点で疑いがあれば即紹介という考え方で臨む必要がある。

4 治療について

・治療対象や微生物があいまいなまま抗菌薬は投与しない！

極論では，プライマリ・ケアで必要な抗菌薬投与は溶連菌による急性咽頭炎，鼓膜所見を確認した急性中耳炎，長期化した副鼻腔炎くらいである。上気道炎や気管支炎には基本的に不要で，肺炎や尿路感染症では正確な診断の上，考慮する。「念のための抗菌薬」に意義はない。

・ステロイドを乱用しない

個人的には成人より小児診療のほうがステロイドの閾値が低いと感じているが，「ゼーゼー（してそう）」のようなあいまいな判断でのステロイド投与は望ましくない。ステロイドは成長障害のような長期投与の副作用だけでなく，14日以内の短期投与でも感染や嘔吐などの副作用がある[5]。プライマリ・ケアでは気管支喘息とクループ症候群が自信を持って診断できたときのみ出番があるだろう。

・解熱薬

小児領域ではNSAIDsはライ症候群との関連もあり使用を極力控える。唯一イブプロフェンは歴史的に使用実績が豊富だが，プライマリ・ケアではアセトアミノフェンを用いることで十分と考える。

例）アセトアミノフェン10〜15mg/kg/回
高熱で辛そうなときに頓服で服用。
1日3回まで，間隔は6時間以上空けて。

◀ 文献 ▶

1) Finkelstein JA, et al:Pediatrics. 2000;105(1 Pt 3):260-6.
2) Gereige RS, et al:Pediatr Rev. 2013;34(10):438-56; quiz 455-6.
3) Tullus K, et al:Lancet. 2020;395(10237):1659-68.
4) 川崎病診断の手引き 改訂第6版. (2024.11.18 アクセス) http://www.jskd.jp/wp-content/uploads/2022/10/tebiki201906.pdf
5) Rosen CM:Pediatr Rev. 2019;40(10):546-8.

■ 第2章：「明日から実践できる」こどものみかた

104 鼻汁・咳嗽

Choosing wisely クスリはリスク お土産処方でDo No Harm!

SUMMARY
咳や鼻水は子どもによくみられる症状である。原因の多くは風邪である。中には重篤な病気の場合がある。生体防御反応である症状を抑え込むことは治療の近道でもゴールでもない。お土産処方は必要ない。

KEYWORD
reassurance
子どもは自分で症状を訴えることができない。親が何に困って，何を心配しているのかを突き止めて，患者と保護者の心に寄り添い，不安を解消することが大変重要である。

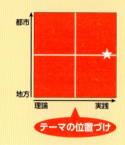
テーマの位置づけ

継 仁 (継醫院院長)

PROFILE
日本医科大学附属病院で小児科，日本赤十字社医療センターで新生児医療を研修，診療所で働くようになって，家庭医療に携わるようになる。生涯研修と野獣クラブ (Facebook勉強会) を立ち上げ，HAPPY (こどもの病歴と身体所見のワークショップ) にも参加。

POLICY・座右の銘
"Stay hungry, stay foolish." Steve Jobs
「努力する人は希望を語り，怠ける人は不満を語る」井上 靖

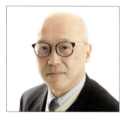
私の立ち位置

1 ケース

2歳男児。咳がひどいから受診するように保育園から勧められた。2週間前から鼻水が出ていた。1週間前から咳が出始めて，昨日から咳がひどくなった。特に寝ている間に咳がゴホゴホとひどい。機嫌はよく，食欲はあり，夜，寝入りばなと起き掛けに咳込んで眠れない。予防接種は済ませている。今年の春から保育園に通い始めた。寒くなってから保育園ではみんな鼻水を垂らしている。身体所見は，呼吸数30回/分，咽頭発赤もなく，呼吸音も清。

2 鼻汁

鼻汁は，小児期によくみられる症状である。原因の多くは急性鼻副鼻腔炎または感冒であり，ウイルス性が最も多い[1]。また新生児期は強制的鼻呼吸である。口で呼吸することは難しく，鼻汁による鼻閉でも，苦しそうに呼吸して一晩中，両親が一睡もできないことがある。鼻をかむことは2歳くらいからできるようになる。鼻がかめるようになるまでは，ホームケアとして鼻腔吸引がある。

両側の鼻汁をきたす疾患には，ウイルス感染症（いわゆる風邪），副鼻腔炎，アレルギー性鼻炎などがあり，片側に持続する場合は，鼻腔異物や髄液漏を鑑別に挙げる。鼻腔異物では悪臭を伴う膿性や血性の鼻汁を認める。そのため鼻汁の経過，性状，誘因，随伴症状などの問診が診断に有用である。

抗ヒスタミン薬を内服すると，粘膜は乾燥し，線毛運動機能が低下する。それによって，ヒリヒリして，鼻をかんでも鼻水が出ない状態になる（ドライノーズ）。鎮静性抗ヒスタミン薬は，熱性けいれん発症リスク増加や持続時間延長との関係が報告されている上に，鼻風邪には無効である[2]。小児急性中耳炎診療ガイドライン2018年版では，抗ヒスタミン薬は急性中耳炎に有効でないため，投与すべきではないと推奨が追加された[3]。

3 咳嗽

咳嗽は，正期産児ですでに咳嗽反射が誘発されるため，基礎疾患のない小児においても生理的に認められ

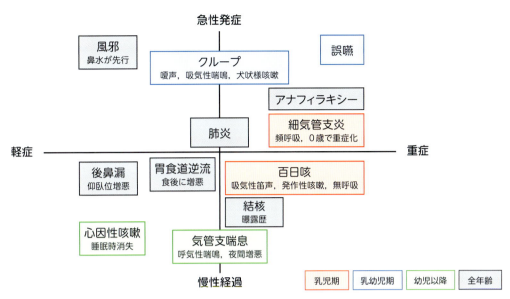

図1 年齢・経過・重症度からみた鑑別一覧

る。小児の急性咳嗽の原因は，ほとんどがウイルス性上気道感染症であり，1〜2週間でほとんど咳は治まる。鑑別すべき疾患は発育期ごとに異なり（図1），中には重篤な疾患も含まれる。咳以外の喘鳴，陥没呼吸，チアノーゼなど身体所見に注意する[4]。

新生児期からみられる咳嗽は先天性疾患を疑う。突然発症の咳嗽は，気道異物やアナフィラキシーを考慮する。発症直前の状況の問診が診断の手掛かりとなることがある（ピーナッツを食べていた，小さなおもちゃで遊んでいた，など）。気道異物では，発症当初に発作性咳嗽がみられた後，症状が一時的に軽快する「無症状期」がある症例も報告されており，エピソードから時間経過が長くても気道異物を否定できない[5]。

仰臥位になると咳が増悪する場合には，後鼻漏などを疑う。後鼻漏症候群では，咽頭後壁の視診で鼻汁が観察される。クループ症候群や急性細気管支炎，気管支喘息重積発作などは，夕方から夜にかけて急に悪化して低酸素血症をきたすことがあるので注意を要する。乳児期早期のRSウイルス感染症は重症化することがある。

小児・乳児の心停止の原因は，呼吸原性心停止が多く，呼吸障害に早期に気づき治療を開始することが重要である。重症患者を見逃さない方法は，7「診療所救急〈小児〉」で取り上げられている。より重症の場合，呼吸音が減弱して喘鳴が明らかでない場合もあり，そのような場合は呼吸数が重要な手掛かりとなる。特に呼吸数が毎分60回以上あれば注意が必要である（自施設では子どもが眠っている間に呼吸数を数えてもらうように保護者に指導している）。また，息苦しければ息こらえが難しくなり哺乳困難になる。哺乳量の問診も重症度の判定に有用である。

風邪による咳であれば，特に治療は不要である。抗菌薬は無効であり，麻薬性鎮咳剤は痰の喀出を抑制し呼吸状態を悪化させる可能性があるため，12歳未満への使用は禁忌になっている。鎮咳剤の使用は症状を長引かせる。鎮咳剤を処方することにより，咳は止めるべきものと保護者に刷り込んでしまう恐れがある。はちみつ（5〜10mL）は鎮咳剤よりも夜間の咳込みを減らすと報告されている（1歳未満にはちみつは禁忌）。

◀文献▶

1) Pomeranz AJ, et al：小児症候学89．原著第2版．東京医学社，2018, p6.
2) Kliegman RM, et al：Nelson Textbook of Pediatrics. 21st ed. Elsevier, 2020, p2185.
3) 日本耳科学会，他編：小児急性中耳炎診療ガイドライン2018年版．金原出版，2018, p69.
4) 日本小児呼吸器学会：小児の咳嗽診療ガイドライン2020．診断と治療社，2020, p55.
5) 笠井正志，他：HAPPY！こどものみかた．日本医事新報社，2016, p179.

■ 第2章：「明日から実践できる」こどものみかた

105 嘔吐

嘔吐の鑑別は広く，でも common is common

SUMMARY
子どもはそもそもよく吐く。子どもの診療でも大人の診療でも，嘔吐という愁訴は鑑別を広くもつ必要がある。とはいえ，common is commonであり，胃腸炎か便秘かが大半である。大人で考えていた鑑別を子ども用の鑑別に変換して嘔吐に対抗していく。

KEYWORD
周期性嘔吐症候群
数日間の嘔吐症状を周期的に繰り返す。特異的な検査や診断法があるわけではなく，十分な除外診断が必要だ。周期性があるが，前回はそうでも今回の嘔吐は器質的疾患かもしれないので，毎回の臨床が大事である。

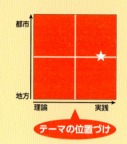
テーマの位置づけ

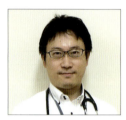

一ノ瀬英史（いちのせファミリークリニック院長）

PROFILE
亀田総合病院で内科小児科複合プログラムの1期生として研修後，頴田病院で家庭医研修プログラムの指導医。2021年より現クリニックを継承し，院長に。プライマリ・ケア認定医，小児科専門医，総合内科専門医，在宅専門医，経営学修士MBA（グロービス）。

POLICY・座右の銘
我に七難八苦を与えよ

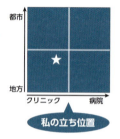
私の立ち位置

　外来に嘔吐のみで来院した成人の診療は，多臓器に鑑別を広げるであろう。小児でも同様に多臓器に鑑別を広げる必要がある。成人と違うところは，年齢により想定する疾患に少し重みづけの差異が生じるところである。頻度を考え，足元をすくわれないように頭の片隅にred flagを置いて診療をすることは言うまでもない。

1 ケース

　5歳女児。主訴：嘔吐。
　現病歴：午後3時頃に幼稚園から母に連絡があり迎えに行った。聞くと，昼食は食べたがいつもより少し少ない。その後1時間くらいして2回嘔吐があり，元気がない。待合室でも吐いており，今日3回目の嘔吐。排便は今朝はしていないが昨日は普通便。
　既往歴：特になし。アレルギーなし。
　身体所見：独歩で入室。受け答えははっきりしているが気持ち悪そうな顔。体温37.1度，SpO₂ 99%（room air），心拍数102bpm，頭頸部異常なし。呼吸音・心音異常なし。脈不整なし。腹部は軟で，聴診にて少し蠕動音が亢進。圧痛はそれほどなさそうだが何となく嫌がる。鼠径部異常なし。四肢異常なし。capillary refill time（CRT）＜1秒。

2 ケースの解説（診察医の頭の中）

　病歴は，嘔吐症状があり少し元気がないという。通園しているため，おおかたは胃腸炎による初期の嘔吐症状であろうと勘ぐりながら診察を進める。アレルギーの既往はないが，昼食後1時間経っての嘔吐は，新しいアレルギーの可能性は否定できない。現在までに5時間以上経っているので，アナフィラキシーの可能性は低くなっているが，いつでも動けるようにアドレナリンは0.01 mg/kg imと頭の中で復習する。
　患児をパッとみた感じでは独歩で入室し意識もはっきりして呼吸も安定しており，バイタルも安定はしているので，ざっくり緊急の病態（髄膜炎・脳炎，循環動態の不全，代謝異常，急性腹症等）はまずなさそうな印象。低血糖らしいフラフラ感も乏しい。下痢のエピソードはなく腸炎とは断定しにくいし，便秘の可能性も残されている。
　身体診察を始め，呼吸音の左右差や胸郭の動きも問題なく異物誤嚥の可能性は低い。心音に異常がなく不整脈

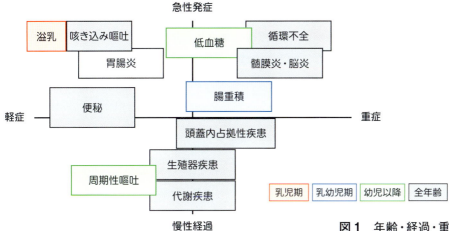

図1 年齢・経過・重症度からみた鑑別一覧

も考えにくく，腹部の蠕動音はやや亢進気味から胃腸炎の鑑別が上昇。膨満しておらず腸閉塞（腸重積やヘルニア）や金属音などもない。圧痛はないが，虫垂炎は頭の片隅に。腫瘤は触れず，便秘の可能性は下がるが残す。

3 嘔吐症状の鑑別は難しい

嘔吐の鑑別疾患は多臓器にわたり，非常に多い。嘔吐以外の症状や所見を参考に，年齢別の頻度をふまえつつ，鑑別疾患を絞り込んでいく（図1）。また，嘔吐の仕方（噴水様？ 突然？）や吐物，何回くらい嘔吐したか，随伴症状を確認し鑑別の材料を集める。

1 年齢による頻度やシステムを考慮してアプローチ

まず全年齢を通して頻度が比較的高いものとして，胃腸炎や感冒・中耳炎などの感染症，虫垂炎は考慮する疾患である。下痢や発熱，腹痛などの症状があれば絞り込みの方向性がつくが，胃腸炎や虫垂炎では，病初期に嘔吐のみということもあるので注意を要する。頭頸部疾患として，髄膜炎や脳炎・脳症があり，脳出血も鑑別に挙がる。慢性経過のものには脳腫瘍などの頭蓋内占拠性病変やてんかんも鑑別に挙がる。

循環器疾患として不整脈や急性心筋炎なども嘔吐症状があるため，脈不整や心不全兆候の有無は欠かせない。時に重症で急性の転帰をとることもある。泌尿生殖器疾患も嘔吐をきたすことがあり，尿路感染症や間欠性水腎症，精巣捻転，卵巣茎捻転などは全年齢で考慮する。

新生児～乳児期頃によくあるのは，溢乳や咳込み嘔吐で，嘔吐後はいつもの通りけろっとしている。胃腸炎や感冒・中耳炎などにはよく罹患しており，嘔吐症状もよくある。重症なものには，腸重積や鼠径ヘルニアなどの腸閉塞からの嘔吐や，循環器疾患（不整脈，心筋炎など），髄膜炎・脳炎などは考慮しておく必要がある。どのような状態でも，バイタル異常や全身状態の不良があれば紹介を考慮するべきである。

年齢によって頻度が上がったり下がったりするものがある。乳児期には，溢乳やゲップ不十分な場合がある。咳込み嘔吐や感冒などに伴って嘔吐が出現することも乳幼児期にはよくある。虫垂炎は2～3歳頃から頻度が徐々に増え，嘔吐が先行することも多いため注意を要する。腸閉塞では，新生児期の肥厚性幽門狭窄症（噴水様嘔吐）や腸回転異常（胆汁様嘔吐）などがあり，腸重積は生後5～6カ月くらいから発症しやすくなり1歳以上では少ない。年長での腸重積はメッケル憩室や腫瘍が原因となることがある。また，低血糖や糖尿病性ケトアシドーシスでも嘔吐が症状となりうる。小児・思春期になると片頭痛や周期性嘔吐も鑑別に挙がる。

2 red flagをおさえる

嘔吐そのものでは，胆汁性嘔吐や血性嘔吐，脱水を伴うような嘔吐，消化管閉塞を疑う嘔吐では紹介を要する。また，全身状態が悪くバイタルの悪化がある重症感染症（髄膜炎や尿路感染症など）や心疾患を疑うケースでは紹介が必要である。

4 嘔吐の対症療法

原因疾患の治療を優先し，水分補給，電解質補正が基本となる。

小児で使用が可能な制吐剤は，メトクロプラミド（錠剤，細粒，シロップ），ドンペリドン（錠剤，OD錠，ドライシロップ，坐剤）があるが，よほど胃腸炎等で嘔吐がひどいときにのみ使用する。また，副作用としての錐体外路症状に注意する。

■第2章:「明日から実践できる」こどものみかた

106 腹痛

たいてい便秘(症),でも時に地雷あり

SUMMARY
小児の腹痛の多くは便秘である。だが急性虫垂炎など重篤な転帰をたどる疾患もあり注意が必要である。便秘は単に浣腸して終わりではなく,その後の指導が大切である。

KEYWORD
IgA血管炎(Henoch–Schönlein紫斑病)
腹痛,関節痛,下肢の発疹(触知可能な紫斑)が特徴。血尿・蛋白尿がみられることもある。一度にすべての症状がみられるとは限らないが,強い腹痛では特に,下肢や関節を確認する。

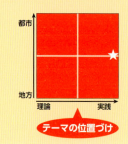
テーマの位置づけ

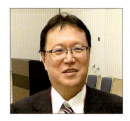

北西史直(トータルファミリーケア北西医院院長)

PROFILE
東京慈恵会医科大学卒業後,国立東京第二病院(現・東京医療センター)の総合診療科(現・総合内科)での後期研修。その後,救急,療養型,回復期リハ,緩和ケア,小児科,整形外科の研修を行い,父の診療所を継承。現在,病児保育,医療的ケア児者等の在宅医療,研修医教育にも取り組んでいる。

POLICY・座右の銘
「医は終生學を廃すべからず」「病気を診ずして病人を診よ」

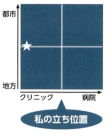
私の立ち位置

1 ケース

4歳女児。急にお腹が痛いとやってきた。外傷の覚えはない。排便の状況ははっきりしないが,嘔吐・下痢はない。バイタルサインは正常,明らかな圧痛はないが,左下腹部に硬い腫瘤を触れる。浣腸したら,出血のない硬便がみられた。症状は軽快し,お腹を再び触るも圧痛なく,便秘症として,便秘の説明と処方をして帰宅した。

2 ケースの解説

何気ない日常の診察風景であるが,そこには診療のコツが隠れている。

1 チェックポイント(図1)

①急性の病気か:病歴として急性か慢性(反復性)かをわけることは重要である。どちらも便秘が多いが,本症例は急性発症であり,過敏性腸症候群などの心因性,間欠性水腎症,炎症性腸疾患などは否定的である。

②年齢:本症例では2歳以上であり,否定はできないが腸重積の可能性は低い。また未就学児であり月経痛や異所性妊娠は否定的である。

③外傷の有無:子どもには多く,こちらから聞かないとわからないことが多い。

④胃腸症状:嘔吐から始まった腹痛は急性胃腸炎の頻度が高い。逆に腹痛からの嘔吐は急性虫垂炎などの外科的疾患を考えなければいけない。

⑤バイタルサイン:本症例では正常であり,酸素,モニター,ルート確保(OMI)などは直ちに必要がない。また発熱がないことから急性胃腸炎などの感染症はやや否定的になる。

2 診察

本症例では圧痛,特に限局的な圧痛がないことが,急性虫垂炎に否定的な所見である。ただし安心してはいけない。そのほか,下肢などに発疹がないこと(KEYWORD参照),腹部の打撲創,男児の場合は外陰部の確認(後述)も重要である。

浣腸:比較的安全な手技であり,治療にもなるが,診断にもつながる。排便後の診察で腹部所見の正常化,便の性状の確認は欠かせない(「浣腸して良くなりました」には落とし穴が待っている)

便秘の指導:これを機会に便秘の指導,時に処方をし

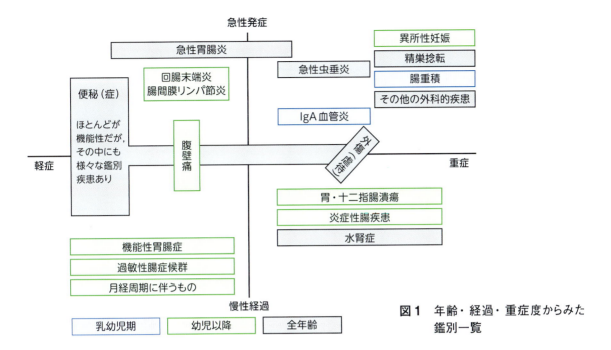

図1 年齢・経過・重症度からみた鑑別一覧

たい（後述）。会話の中で育児や子どもの不安が表出されることがある。

❸ 診断の要点

急性虫垂炎：診断は難しい。典型的には臍周囲の間欠痛から右下腹部に移動する。先に嘔吐から発症した場合は，可能性が低くなる。プライマリ・ケアでは白血球の増多や左方移動，超音波検査が参考になる。

異所性妊娠：思春期の女性の下腹部痛は常に妊娠反応を検討する。

精巣捻転：思春期に多い。陰嚢痛が主訴となるが，恥ずかしさもあってか「腹痛」が主訴となることもある。男児の（下）腹痛は鼠径部・外陰部を必ず診る。陰嚢の腫脹，圧痛，精巣挙筋反射の消失が特徴。外科的救急疾患であり，疑ったら泌尿器科医に紹介する。

腸間膜リンパ節炎，回腸末端炎：超音波検査等の普及で認識された疾患。虫垂炎と類似の症状を示すことが多い。

腸重積：多くは3歳までに発症し，「腹痛」というより「不機嫌」が主訴という感じであるが，幼児以上にも時にみられる。浣腸でも改善しない腹痛などの症状で疑ったら，念入りな腹部触診と超音波検査をする。

IgA血管炎（Henoch–Schönlein紫斑病）：上記参照。

機能性腹痛：慢性あるいは反復性で，特に器質的疾患がないもの。

過敏性腸症候群：慢性あるいは反復性で排便異常や，排便後に腹痛が改善するのが特徴。

水腎症：腎盂尿管移行部狭窄などで起きる。慢性，反復性の腹痛の，特に有症状時には超音波検査を試行したい。

❹ 処方例

酸化マグネシウム0.05g/kg/日，ラクツロース（モニラック®）1（0.5〜2）mL/kg/日，マクロゴール（モビコール®）（2歳以上1日1回1包から，7歳以上1回2包から），刺激性下剤，座薬，浣腸屯用。

※なお，小児の下痢にロペラミドを処方することは実質ない。6カ月未満は禁忌であり，特に非専門医が出す処方ではない。

【参考】
- 横田俊平，他編：直伝 小児の薬の選び方・使い方．改訂第5版．南山堂，2020，p153-60．
- 上村克徳，他監訳：小児症候学89．原著第2版．東京医学社，2018，p96-103．
- 加藤英治：症状でみる子どものプライマリ・ケア．医学書院，2010，p93-138．
- 児玉和彦：症状でひらめく こどものコモンディジーズ．メディカ出版，2018，p150-65．

■ 第3章：多職種連携の必須知識！

107 診療所看護

地域看護におけるプライマリ・ケア機能の重要性

SUMMARY
地域包括ケアシステムが推進され，「かかりつけ医」が地域医療の中心的な役割を担う中，そこで協働する診療所看護の役割も大きい。診療所看護の役割は，外来機能，在宅支援機能，地域支援機能，社会的支援機能など多岐にわたる。

KEYWORD
プライマリ・ケア看護師
地域を基盤として，継続的に展開される包括的かつ全人的なプライマリ・ケアについて，その知識，技能および態度を修得するためにプライマリ・ケア領域の研修を行い，日本プライマリ・ケア連合学会が認定する看護師，保健師および助産師[1]。

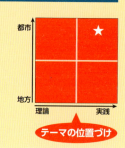
テーマの位置づけ

松井美春（東京保健生活協同組合副看護部長／橋場診療所）

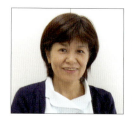

PROFILE
看護師。内科病棟で6年間勤務した後，診療所看護師として勤務を開始し，現在24年目。診療所看護師長，法人副看護部長。2001年介護支援専門員取得，兼務。CFMD診療所看護指導者研修（現・プライマリ・ケア診療所看護師研修）修了。

POLICY・座右の銘
一期一会

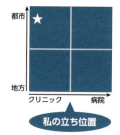
私の立ち位置

1 診療所看護を巡る現状について

　地域包括ケアが推進される中，診療所の看護実践には領域を越えた総合的な能力が求められている。地域では，プライマリ・ケア看護の必要性が語られ，2019年から日本プライマリ・ケア連合学会認定プライマリ・ケア看護師の養成が始まった。診療所看護の対象は地域に暮らすすべての人々である。在住，在勤，年齢や疾病の有無にかかわらず，予防医療から人生の最終段階まで，ライフステージに応じた健康課題をアセスメントし，本人とその家族（または取り巻く人々，以下同様）に，長期間継続的に寄り添う。

2 診療所看護の役割（図1）

　診療所看護には，大きくわけて，①診療所をマネジメントする役割（対象や疾患に応じた診療の補助と安全で質の高い看護サービスの提供），②地域に暮らす個人および家族の健康を守る役割，③住み慣れた場所で安心して療養でき，かつ最期を迎えることを支援する役割，④地域の健康課題への対応，ヘルスプロモーション活動―の4つの役割がある。

3 外来機能

　外来では，主に診療の補助を行う。受診目的に気を配

図1　診療所看護の役割　（文献2より転載）

り，限られた時間の中で満足した診療が受けられるよう個別に丁寧なケアを行う。その多くを占める慢性疾患患者に対しては，悪化させないことと，疾病と共存して幸せな日常生活を送るための自己管理指導が重点となる。医師が行う療養指導を，アドヒアランスを考慮した，より具体的なセルフケアに結びつけていくのが看護師の役目である。行動変容を促す場面では，生活歴や嗜好などからそのきっかけを見出し，信頼関係を深めながら時間をかけて指導を行う。患者の変化を敏感にとらえ，家族・関係者からも情報収集し，生活に密着した治療が行えるように支援する。

また，一次救急として転院搬送や専門医紹介を行う際には，地域の医療資源を機能別に把握しておくことが大切である。

4 在宅療養支援と多職種連携

在宅療養支援診療所とは，看取りまでを含めたトータルなケアが受けられるよう，在宅医療の中心的な役割を担う診療所として位置づけられている。その中で診療所看護には，患者・家族の意思決定を支援し，決定した方針を関係者と共有して，多職種連携が機能するように調整する役割がある。関係者には，他医療機関，介護サービス，福祉などの公的資源のほかに，インフォーマル資源も含まれる。「ほとんど在宅，ときどき入院」という経過を経て人生の最終段階を迎えていく患者・家族に，主治医のサポート役として，夜間休日を含む電話対応や緊急訪問，病院・介護などとの連携業務を担い，「安心」を提供する。

在宅医療でも高齢化が進み，その対象には，当初からニーズが高かった難病や末期癌患者とともに，フレイルや認知症の増加がある。多くがmultimorbidity（多疾患併存）でpolypharmacy（多剤併用）の問題も抱えている。生活環境では独居や高齢夫婦のみの世帯が増え，脆弱な介護力や経済的困窮といった問題が多い。そのような場合は，地域包括支援センターからの依頼に応じて，医療介入がなされてなかった虚弱高齢者を緊急往診したり，地域ケア会議に参加したりもする。

このような医療のみでは解決できない複雑な事例に対面したときに，療養を暮らしの中で支える視点が重要であり，様々な社会資源を熟知し，積極的に地域に出て多職種と協働する看護師が必要とされる。

5 地域支援機能

診療所では予防医療として，各種健診，予防接種，保健指導などが行われている。ほかにもヘルスリテラシーの向上に向けて，健康教室，患者会，認知症カフェ，介護予防事業などが，地域ニーズに合わせて取り組まれている。看護師は，居場所としてのコミュニティ形成も担っている。地域を知り，地域の多団体や行政などと連携して，健康的なまちづくりに参画する姿勢が必要とされる。感染症の流行期には，地域での感染拡大を防ぐ役割があり感染管理の知識が求められる。また，地域防災および災害看護の知識も必要である。

6 社会的支援機能

診療所には，医療以外にも，仕事，介護，経済面，住宅，その他様々な相談が寄せられる。本人・家族などのほかに，ケアマネジャーなど本人を取り巻く関係者から相談を受けることも多い。相談者の訴えを丁寧に傾聴し，潜在的なニーズにも配慮して，可能な限り本人を主体にした解決策を模索する。社会資源を活用し，必要な専門職への橋渡しを行う。診療所にソーシャルワーカーが常勤しているところは少なく，看護師がその機能を担うことが日常的である。そこでは，問題を全人的にアセスメントする健康の社会的決定要因(social determinants of health：SDH)の視点が重要である。

7 おわりに

診療所看護のコンピテンシーは，多領域多項目に及び，地域の健康的な暮らしを守る総合力が必要とされる。今後，総合診療医と協働し，ジェネラリストとして高度なプライマリ・ケア看護を実践する診療所看護師をより多く養成していくことが重要と考える。

◀文献▶
1) 日本プライマリ・ケア連合学会ホームページ.
   http://primary-care.or.jp/nintei/index_nu.php
2) 日本専門医機構総合診療専門医検討委員会，編：総合診療専門研修公式テキストブック．日経BP, 2020, p323.

【参考】
▶ 松下 明, 他：プライマリ・ケア看護学．プライマリ・ケア看護学基礎編．日本プライマリ・ケア連合学会，編．南山堂, 2016.

■ 第3章：多職種連携の必須知識！

108 歯科医師・口腔ケア

口腔機能はライフステージごとに関わり方がある

SUMMARY
歯科との連携について，必要と思われる疾患や，内容，時期について記載した。多職種連携がとれている患者の満足度は高いと考える。まさしく患者中心の医療の在り方ではないだろうか。

KEYWORD
在宅診療
訪問歯科診療は我々の得意とする専門分野である。急性期治療を終え，慢性期では特に患者やその家族の生き方や考え方を支える医療を提供したい。在宅医療はそれを実現できる場所であり，そうあらねばならないと考えている。

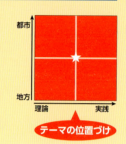
テーマの位置づけ

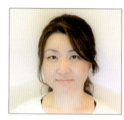

中根綾子[1)2)]　戸原 玄[3)]
（1 東京科学大学大学院医歯学総合研究科摂食嚥下リハビリテーション学分野臨床教授　2 JCHO東京新宿メディカルセンター歯科・歯科口腔外科部長　3 東京科学大学大学院医歯学総合研究科摂食嚥下リハビリテーション学分野教授）

PROFILE
東京医科歯科大学（現・東京科学大学）高齢者歯科学分野で高齢者歯科医療と摂食嚥下リハビリテーションを学び，現在，摂食嚥下リハビリテーション外来で訪問診療も行っている。日本老年歯科医学会専門医・指導医。摂食嚥下リハビリテーション学会認定士。（中根，写真も）

POLICY・座右の銘
医療には「お節介」な発想が必要

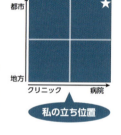
私の立ち位置

1 歯科医療とは

人がその人らしく生きていくために欠かすことのできない，「食べる」や「他者とコミュニケーションをとる」ための口腔機能を発達・維持・回復させることが歯科医療の要である。う蝕や歯周病治療，抜歯，義歯などの一般歯科診療に加えて，子どもの摂食を支援するところから，胃ろう等の患者さんにお楽しみの経口摂取を模索するまでを含む摂食嚥下リハビリテーションや，周術期，あるいはがん患者の放射線治療や化学療法の前後，緩和ケアを受けている患者に対する口腔機能管理を行う。

また，口腔衛生管理や，エンドオブライフを含めた施設や在宅療養患者に対する訪問歯科診療を積極的に行っている。近年では，フレイル（虚弱）予防としてオーラルフレイルにも注力し，すべてのライフステージを通し様々なかかわり方があることが特徴である。

2 連携の実際

1 外来患者の連携

①歯科から

歯科医療は，口腔衛生指導・管理やう蝕・歯周病処置，抜歯，義歯や被せ物といった補綴などの一般歯科診療が主である。その処置の中でも慢性疾患を有する患者については，観血処置やその後の投薬に関して主治医に腎機能や循環器疾患，止血能等についての対診を行うことが多い。

特に**表1**に示す疾患については，歯科治療で偶発症が生じやすく，患者の全身状態や服薬状況等についての医科からの文書での診療情報提供をもとに，医学管理を行った上で歯科治療を行うことが求められている。

また，薬剤全体の約1/4に口腔乾燥症状を引き起こす可能性[1)]があるとされている。それらの薬剤を複数服用している患者や，口腔内に随伴症状が出現する全身疾患の患者も少なくないが，患者は全身疾患や内服薬が歯

表1 医科との連携確認が必要とされている患者の全身状態や服薬状況等

- ▶ 糖尿病
- ▶ 骨吸収抑制作用薬投与中
- ▶ 感染性心内膜炎のハイリスク患者
- ▶ 関節リウマチ
- ▶ 血液凝固阻止剤投与中

科治療と関連があることについての理解が乏しいことが多い。場合によっては，患者があえて申告しないこともある。よって本人からの申告がない場合には，歯科治療による偶発症を生じさせてしまう可能性も少なくない。医科の先生からの診療情報が特に重要である。

②医科から

歯科の外来受療率は，医科の入院や外来の受療パターンと異なり75歳以上の後期高齢者で急速に低下するという実態[2]がある。特に後期高齢者の口腔衛生状態と口腔機能の改善を図ることが，その後の誤嚥性肺炎の減少や低栄養の改善には有効である。

たとえば，義歯を作製し，使いこなせるようになるためには，ある程度認知機能が保たれ体力的に余力がないと難しい。よって口腔症状を患者が感じた時期では介入が遅すぎることも多く，症状の有無にかかわらず患者がかかりつけ歯科医を持っているかを確認し，受診を促すことが大事である。

2 在宅患者の連携

歯科は訪問歯科診療が充実している。医療資源の多い病院の状況とは異なり，在宅では限られた職種で介入することも多いが，ケアマネジャーを中心に多職種協働・連携の中で，各職種が果たすべき役割の専門分野を超えて横断的に共有した役割を行い，患者を支えることができる。

たとえば，口腔衛生管理や一般歯科診療が我々の主な業務であるが，一方で摂食嚥下リハビリテーションを担うこともできる。特に咀嚼を伴う口腔機能評価は専門であり，口腔嚥下機能は摂食嚥下リハビリテーションの領域で重要な部分を占める。摂食嚥下リハビリテーションはどのライフステージにおいても患者のニーズが高いため，訪問歯科診療でこの領域を担うことは重要であると考える。おそらく在宅診療をされている先生方も同じお考えかと思うが，急性期治療を担当されている病院の先生方には，是非とも在宅診療のパワーをご理解いただき，様々な可能性を残しつつ患者を在宅診療へと繋げてほしい。

経口摂取の可能性についても同様である。在宅診療は少なからず，家族やその他の支えが必要で負担も大きいが，その分患者の満足度も大きい。決して端から在宅は無理と決めつけずに，あらゆる選択肢を検討してほしい。そして，在宅診療を担う先生方には是非歯科との連携を強化してほしい。咀嚼や嚥下を含む口腔機能は，様々な疾患や内服薬の影響を大きく受けるものであり，ここに連携の重要性がある。それに加え，患者の治療方針など先生方のお考えを是非共有させていただきたい。

それ以外にもエンドオブライフ・ケアの介入がある。積極的な医療介入を控えて行く中で，歯科には最期まで実施できる口腔ケアという手段の持ち合わせがある。誤嚥性肺炎の予防という目的だけではなく，介入そのものが本人や家族を満足させることも多い。

また，終末期は口腔乾燥や口腔カンジダなど口腔症状が出現しやすいが，口腔機能は家族や他者とコミュニケーションをとる社会性の維持のための重要な手段でもある。それらの機能を最期まで維持するために，積極的な医療の介入時期ではなくても，看取りのための介入が有効である。依頼のタイミングはいつでも可能であり，そのような時期にも情報提供いただき連携をしていきたい。

3 摂食嚥下関連医療資源マップ[3]

摂食嚥下リハビリテーションに関して連携先を探す場合には，摂食嚥下関連医療資源マップをご紹介したい。こちらのウェブサイトでは，日本全国の摂食嚥下訓練や検査を実施できる医療機関のリストが確認できる。

また，摂食嚥下障害の方に配慮した食事を提供して下さるレストランも掲載されており，医療連携のみならず患者への情報提供などに是非利用いただきたい。随時登録も受け付けており，摂食嚥下障害を有する方が不自由なく外食を楽しめるバリアフリーの社会の実現を目標としている。

◀文献▶

1) 秋本和宏, 他：老年歯学. 2004;19(3):178-83.
2) 歯科医療（その1）平成29年5月31日.
   https://www.mhlw.go.jp/file/05-Shingikai-12404000-Hokenkyoku-Iryouka/0000166451.pdf
   （2021.6.4 アクセス）
3) 摂食嚥下関連医療資源マップ.
   https://www.swallowing.link/

■第3章：多職種連携の必須知識！

109 管理栄養士・栄養士

疾患治療の栄養指導から全人的な栄養支援への展開

SUMMARY
管理栄養士・栄養士は健康の保持増進を目的に、課題のある患者の食行動や患者を取り巻く食生活環境について、多職種とともにセーフティネットを構築することで課題解決に繋げ、患者の望む暮らしを支援する。

KEYWORD
栄養ケア
プライマリ・ヘルス・ケアの理念のもと、健康の維持・増進、疾病またはその重症化の予防、介護または虚弱化・要介護化の予防のために、食事療法・栄養療法の技術と支援的な指導手法を用いた栄養管理、食事管理を行う。

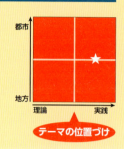
テーマの位置づけ

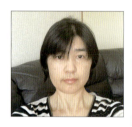

奥村圭子（機能強化型認定栄養ケア・ステーション 杉浦医院／地域ケアステーション はらぺこスパイス室長）

PROFILE
医療，介護，福祉，保健の現場を経て現職。低栄養予防事業，総合事業，居宅療養管理指導を請け負う。NPO法人日本栄養パトネット理事長，名古屋学芸大学健康・栄養研究所客員研究員，博士（医学），管理栄養士，主任介護支援専門員。

POLICY・座右の銘
一期一会

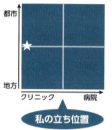
私の立ち位置

❶ 管理栄養士との連携

① 制度上の管理栄養士・栄養士の役割

管理栄養士と栄養士は，栄養士法で健康の保持増進を目的として位置づけられている。傷病者，療養者に保険点数を用いて医師の指示による栄養指導が認められているのは管理栄養士のみである。本稿では，管理栄養士との連携を中心に説明する。

② 管理栄養士との連携

昨今，管理栄養士と連携したいとの問い合わせが医療機関からも増えている。令和2年度診療報酬改定，令和3年度介護報酬改定で管理栄養士を直接雇用せずとも，別の医療機関または都道府県栄養士会が設置した栄養ケア・ステーション（都道府県栄養CS）の管理栄養士と連携することで，自院での外来栄養指導や訪問栄養，在宅患者訪問褥瘡管理指導が可能となった[1]。栄養CSの概要と連携について説明する。

③ 栄養ケア・ステーション（栄養CS）（図1）

栄養CSには，都道府県栄養士会が設置する都道府県栄養CSと日本栄養士会「栄養ケア・ステーション認定制度規則」に定められた認定栄養ケア・ステーション（認定栄養CS）の2種類ある。いずれにしても日本栄養士会会員の管理栄養士・栄養士が所属し，医療や介護，予防にまつわる栄養相談，特定保健指導，調理指導などニーズに応じ対応する。都道府県栄養CSは栄養ケア・センター機能を有し，認定栄養CSの管理運営ならびに業務の支援およびネットワークの連携・協働を図る働きを持つ。

ほかにも，依頼者が都道府県栄養CSへ相談した場合，依頼者の立地やニーズに対応可能な認定栄養CSへ繋げることも行う。したがって近隣で栄養CSと連携したい場合には，まず都道府県栄養CSに相談をしてみるとよい。

なお，認定栄養CSの設置は医療機関，福祉施設，薬局，大学などにも認可可能であるため必要に応じた連携が可能である。日本栄養士会ホームページでは都道府県ならびに認定栄養CSの連絡先も掲載している。連携希望の場合は，お住まいの都道府県またはお近くの認定栄養CSに問い合わせて頂きたい。

④ 管理栄養士への指示

医師による「管理栄養士への指示書の書き方がわからない」との相談も増えてきた。管理栄養士の保険点数に

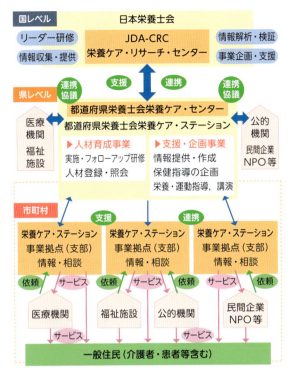

図1 日本栄養士会・都道府県栄養士会の役割（2017.6.13現在） (文献2より引用)

よる栄養指導は厚生労働大臣が定める特別食が必要な患者、がん患者、摂食機能または嚥下機能が低下した患者、低栄養状態の患者など制度で決められている。つまり、医師が指示できる範囲も決められている。医師は「食事箋」を発行し、熱量・熱量構成、蛋白質、脂質、その他の栄養素の量、病態に応じた食事の形態等に係る指示を具体的に行う必要がある。指示した医師は、指示内容を診療録に記載する。指示された管理栄養士は、患者ごとに栄養指導記録を作成するとともに、指導内容の要点および指導時間を記載し、指示された医師へ電子カルテ、faxや封書、メール等要望に応じた方法で報告する。

2 地域包括ケアシステムにおける管理栄養士の役割

令和3年度介護報酬改定で示された地域包括ケアシステムでの管理栄養士の役割は「自立支援と重度化防止」である。かかりつけ医などが患者の社会生活面の課題にも目を向け、地域社会における様々な支援へと繋げる取り組み（社会的処方）が盛り込まれた。つまり、管理栄養士も、今まで以上に全人的な健康、疾患、食生活を理解した、多職種と共通の個人を取り巻く地域課題も含めたゴールを基盤とした栄養支援が求められることとなった。事例を見てみよう。

CASE：82歳女性，息子（56歳）と2人暮らし

疾患：高血圧、低栄養と脱水で緊急入退院を繰り返す。

食生活：息子は引きこもり。息子の世話や食事はすべて自分で行ってきたが、食欲が低下し体重も減り、横になることが増えていた。

暮らし：元気だった母親が動けなくなってきたことに対し息子は怠けていると腹を立て、通院はタクシーを使って1人でさせていた。

栄養介入：定期受診が3カ月ほどできていないことを心配したかかりつけ医が地域包括支援センターへ連絡をした。すぐに地域包括支援センター職員が訪問し、動けずに布団で寝ている本人を発見。枕元にペットボトルと菓子パンが置かれていた。すぐにかかりつけ医に連絡し、極度の低栄養と脱水で緊急入院となった。退院後、訪問栄養の依頼となる。

栄養士の役割：母親が動けないことへの息子の疑問を解消するため、息子の目の前で母親の栄養状態を客観的に評価し数値にして説明した。そして、動けないことへの理解を求めた。息子は母親の健康状態を理解したが重圧に混乱した。そのため、息子の役割も加えた多職種による、息子がイメージできる実現可能な栄養ケア計画を作成し同意を得た。専門職とは適宜連携して栄養に対する専門的セーフティネットを構築した。現在のところ緊急入院はない。

3 まとめ

地域共生社会における社会的孤立やネグレクトなどは、老若男女問わず低栄養、脱水など栄養や食の課題から医療依存度を高める。かかりつけ医は栄養問題がある場合は、ぜひ管理栄養士に繋げて頂きたい。1人でも多くの患者とともに、栄養課題解決に向けてともに考え安心を取り戻し、患者が望む暮らしを支援したいと切に願う。

◀文献▶

1) 公益社団法人日本栄養士会：診療報酬.
https://www.dietitian.or.jp/data/medical-fee/
（2021.4.21 アクセス）

2) 公益社団法人日本栄養士会：認定栄養ケア・ステーション 認定申請マニュアル, p2.
https://www.dietitian.or.jp/news/upload/data/guide_3.pdf

■ 第3章：多職種連携の必須知識！

110 薬局薬剤師

最適な薬物療法から安心の在宅療養提供まで幅広く支援

SUMMARY
薬局・薬剤師は医療機関と連携し，薬物療法の効果の最大化と適正使用に貢献し，患者の健康な生活を確保するとともに，在宅医療の分野では，薬を通じて医療と介護をつなぐ架け橋の役割を果たしている。

KEYWORD
患者のための薬局ビジョン[1]
患者本位の医薬分業の実現をめざすためにかかりつけ薬剤師・薬局としてあるべき姿を掲げている。求められる機能として，服薬情報の一元的・継続的把握，24時間対応・在宅対応，医療機関等との連携の3つがある。

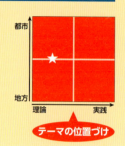
テーマの位置づけ

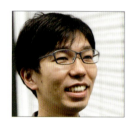

久保寺光徳 (有限会社グット・クルーしいの木薬局堀川店薬局長)

PROFILE
大手調剤薬局エリアマネジャーを経て現職。入院下より，自宅で療養する時間のほうが長い方が多く，薬剤師としてできることが多いのではないかと考え在宅医療の道へ。秦野市薬剤師会理事，在宅療養支援認定薬剤師。

POLICY・座右の銘
向上心 (何事も学び，成長し続ける)

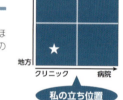
私の立ち位置

❶ 薬局薬剤師との連携

1 薬局・薬剤師の役割

薬剤師は，薬剤師法第1条[2]において「調剤，医薬品の供給その他薬事衛生をつかさどることによって，公衆衛生の向上及び増進に寄与し，もつて国民の健康な生活を確保する」ことを目的としている。薬局の役割については2015年10月に策定された「患者のための薬局ビジョン」（図1）にあるべき姿が示されている。医薬分業の原点に立ち戻るためにかかりつけ薬局の機能として，服薬情報の一元的・継続的把握，24時間対応・在宅対応，医療機関等との連携を掲げている。医師法第1条にもあるように，手段は異なるが目的は医師も薬剤師も同一である。患者のために，目的を達成し，かかりつけ薬局としての機能を果たすには医療機関との連携は欠かすことはできない。

2 薬局・薬剤師との連携

薬局薬剤師は院外処方箋を応需，調剤した後，患者へ薬を渡す。患者の服薬情報の一元的・継続的な把握と薬学的管理・指導を実施し，多剤・重複投薬の防止や残薬解消を行う。

薬剤師法第25条の2第2項[2]では，「薬剤師は，調剤した薬剤の適正な使用のため必要があると認める場合には，患者の当該

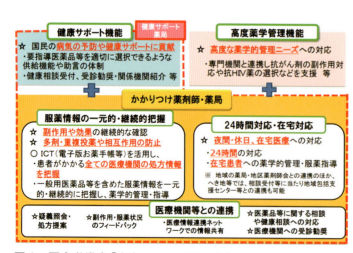

図1　厚生労働省「患者のための薬局ビジョン」　（文献1より引用）

薬剤の使用の状況を継続的かつ的確に把握するとともに，患者又は現にその看護に当たっている者に対し，必要な情報を提供し，及び必要な薬学的知見に基づく指導を行わなければならない」旨が規定された。調剤後も患者等に指導を行い，医療機関へ情報をフィードバックすることで患者の薬物療法の安全性・有効性を向上させることができる。

また，在宅医療に対応している薬局もある。入院から外来，施設から在宅への流れの中，認知症患者や医療密度の高い患者にとっては，在宅での薬学的管理が受けられることが今後ますます必要となることから，医療機関との連携が不可欠である。では，実際に医療機関が薬局と連携をするために何をすればよいか説明する。

❸ 医療機能情報提供制度（医療情報ネット）

医療機関より薬局がどのような機能を有し，活動を行っているのかわからないという問い合わせを頂くことがある。ここでは各都道府県が集約した各薬局の機能情報を閲覧することができる。麻薬の調剤や地域住民への啓発活動，地域連携ネットワークへの参加を行っている薬局かなどを，速やかに検索することができる。

❹ 在宅医療支援薬局リスト[3]

各都道府県の薬剤師会のホームページに在宅医療支援薬局リストがある。在宅対応を依頼する際に参考にして頂きたい。ここでは参考までに神奈川県のリストを文献欄に掲載する[3]。

薬局へ在宅対応を依頼する場合だが，医師からの訪問指示が必要となる。処方箋の備考欄に「訪問薬剤」等指示がわかるコメントを入れて頂きたい。

また，診療情報提供書の共有は最適な薬物療法を提供する上で欠かせない。診療情報提供料として，保険医療機関が，診療に基づき保険薬局による在宅患者訪問薬剤管理指導の必要を認め，在宅での療養を行っている患者であって通院が困難なものの同意を得て，当該保険薬局に対して，診療状況を示す文書を添えて，当該患者に係る在宅患者訪問薬剤管理指導に必要な情報を提供した場合に，患者1人につき月1回に限り250点算定できる。

❷ 地域包括ケアシステムにおける薬局薬剤師の役割

地域包括ケアシステムにおいて，薬剤師は患者の薬学的管理に直接携わるほかにも，薬の専門家として医療と介護を繋ぐ役割を求められている。居宅や高齢者施設の現場では，看護師やヘルパー等が薬剤管理を担う場面も少なくない。薬物療法の効果の最大化と医薬品の適正使用のため，地域包括ケアシステムの一員として専門性を発揮することが求められている。ここで1つ事例を紹介する。

CASE：70歳女性，高齢者施設入居者。胃瘻造設

疾患：高血圧症，不眠症，低栄養。

事例・介入：経管栄養管理としてラコールNF配合経腸用液を使用していたが，数日前から下痢の症状がみられた。投与速度を調整し対応していたが改善せず。そこで投与時間の短縮や下痢の副作用を軽減できるラコールNF配合経腸用半固形剤の変更提案を行った[4]。変更後，下痢の頻度は減り，施設看護師の経管投与にかかる時間を短縮することに繋がった。

薬剤師の役割：剤形や性状の違いによって服用後どのような効果や変化が生じるかは製剤学，薬物動態学を学んだ薬剤師が理解している。今回は液から半固形に切り替えたため，投与方法も施設看護師と事前に相談し変更した。本人だけでなく，介護またはその看護に当たっている方の状況や負担も考慮し，薬学的アセスメントをする必要がある。

❸ まとめ

薬は医療を提供する上で必要なものの1つである。患者の多くは薬を使用している。患者の薬物療法の効果を最大限に発揮する適正使用に貢献し，また薬というキーワードで医療と介護を繋ぐ架け橋となり，安心の地域包括ケアを提供する薬局薬剤師と，ぜひ連携して頂きたい。

◀文献▶

1) 厚生労働省：患者のための薬局ビジョン 概要．
https://www.mhlw.go.jp/file/06-Seisakujouhou-11120000-Iyakushokuhinkyoku/gaiyou_8.pdf
2) 厚生労働省：薬剤師法（昭和35年8月10日 法律第146号）．
https://www.mhlw.go.jp/web/t_doc?dataId=81001000&
3) 神奈川県薬剤師会：在宅医療支援薬局リスト（2020年10月更新）．
https://www.kpa.or.jp/homecare/list
4) 清水敦哉：PDNレクチャー Chapter2 経管栄養 5. 半固形栄養剤 2. 臨床的な知識 ②栄養剤形状機能について．
http://www.peg.or.jp/lecture/enteral_nutrition/05-02-02.html

■第3章:多職種連携の必須知識!

111 訪問看護

医師と訪問看護の連携で回避可能な入院を減らしたい

SUMMARY
訪問看護との連携の要点を1つに絞るなら,医師・看護師双方にとって負担が小さく心理的な敷居の低い連絡手段が確保されていることにあると思われる。両者の連絡が円滑ならば,患者がACSCs (ambulatory care sensitive conditions) にあっても入院を回避できる可能性は高まるだろう。

KEYWORD
Ambulatory Care Sensitive Conditions (ACSCs)
直訳するならば「救急ケアのお世話になりやすい(不安定な)状態」,逆の言い方をすれば「適切に管理すれば救急搬送や入院を防げるかもしれない状態」。肺炎,尿路感染症など急性のACSCsにおいてはぜひ特別訪問看護指示書を活用頂きたい。

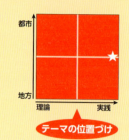
テーマの位置づけ

吉江 悟（一般社団法人Neighborhood Care 代表理事）

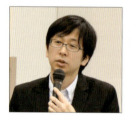

PROFILE
訪問看護ステーションビュートゾルフ柏看護師・保健師,柏市地域支えあい推進員（生活支援コーディネーター）,東京大学高齢社会総合研究機構/未来ビジョン研究センター客員研究員,筑波大学ヘルスサービス開発研究センター研究員,慶應義塾大学医学部医療政策・管理学教室訪問研究員,柏市レセプトデータ分析アドバイザー,千葉県看護協会理事ほか。

POLICY・座右の銘
色即是空,空即是色

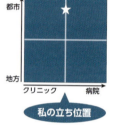
私の立ち位置

❶ 訪問看護（ステーション）とは

　訪問看護ステーションとは,その名の通り,看護師が患者宅に訪問して看護を提供する事業所である。患者宅に訪問する職種は,主には看護職（看護師,保健師,准看護師）だが,リハビリテーション専門職（理学療法士,作業療法士,言語聴覚士）が在籍するステーションも多く,複数名によるケアが必要な場面では看護補助者が同行することもある。

　訪問看護の対象者は,高齢化の進んだ現在の日本においては要介護高齢者の占める割合が高いが,がん末期,難病,精神障害者,小児（医療的ケア児など）といった,自宅で療養する多様な年代・状態像の方が含まれる。

　訪問看護ステーションは,2024年時点の概数で全国約1万7000箇所,従事者は1事業所あたり約5人（常勤換算）である。人口1万人の地域に5人体制の訪問看護ステーションが1つあればおおむね平均的と言える。ただし現実には,都市部に集中して所在している。24時間365日の臨時対応体制を敷いているかどうかも大きなポイントで,都市部では多くが24時間体制をとっていると思われるが,地方部だと人員・距離・住民意識などの要素によって,訪問看護ではなく往診や救急医療で24時間の臨時対応体制を担保している地域も少なくないだろう。

　訪問看護が担うケアの内容は,身体面のケア（点滴,経管栄養,人工呼吸器管理,皮膚創傷ケア,薬剤管理,排泄ケア,口腔ケア,リハビリテーション等々）はもちろん,精神面のケアを担うこともあり,精神科訪問看護という仕組みを使って精神科医からの指示による訪問看護を提供することもある。加えて,ケア（ケース）マネジメントも訪問看護の機能の1つとして強調しておきたい。本邦では介護支援専門員という特化した職種が存在するが,特に医療的ケアのニーズが高い方においては,看護職と介護支援専門員等が連携したケアマネジメントの重要性を体感する。

❷ 連携のポイント──円滑な連絡体制に尽きる

　円滑な連携のための要点は,訪問看護を担う看護職と医師が双方ストレスなく適時に連絡をとりあえる環境を整えることの1点に集約されると筆者は考える。

　具体的には,①すぐ（数時間以内,遅くとも当日中）

に連絡がとれて医師の指示を得たい場面では，電話による連絡が確立されていてほしい。そして，②数日，あるいは1週間程度のスパンで医師の指示・意見を得たい場面では，ICT（またはFAX）による連絡手段が確立されていてほしい。

1 電話による連絡

訪問看護指示書の「緊急時の連絡先」欄に，24時間連絡のとれる電話番号が記載されていると訪問看護の立場としてはとても安心である。逆に，（概して診療所ではなく病院の場合に）代表番号のみが記載されていて，電話をしてもたらい回しにされてすぐに指示が得られない場合には，対応が後手に回ることがある。主治医がすぐ電話に出られなくても，医療ソーシャルワーカー等が中継して返信が早めに得られる体制だと非常に安心感がある。

2 ICT（またはFAX）による連絡

在宅医療の現場で臨時に医師に連絡をとりたい場面では，数日から1週間程度の猶予がある場合も多い。また，電話した際に相手が不在・対応中でタイミングが合わないことも少なくない。このような場面で，電話のように相手の時間をリアルタイムに侵害しないICT（またはFAX）による連絡体制が確立されていると良い。多様な機能・費用のツールが存在するが，電話・FAXの代替という意識で考えれば複雑な機能は必要なく，シンプルに文章と添付ファイルのやりとりができて誤送信が起きにくい仕様となっていれば必要十分である。無料ツールでも使用に耐えるものが存在する。

なお，前述の通り病院の医師が主治医である場合には連絡がとりにくい状況が生じやすいため，医療ソーシャルワーカーなどとの間でICTによる連絡体制が確立されていると，訪問看護の立場としては特に重宝する。

3 訪問看護指示書作成のポイント

臨床的には上記連絡体制の確保が大切だと考えているが，事務的には，訪問看護指示書（以下，指示書）の作成のコツをぜひご理解頂きたい。指示書が発行されなければ訪問看護は提供できないため，何はともあれ指示書を作成頂きたい。

1 様式は全国共通

指示書は，国が参考様式として定める様式に必要事項を記載して発行する。時折「そちらで使っている様式を送ってほしい」という問い合わせを受けるが，指示書の様式は原則的に全国共通である。

2 傷病名・病状記載時の留意点

傷病名・病状の記載にはぜひ注意を払って頂きたい。書き方次第で訪問看護が医療保険の適用になったり介護保険の適用になったりするからである。具体的には，**表1**の病名や状態像に該当するときには，必ず明記頂きたい。特に遭遇頻度の高いものとしては，パーキンソン病の場合は「ホーエン・ヤールの重症度分類」と「生活機能障害度」の明記を，末期の悪性腫瘍の場合は「末期」「ターミナル」等の明記をお願いしたい。

表1　要介護認定を受けていても訪問看護が医療保険の適用となる疾患等

・末期の悪性腫瘍	・多系統萎縮症
・多発性硬化症	（線条体黒質変性症，オリーブ橋小脳萎縮症およびシャイ・ドレーガー症候群）
・重症筋無力症	
・スモン	
・筋萎縮性側索硬化症	・プリオン病
・脊髄小脳変性症	・亜急性硬化性全脳炎
・ハンチントン病	・ライソゾーム病
・進行性筋ジストロフィー症	・副腎白質ジストロフィー
・パーキンソン病関連疾患〔進行性核上性麻痺，大脳皮質基底核変性症およびパーキンソン病（ホーエン・ヤールの重症度分類がステージ3以上であって生活機能障害度がⅡ度またはⅢ度のものに限る）〕	・脊髄性筋萎縮症
	・球脊髄性筋萎縮症
	・慢性炎症性脱髄性多発神経炎
	・後天性免疫不全症候群
	・頸髄損傷
	・人工呼吸器を使用している状態

（文献1より引用）

3 特別訪問看護指示書の活用を

通常の指示書に加えて，「特別訪問看護指示書」もぜひ活用頂きたい。「診療に基づき，急性増悪，終末期，退院直後等の事由により，週4回以上の頻回の指定訪問看護を一時的に当該患者に対して行う必要性を認めた場合」に，原則月1回（気管カニューレを使用している状態にある者，真皮を超える褥瘡の状態にある者については，例外的に月に2回）発行が許されている書類である。これが発行されると，14日間毎日，かつ1日複数回の訪問が可能となる。

筆者の経験では，連日の褥瘡ケアはもちろん，肺炎に対して1日複数回の抗菌薬静脈投与＋補液を行って入院を回避し，自宅環境で療養できることにより，ADL低下やせん妄のリスクを最小限に抑えるといった運用例において，特に特別訪問看護指示書の効用を感じている。

◀文献▶

1) https://www.mhlw.go.jp/web/t_doc?dataId=84aa9733&dataType=0

■第3章：多職種連携の必須知識！

112 理学療法士

実生活につながる理学療法の提供を！

SUMMARY
在宅ケアにおける理学療法士の活用は，専門性から生活における動作，活動（量，質）を改善することが目標である。そこに支障のある疾病や様態が対象となる。具体的なサービス形態としては訪問，通所によるアプローチがある。

KEYWORD
生活につながる動作，活動
リハビリは一般的に運動療法，トレーニングといった対処・過程が注目されがちだが，目標をどこに定めるかという利用者との目標共有とともに，成果を実生活につなげる・反映することが重要である。これには利用者の生活様式・生活に対する考え方が大きく影響する。

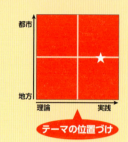
テーマの位置づけ

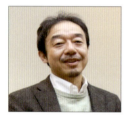

宮田昌司（リニエ訪問看護ステーション横浜青葉）

PROFILE
総合病院，診療所，回復期リハビリテーション病院を経て現職。また，（一社）日本訪問リハビリテーション協会会長を務める。理学療法士／臨床心理学修士。日本理学療法士協会専門理学療法士（生活環境系），日本訪問リハビリテーション協会認定訪問療法士。

POLICY・座右の銘
情熱を注ぐ，俯瞰する，寛容である

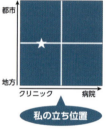
私の立ち位置

1 理学療法士の専門領域

　理学療法士（physical therapist：PT）は身体活動における「姿勢をとる，動く」機能に精通し，基本的動作・移動機能の回復・最適化を支援する。基本的動作は，起き上がる，座る，立ち上がる，歩くなどの姿勢と動作を含む。移動機能には，つえ歩行，歩行器歩行，義肢・装具を用いた歩行，車椅子での移動，自動車運転，リフターを用いた介助移動などを含む。理学療法士は，前述のような「姿勢をとる，動く」機能の不全状態や障がいへの対応手段として，運動療法を基本に，義肢・装具・歩行補助具などの福祉用具や支援機器，住環境調整などを用い，改善を図る。

　基本的な運動療法にはストレッチング運動，筋力増強運動，リラクゼーション運動，感覚-運動トレーニング（協調性運動），姿勢バランストレーニング，持久力トレーニング等があり，褥瘡予防のための体位変換，呼吸器系ではドレナージ，ハフィング，咳介助などが含まれる。また，近年では初期認知症への対応として二重課題トレーニングなどが行われている[1]。

2 理学療法士の所属場所と活動形態

　理学療法士には開業権がなく，医療機関（病院，診療所），介護老人保健施設，訪問看護ステーション，通所介護事業所などに所属している。地域で活動するフレームとしては訪問および通所という形態があり，前者は理学療法士が自宅に訪問し，実生活の場でサービス提供を行うことによって，より具体的で生活に則した動作指導が可能である。これは，生活に反映させやすい特性がある。後者は通所によって，自宅と違う環境設定で，他者との交流や集団指導による活動の活性化を図ることができる。

　また，短時間を切り取った生活指導ではなく，長時間を過ごすことで浮き彫りになる生活課題に対応するといった特性がある。

3 地域での役割と目的

　在宅ケアでは，入院中の疾病および機能回復中心のリハではなく，生活課題への対処が中心となる。日常生活活動（activities of daily living：ADL）すなわち，食事，排泄，更衣，入浴，整容であり，これらを補完する

表1 在宅ケアにおける"リハビリテーション・サービス"の役割

①在宅生活の安定化支援
退院直後から生活環境へ順応する際の不安定さへの対応

②在宅生活の継続支援
在宅生活のモニタリング（評価）と対応

③活動と社会参加を支援（その人らしい生活の再構築）
障害適応・地域環境への順応も支援

④人としての尊厳が保障されるように支援
重度者，終末期等の生活機能が著しく低い，生活の質が担保されにくい人の支援

ためのコミュニケーション能力と移動能力の課題に，具体的に生活環境（居宅の構造）に則して対応していく。

さらに手段的日常生活活動（instrumental ADL：IADL）についても対応し，これらの活動を維持する体力の向上も図る。すなわち，身体機能の改善は追求しつつも，完全に回復しない事例においては代替手段の適用，環境整備による対応練習などで対処する。神経変性疾患やターミナルステージのように改善が見込めない事例に対しても，状態に応じ，本人の意思と機能を尊重した活動手段の助言，指導を行う。

表1は在宅ケアにおける，リハビリテーション・サービスの役割である。参考にされたい。

4 在宅医療におけるケース

次に，理学療法士の在宅ケアにおける介入事例を紹介する。

CASE 1：骨関節疾患（介護保険・要介護2），訪問看護ステーション（療法士訪問）

81歳男性。腰椎圧迫骨折，変形性膝関節症。退院後廃用症状と膝痛のためにトイレまで四点杖歩行を監視下で行うのがやっとの状態。療法士介入による筋力強化と具体的な動作指導，装具の適正着用などの指導を経て，徐々に痛みが軽減し歩行機能向上，外出歩行が可能となり近所のコンビニへ妻と買い物に出かけるのが日課となり，約半年で訪問終了となる。

CASE 2：フレイル（介護保険・要介護1），通所介護

84歳女性。家庭内でADL・家事は自立していた。感染症で寝込んで以来，病状は回復したが寝たり起きたりの状態が続く。医師よりフレイル状態と診断。活動向上目的で通所介護に週2回通所開始。療法士介入は，管理栄養士と協働し，具体的な低栄養対策とともに，生活活動量につながる設定と自主トレの指導を行ったところ，離床時間が増え，動作能力，活動量ともに回復。意欲的になり4カ月後，町内の老人会に再び参加できるようになった。

CASE 3：脳卒中後遺障害（介護保険・要介護3），通所リハ

66歳男性。脳梗塞，右片麻痺，失語症。回復期リハ病院退院後，ADLも一部介助であり，コミュニケーションがうまくいかないことから引きこもり状態だったが，通所リハを導入しADLの再獲得と歩行機能の向上，また，言語聴覚士と協働し他者との交流を図る。意欲と活動性が高まり，ADLが自立するとともに，失語症者の自主グループへの参加もできるようになった。

CASE 4：神経変性疾患（医療保険），訪問看護ステーション（療法士訪問）

52歳女性。パーキンソン病（ヤールⅢ）。生活の一部に介助を受けており，食事時のむせ，転倒を繰り返すことが課題であった。療法士介入は，摂食嚥下について看護師と協働して指導。転倒リスクについて，体幹の捻転バランスおよび動作指導，環境整備などの対処を行ったところ，転倒が少なくなりリスクが減った。

CASE 5：慢性閉塞性肺疾患（COPD）（介護保険・要支援2），訪問リハ

76歳男性。肺気腫（在宅酸素療法を導入）。訪問にて呼吸法，呼吸筋強化，起居，歩行動作指導を行う。開始当初は週1回だったが，3カ月後から月2回程度の訪問で機能評価，生活上の安楽姿勢などのアドバイスを受けながら継続。徐々に活動範囲が拡大し，約1年後に，近所への散歩が再び可能になった。

5 おわりに

理学療法士のイメージとして，身体機能低下に対する機能回復訓練という図式が一般的だと思われるが，そこにとどまらずに，目標として機能回復を生活機能の何に結びつけるのか，個人にとってどのような生活が望ましいのかという点を考察し，生活上の成果に結びつけることが重要である。医師の方々にもこのような点の報告，経過に注目し助言，指示を頂けると幸いである。

◀文献▶
1) 日本専門医機構総合診療専門医検討委員会，編：総合診療専門研修公式テキストブック. 日経BP, 2020, p348-9.

■ 第3章：多職種連携の必須知識！

113 作業療法士

多様な生活行為だからこそ多職種での支援が必要

SUMMARY
在宅・地域で作業療法士が多職種と連携する目的は「その人が望む生活行為」の獲得である。それは地域包括ケアシステムや介護保険制度の基本的な考え方と限りなく等しく、多職種との連携なしでは支援できない。

KEYWORD
生活行為
日常生活活動，家事，仕事，趣味，遊び，対人交流，休養など，人が営む行為を指し，いずれも我々支援者も日常生活で営んでいることである（特殊なことではない）ため，多職種での連携内容はイメージしやすい。

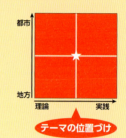
テーマの位置づけ

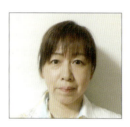

宇田 薫（医療法人おもと会統括リハビリテーション部訪問リハビリテーション科統括科長）

PROFILE
作業療法士。京都で急性期〜地域リハを経験。現在，医療法人おもと会訪問リハビリテーション科統括科長。沖縄本島および離島支援に携わる。日本訪問リハビリテーション協会副会長，日本脳損傷者ケアリング・コミュニティ学会理事，地域経営学修士。

POLICY・座右の銘
私たちが「知っている」と言えるのは，私たちが「できる」ことだけです（フローレンス・ナイチンゲール）

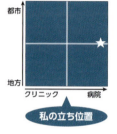
私の立ち位置

1 在宅・地域での作業療法

作業療法の対象領域は多岐にわたるため，「作業療法士は在宅で何ができるのかイメージできない」と言われるかもしれない。しかし，作業療法は，私たち自身の「生活行為」を対象としているため，実際は非常にわかりやすく，医師や介護支援専門員などからは，1事例でも連携した後は，様々な方を紹介してもらえるようになる。

日本作業療法士協会による作業療法の定義[1]には「作業療法は，人々の健康と幸福を促進するために，医療，保健，福祉，教育，職業などの領域で行われる，作業に焦点を当てた治療，指導，援助である。作業とは，対象となる人々にとって目的や価値を持つ生活行為を指す」とあるが，その註釈を用いて紹介すると，よりわかりやすい。

「作業」とは，日常生活活動，家事，仕事，趣味，遊び，対人交流，休養など，人が営む生活行為と，それを行うのに必要な心身の活動を指す。

例：「オムツではなくトイレでの排泄」「好みの洋服を着る」（日常生活活動），「片手で料理を作る」（家事），「職場復帰」（仕事），「ゲートボールに行く」（趣味），「お絵描きをする」（遊び），「同窓会に行く」（対人交流），「安楽な姿勢で寝る」（休養）。

「対象」とは，「身体，精神，発達，高齢期の障害や，環境への不適応により，日々の作業に困難が生じている，またはそれが予測される人や集団」。

例：子どもから高齢者。地域に暮らすすべての方。疾患も限定しない。

「実践（方法）」はそれらの作業が遂行できるよう「心身機能の回復，維持，あるいは低下を予防する手段としての作業の利用と，その作業自体を練習し，できるようにしていくという目的としての作業の利用，およびこれらを達成するための環境への働きかけを含む」。

例：脳卒中により利き手に運動麻痺がある場合，麻痺の回復のために，様々な形，大きさの積み木やボールを握り，移動させる練習をする場合がある。ある程度，物の操作が可能になれば目標としている「箸」を実際に使っての練習に移ることもでき，さらに料理にも挑戦したいと希望することもある。

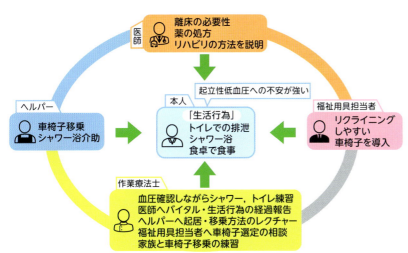

図1　多職種連携により，その人の「生活行為」を支援

2 生活行為の変化から作業療法の役割が見える

医師から情報提供や指示を頂く場合，作業療法士からは「○○様（脳梗塞後，利き手の麻痺）から料理を作りたいというご要望がありました」と，作業療法の利用目的が「生活行為」であるということを伝えている。もし，目的に生活行為が示されていない場合は，是非とも「どの生活行為を目的としての利用か？」と問うてもらうのがよい。最初は医師から「実際どのようなことを練習するのか？」と問われることもあるが，利用者から「先生，卵焼きが焼けるようになりましたよ」と伝えてもらうことを通じて，作業療法の内容の理解を得ている。

3 多職種連携により，その人の「生活行為」を支援

具体例を以下に紹介するが，いずれも，作業療法士だけでの介入ではなく，医師を含めた多職種連携により，本人の主体的な生活へ導けたケースである。

CASE 1：80歳代男性，脳梗塞後

重度の上下肢麻痺のため車椅子利用。本人の希望はシャワー浴，トイレでの排泄，食卓での食事だが，起立性低血圧があり，用心して訪問リハビリにも消極的。しかし，主治医の離床の必要性や薬の処方，リハビリの方法の説明により，座位練習に取り組み始める。作業療法士はヘルパーに同行し介助方法を実際の場面でレクチャー，福祉用具事業所と相談し，リクライニング操作がしやすい車椅子へ変更するなど，多職種との連携により，本人が希望する生活が達成できた（図1）。

CASE 2：70歳代女性，COPD

退院後，息切れが怖くて外出せず。近くのスーパーに買い物に行きたいが不安が強く，ヘルパーにお願いしていた。主治医から運動時の負荷量や酸素量調節の説明を受け，作業療法士と下肢の筋力増強練習と実際の買物の練習を実施。ヘルパーに休憩のとり方や，本人が運べる荷物の量などを伝達し，買い物に同行してもらう。最終的には一人で，友人との食事にも出かけるようになった。

CASE 3：80歳代男性，肝臓癌ターミナル期

最期の時間は在宅を希望。「どうしても描き残したい絵がある」と画廊で絵を描くことを希望。しかし，骨転移による腰痛のため画廊の椅子には座れず。医師からの車椅子の勧めにより，作業療法士が車椅子での安楽な座位を家族やヘルパーに伝達。自身の最後の作品を家族に残し，逝去された。

その他，リコーダーを吹きたい脳性麻痺の小学生と手の運動，ブログを立ち上げたい筋萎縮性側索硬化症（ALS）の女性と意思伝達装置の練習，子どもにお弁当を作りたいリウマチ女性と調理の練習，映画を観に行きたい脊髄損傷男性とのタクシーの乗降練習など，どれも，その人が主体的な生活を営みたい場面への介入である。

以上のように，作業療法士が多職種と連携をとる目的は，すべてその人の「生活行為」の実現であるということを，引き続き伝えていきたい。

◀文献▶

1) 一般社団法人日本作業療法士協会：「作業療法の定義」を改定しました．
https://www.jaot.or.jp/about/topics/detail/271/

■第3章：多職種連携の必須知識！

114 言語聴覚士

豊かなコミュニケーションを支えます

SUMMARY
言語聴覚士はチーム医療の一員としてコミュニケーション障害や摂食嚥下障害に関わっている。また介護予防事業やフレイル予防に参画し，地域における高齢者のより良いコミュニケーション環境づくりにも貢献している。

KEYWORD
コミュニケーション
高齢者の会話については，80歳以上では約4人に1人は毎日会話をしていないとの報告がある。また，言語的交流の多い者は生活意欲や自立度が高いという報告もあり，高齢者の言語的交流が多くなる街づくりが必要である。

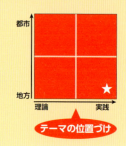
テーマの位置づけ

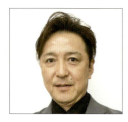

内山量史（一般社団法人日本言語聴覚士協会会長，前 春日居総合リハビリテーション病院）

PROFILE
福井医療技術専門学校（現・福井医療大学）卒業後，春日居サイバーナイフ・リハビリ病院入職。日本言語聴覚士協会会長，日本音声言語医学会評議員，日本リハビリテーション病院・施設協会理事，日本災害リハビリテーション支援協会理事など。

POLICY・座右の銘
やることを決める　決めたことをやる

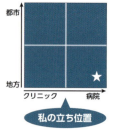
私の立ち位置

1 言語聴覚士とは

社会生活に欠かせないもの，それが"ことば"である。"ことば"の獲得には"きこえ"は必要不可欠であり，"ことば"と"きこえ"は一体となって効果的に機能する。これらの障害に対して専門的に関わるのが言語聴覚士である。

言語聴覚士法では，言語聴覚士は「厚生労働大臣の免許を受けて，言語聴覚士の名称を用いて，音声機能，言語機能又は聴覚に障害のある者についてその機能の維持向上を図るため，言語訓練その他の訓練，これに必要な検査及び助言，指導その他の援助を行うことを業とする者」とされており，第42条では「診療の補助として，医師又は歯科医師の指示の下に，嚥下訓練，人工内耳の調整その他厚生労働省令で定める行為を行うことを業とする」と定められている。

2 言語聴覚士の活躍の場

言語聴覚士は医療・介護・福祉・学校教育など多様な職域で活躍しているが，勤務先として最も多いのは医療機関であり，日本言語聴覚士協会の会員の71.7％が勤務している。診療科ではリハビリテーション科，耳鼻咽喉科，小児科，口腔外科，形成外科などが活躍の場となっている。

次に多いのは老人保健施設や特別養護老人ホームなど，高齢者を対象とする施設である。障害者福祉センター，小児療育センター，通園施設などの福祉施設や通級指導教室，特別支援学校などの学校教育や保健所などにも配置されている（図1）。

言語聴覚士が勤務する病院，施設がわからないという声をよく聞くことがあるが，都道府県単位で組織されている言語聴覚士の職能団体（県士会）に問い合わせるか，日本言語聴覚士協会ホームページの病院・施設検索（https://www.japanslht.or.jp/shisetsusearch.html）で確認することができる。

3 言語聴覚士の対象領域

言語聴覚療法は，①聴覚障害，②言語発達障害，③失語症，④構音障害（器質性構音障害，運動障害性構音障害，機能性構音障害），⑤音声障害，⑥吃音，⑦高次脳機能障害，⑧認知症に伴うコミュニケーション障害，⑨摂食嚥下障害，など小児から高齢者までの多種多様

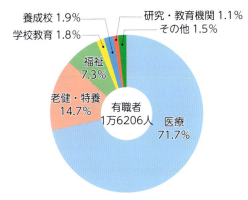

図1　日本言語聴覚士協会会員の勤務先（2021年3月現在）

医療現場に71％が就職している一方，介護保険領域は14％であり，子どもの領域ではまだまだ言語聴覚士の配置が少ない

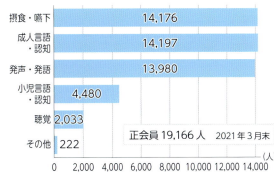

図2　日本言語聴覚士協会会員が対象としている障害（複数回答）

な障害を対象としている。言語聴覚士の勤務先が成人分野に偏っている現状を反映し（図2），失語症や認知症を含む各種高次脳機能障害，摂食嚥下障害，発声障害や発音障害が業務の73％を占めている。小児領域の業務は26％，聴覚障害領域は11％にとどまっており，この領域のよりいっそうの充実が求められる。

4 地域で生活を送る高齢者への関わり

高齢者に多いとされる難聴は，65歳以上から急激に増加し，75歳以上の後期高齢者になると，男女ともに7割近くに発症すると報告されている[1]。難聴が進行すると，コミュニケーション障害以外に孤立や認知症，うつ，意欲の低下といった影響が生じる[2]。

加齢によって生じる嚥下機能の低下は誤嚥の危険性を高め，誤嚥性肺炎につながることは有名である。食べることは，栄養や水分などの必要摂取量を摂るという生物的な目的だけでなく，誰かと楽しく食べて交流するといった社会的目的も強い活動になり，心理や意欲にも影響すると考えられている。

このように，言語聴覚士は地域で生活を送る高齢者の健康を維持するためにも，市町村で展開されている「地域リハビリテーション活動支援事業」やフレイル予防に関与し，高齢者にとってより良いコミュニケーション環境づくりを提案し，コミュニティ活動への積極的な参加に貢献している。

5 言語聴覚士の連携支援例

CASE 1：ALSによるコミュニケーション障害

理学療法士，作業療法士による姿勢保持のもと，言語聴覚士による50音表や意思伝達装置を用いてコミュニケーションを図り，その内容を看護師や介護職員に伝達することで最期まで本人の希望するケアが実現できた。

CASE 2：脳卒中による摂食嚥下障害

①理学療法士，作業療法士の訓練による身体機能の向上により車椅子乗車が可能。②医師，看護師による摂食嚥下訓練期間中の心身機能の確認。③栄養士による嚥下機能に即した嚥下調整食の提供。これらの連携によって嚥下機能は改善し，家族と同じ空間で同じ食事が摂取できるまでに回復し，在宅生活が可能となった。

CASE 3：単身高齢者の引きこもり

近所の方から「最近，顔を見ていない」との情報があり，民生委員が訪問するも表情変化に乏しく，声掛けに聞き返しが多い状況であった。耳鼻科を受診したところ加齢性難聴との診断が下った。その後，言語聴覚士による補聴器装着に関する検査，装用練習により補聴器の装着が可能となり，今まで通りの社会生活や交流が可能となった。

6 おわりに

言語聴覚士の多くは病院に勤務し，脳血管障害などによるコミュニケーション障害や摂食嚥下障害に関わっているが，サルコペニアやフレイルが注目される昨今，リハビリテーション・チームの一員として多職種との協働が進めば効果的・効率的なリハビリテーションの展開はもちろん，より良い高齢者支援につながると確信している。

◀文献▶

1) 内田育恵, 他：日老医誌. 2012; 49(2): 223.
2) 内田育恵：音声言語医. 2015; 56(2): 143-7.

■ 第3章：多職種連携の必須知識！

115 鍼灸・マッサージ

情報共有により病院内や地域の開業施術所との連携が可能

SUMMARY
鍼灸・マッサージ院というと，医療関係者から「何が行われているのか？ 何者なのか？」とみられがちである。しかし，利用者からの信頼は厚く，継続利用されているという事実もある。資格制度と現状を報告する。

KEYWORD
病鍼連携
病院内での鍼灸部門が増加傾向にある。一方で，プライマリ・ケア医との連携ができれば地域の利用者からの信頼が強固となるであろう。鍼灸院からの施術情報提供書（ご高診願い）を介した連携が有用である。

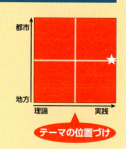
テーマの位置づけ

長谷川尚哉（大磯治療院院長・病鍼連携連絡協議会世話人代表）

PROFILE
1997年より大磯町に施術所を構える。日本プライマリ・ケア連合学会会員，病鍼連携連絡協議会世話人代表。臨床の傍ら，複数の専門学校非常勤講師，講演活動をしている。はり師，きゅう師，あん摩マッサージ指圧師。

POLICY・座右の銘
鉄硯未穿（鉄のすずりを未だ穴を開けるほども学んでいない様）

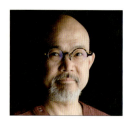
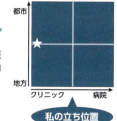
私の立ち位置

1 鍼灸・マッサージの制度的背景

　はり師，きゅう師，あん摩マッサージ指圧師は，国家資格であり，鍼灸・マッサージは，その免許保持者が実施する療法である。養成施設は現在全国に専門学校76校，大学13校，盲学校・視覚支援学校ではあん摩マッサージ指圧課程を有する学校が84校，あん摩マッサージ・はりきゅう課程を有する学校が56校存在する。国家試験は年に1回実施されている。巷に多くみられるクイックマッサージ，整体，カイロプラクティックなどはわが国の公的資格ではなく，教習規定もないため，質が保障されていないという点で，注意を要する。

2 鍼灸・マッサージの効果とリスク

　多くの研究から，鍼や灸の疼痛抑制機序として，求心性神経線維を介して疼痛抑制系，筋骨格系，自律神経系，ホルモン系，免疫系などに働いている可能性が指摘されている。

　鍼による疼痛抑制作用は大きくわけて，上行性疼痛抑制機構，下行性疼痛抑制機構，神経伝達物質性疼痛抑制機構，その他に大別されている[1)~3)]。

　灸の作用機序は，熱傷と同様に高熱の灸刺激が副腎皮質からコルチゾールを分泌させ，炎症を抑制する。痛みに対しては一種のストレス鎮痛が働く。灸の熱により温度受容体であるTRPV1やTRPV2受容体を刺激することが想定されている。特にTRPV1受容体は痛みの受容体でもあり，ポリモーダル受容器との関係が注目されている[4)]。

　マッサージに関しては作用機序の研究は途上であり，臨床レベルで頭痛，首痛，腰痛，関節症，末期癌患者の不安，線維筋痛症の不安，抑うつ，等への低いエビデンスが知られている[5)]。

　鍼治療により想定される有害反応は，①全身性の副作用：疲労・倦怠感（8.2％），眠気（2.8％），主訴の一時的悪化（2.8％），刺鍼部の瘙痒感（1.0％），めまい・ふらつき（0.8％），気分不良・嘔気（0.8％），頭痛（0.5％）など，②局所性の有害反応：微量出血（2.6％），刺鍼時痛（0.7％），皮下出血（0.3％），施術後の刺鍼部痛（0.1％），皮下血腫（0.1％）などである。このほかにも稀に，金属アレルギー[6)]，刺鍼事故として気胸，切鍼（鍼の遺残）が発生しうる。

3 医療保険を適用した在宅や介護施設での療養費取り扱いについて

鍼灸・マッサージには医療保険を適用した在宅や介護施設での療養費の適用がある。この場合は医師の同意書が必要となる。対象疾患は神経痛，リウマチ，痙頸腕症候群，五十肩，腰痛症，頸椎捻挫後遺症，その他である。

4 現場における医療者との連携事例

患者紹介には，「ご高診願い」が用いられている（図1）[7]。医師が信頼できる鍼灸院を探すためには全日本鍼灸学会認定施術者[8]，病鍼連携連絡協議会認定施術所[9]などを指標にするとよい。医師が鍼灸・マッサージを検討する理由には「医療的満足度を高めたい（81%）」「現代医療が苦手としている部分を補いたい（47.6%）」「質の高い診療を行いたい（28.6%）」「患者の要望がある（23.8%）」「統合医療を計画している（9.5%）」「信頼できる鍼灸師が見つかったから（14.3%）」といった報告がみられる[10]。

図1 「ご高診願い」による連携事例
患者，鍼灸院，クリニックの相互信頼のきっかけとなりうる

5 医師からの依頼事例

すでに連携実績がある医療機関からは，「診療情報提供書」持参により患者が直接問い合わせ，予約来院するという方法がとられた。情報提供書には「発症時期，随伴症状，MRI診断結果，鍼灸・マッサージでの依頼理由」が記された。文面を掲載する。

CASE 1：脳脊髄液減少症にて鍼灸・マッサージ自費施術依頼があった事例

H13より頭痛，めまい，頸部痛，うつ症状など。これまで5回ブラッドパッチ実施。頭痛は軽減したが，頸部，後頸部，背部の痛み持続，脳が揺れている感覚，嘔気，動悸など自律神経症状が持続，鍼，灸，マッサージ等などが効果をもたらすのではないかと考えております。よろしくお願いします。

本症例は頸部起立筋，後頭下筋群，三叉神経第1枝への鍼刺激により疼痛の軽快感が大きく，大変喜ばれた事例である。

CASE 2：胃腸障害，自律神経失調にて鍼灸・マッサージ自費施術依頼があった事例

H11頭部を殴られた。追突事故受傷後多彩な症状が出ています。主に自律神経症状，不整脈，むくみ，頭痛，めまい，頸部痛，胃腸症状など。鍼治療が効果的と考えております。よろしくお願いします。

本症例においても軽快感を出すことができ，医師からその後も続けて患者施術依頼が来るようになった。上記2例とも，処方薬の減薬，患者の行動範囲の拡大，日常生活動作の改善などができたと思っている。

6 まとめ

医療機関から鍼灸院へ紹介する場合も，鍼灸院からプライマリ・ケア医に「ご高診願い」等を介して紹介する場合も，文書による情報提供があったほうが患者情報の誤認などがなくスムーズに行えると思われる。また，鍼灸・マッサージと医療機関の連携は大学附属病院内鍼灸部門の開設や，地域の施術所と開業医との間などで実践されており，今後も連携の拡大を図っていきたい。病鍼連携連絡協議会では，今後医師向けの啓蒙事業を実施し，顔の見える関係をつくっていく予定である。

◀文献▶

1) 川喜田健司：慢性疼痛. 2007；26(1)：9-14.
2) 高岡 裕：ペインクリニック. 2019；40(7)：889-96.
3) Chen XH, et al：Behav Brain Res. 1992；47(2)：143-9.
4) Kawakita K, et al：J Pharmacol Sci. 2006；100(5)：443-59.
5) Massage Therapy：What You Need To Know. (2021.5.27 アクセス)
   https://www.nccih.nih.gov/health/massage-therapy-what-you-need-to-know
6) 鍼灸安全対策ガイドライン2019.
   https://safety.jsam.jp/pg302.html
7) 長谷川尚哉：日東洋医物理療法会誌. 2013；38(2)：47-53.
8) 全日本鍼灸学会認定者.
   https://jsam.jp/roster.php
9) 病鍼連携連絡協議会認定施術所.
   https://lchacc.jp/?page_id=112
10) 安野富美子, 他：医道の日本. 2011；70(12)：110-6.

■第3章：多職種連携の必須知識！

116 医療ソーシャルワーカー

患者のニーズに共感し，自己決定を支援する

SUMMARY
医療ソーシャルワーカー (MSW) は，患者が疾患によって損なわれた生活の再建を行う際に本人の不安，家族関係，具体的な生活構成要素 (仕事，住まい，生活費等) との関係に介入し，本人の自己決定を支援する。

KEYWORD
患者ニーズへの共感
患者は患者であると同時に世帯の生計の中心者等である。時には医療者からの提案への同意がすぐにはできない場合もある。同じ生活者としての共感が患者-医師関係を深める。

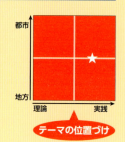

坪田まほ (日本医療ソーシャルワーカー協会理事)

PROFILE
患者家族の経験をきっかけに医療ソーシャルワーカーを志し，県立のリハビリテーション病院，個人地域病院，企業立地域病院，介護老人保健施設に勤務。企業立地域病院では在宅医療・訪問看護ステーションの立ち上げに関わった。2015年〜2023年5月 (公社) 日本医療ソーシャルワーカー協会事務局長。2023年6月〜大和市下鶴間つきみ野地域包括支援センターに社会福祉士として勤務。

POLICY・座右の銘
実るほど首を垂れる稲穂かな

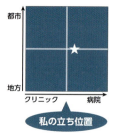

1 医療ソーシャルワーカー (MSW) の業務

医療ソーシャルワーカー(medical social worker：MSW)は保健医療分野で働いている，社会福祉専門教育を受け社会福祉士の資格を取得しているものである。MSWの業務の詳細は，平成14年11月29日に厚生労働省健康局通知として出された「医療ソーシャルワーカー業務指針」(https://www.jaswhs.or.jp/images/NewsPDF/NewsPDF_SmkfBqMdQaTaKgxH_1.pdf)にその範囲が規定されている (「退院支援」業務は総合的自己決定支援のプロセスと考えられる)。筆者がMSWの業務を説明する際に用いているイメージを**図1**に示す。

　MSWは人の「well-being」の状態に投じられた「疾患」という事態によって生じた，本人の不安と家族関係，影響の出ている「well-being」の構成要素に社会福祉援助技術であるソーシャルワーク，すなわち「人と環境の調整」技術によって，本人が解決を自己決定できるように介入する。

本人の不安への介入：本人への面接場面で，「疾患」を抱えるまでの生活状況と「疾患」を抱えたことによる心理状態，社会的変化についてアセスメントを行う。不安は意思決定を行うにあ

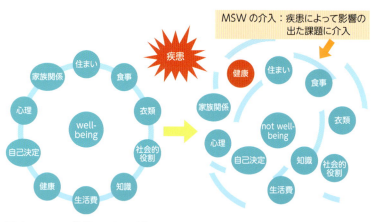

図1　MSW業務のイメージ

たっての阻害要因となることから，不安の原因・程度によっては，専門家への紹介を視野に入れて面接を行う。

例：不安が病状，予後に関すること等，治療に関する場合は主治医に報告し，再説明等を依頼する。就労継続に関する場合は，両立支援相談への紹介を主治医に依頼する。また不安が著しく強い場合は，精神科や心理士等，こころの専門家への紹介を主治医に依頼する。

家族関係への介入：本人が自己決定を行う場合，「環境」としての家族との関係は同居，別居を問わないが，特に同居の場合は無視することはできない。本人のニーズ（希望）に対して家族の理解が不十分な場合，家族への説明等の調整等を行う。

例：家族が本人の病状を心配するあまり，仕事の退職を希望していても，医学的に健康維持と就労の両立の可能性があれば，医療職に家族への説明を依頼する。

生活費への介入：疾患による収入の途絶の可能性に対して，被雇用者であれば有給休暇や傷病手当金，失業手当等の制度についての相談窓口や正確な制度内容について説明を行う。

医療費への介入：本人の医療保険証に対応した制度の説明や，生活保護制度の活用等，時に行政への手続きの代行を行う。

社会的役割への介入：人の「生きがい」には社会の役に立っているという思いがある。疾患を抱えることによって生じた社会からの疎外感に対して，環境としての家族や職場，ボランティア等地域活動との調整を行う。

衣類等への介入：人が自分のプライド（尊厳）を守るには，自分の好みで装いたい気持ちがある。疾患による障害を抱えても自分らしい生活ができるように，社会資源の開発も含めた情報収集を行う。

例：障害状況に合わせた既存・開発中の福祉用具や自助具，ウィッグ等の情報収集，対象者のニーズに合った商品開発の相談。

その他必要に応じ，食事，住まい，また知識への介入を行う。

2 MSWの現状

MSWの人数は厚生労働省の「医療施設調査」で「社会福祉士」と「医療社会事業従事者」を足した数字で推計しており，平成29年度の数字で2万人弱である。

またMSWの職能団体として1953年に設立された日本医療ソーシャルワーカー協会の会員は正会員数が5204人（2021年6月30日現在）である。会員の主な所属先は病院が正会員の約80%，診療所（在宅総合支援診療所等），介護老人保健施設ともに正会員の約3%である。

3 連携をしやすくするポイント

1 わかりやすい疾患情報の共有

MSWの業務は疾病をきっかけに生じたwell-beingの揺らぎに介入するので，客観的な疾病情報が必需である。それゆえ，かかりつけ医をはじめとする医師からの情報がなくては業務は遂行できない。かかりつけ医からは可能な限り，医療情報のみならず，患者への説明内容や今までの関わりの情報があるとより支援が行いやすい。

2 患者側のニーズへの共感と対応

患者には患者である前に個人としての様々なニーズがある。MSWはそのニーズに介入しているわけだが，医師がそのニーズに理解がなければ支援は困難である。たとえば就労の可否や通学の可否，在宅療養の可否について，患者の気持ちに耳を傾けた上で，患者が自己決定できるような客観的なデータを示すことが求められている。

また受診行動について，入院をきっかけに「主治医を病院の担当医に変更したい」という希望が出てくることがある。病診連携や総合診療専門医制度の存在や実際の役割分担を説明することによって患者の不安が軽減されている。

CASE：不安の強い慢性心不全患者の在宅での看取り

患者は慢性心不全の急性増悪を繰り返し，高齢ではあるが死への不安が強く，急性期には専門病院への入院を希望し，かかりつけ医に診療情報提供書をお願いして入院。治療は利尿薬等の点滴が主であった。他の疾患の場合も同様であった。

MSWは患者家族の本人の不安が少ない状態で看取りたいという思いを受け，病院主治医に相談。主治医はかかりつけ医と相談の上，患者に現状の治療はかかりつけ医により自宅でも可能であること，本人の身体にも移動の負担は大きいこと，かかりつけ医と連携していることを説明。患者も納得し，かかりつけ医は最終的に利尿薬の効果がなくなり，最期が近づいたことによる家族の不安にも本人の苦痛の少ない利尿薬の皮下注射という方法で対応し，日常的な環境の中で，疎遠だった子どもとも面会することができた。後日，家族よりかかりつけ医の対応に最大の感謝の言葉が贈られた。

患者にとって医師-患者関係は最重要課題である。仲介役を望む場合は，ぜひMSWと連携してほしい。

■第3章:多職種連携の必須知識!

117 社会福祉士

当事者の主体性を重視するソーシャルワーク実践者

SUMMARY
ソーシャルワークの専門職である社会福祉士は,地域に存在する様々な"生きづらさ"を発見・把握し,支援の対象者を年齢や障害種別などで選別することなく,本人の意思決定を尊重した支援を包括的に行う専門職である。

KEYWORD
包括的な相談支援と意思決定支援
複雑多様な生活課題を抱える人の相談に応じるとともに,福祉や介護,保健・医療だけでなく,生活に必要な様々な課題を包括的にとらえ,その人のペースで意思の形成,意思の表明,意思の実現を支援する。

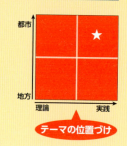
テーマの位置づけ

中澤 伸 (社会福祉法人川崎聖風福祉会理事・事業推進部長)

PROFILE
主に川崎市内で,在宅介護支援センターや地域包括支援センターなどの相談支援業務に従事。現在,社会福祉法人川崎聖風福祉会理事・事業推進部長。子ども,障害者,高齢者の支援を行う事業所を統括。社会福祉士。

POLICY・座右の銘
悲観は気分,楽観は意思

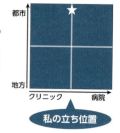
私の立ち位置

1 社会福祉士の法的位置づけと活躍の場

社会福祉士は,1987年に制定された「社会福祉士及び介護福祉士法」によって定められた名称独占の国家資格である。同法第2条では「社会福祉士の名称を用いて,専門的知識及び技術をもつて,身体上若しくは精神上の障害があること又は環境上の理由により日常生活を営むのに支障がある者の福祉に関する相談に応じ,助言,指導,福祉サービスを提供する者又は医師その他の保健医療サービスを提供する者その他の関係者との連絡及び調整その他の援助を行うことを業とする者をいう」と定義されている。

福祉系事業所だけではなく,医療や教育,司法の現場など活躍の場は幅広く,ソーシャルワーカーと呼ばれている(**図1**)。

2 ソーシャルワークに求められる役割

厚生労働省社会保障審議会福祉部会の「ソーシャルワーク専門職である社会福祉士に求められる役割等について」(2018年)では,地域共生社会の実現に向けて,「複合化・複雑化した課題を受け止める多機関の協働による包括的な相談支援体制を構築するために求められるソーシャルワークの機能」と「地域住民等が主体的に地域課題を把握し,解決を試みる体制を構築するために求められるソーシャルワーク機能」を社会福祉士に求めている。

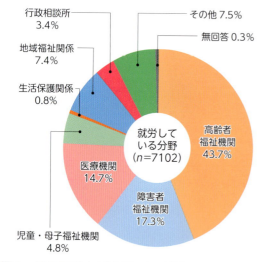

図1 社会福祉士が就労している分野 (文献1より作成)

言い換えれば，地域に存在する様々な生きづらさなどのニーズを発見・把握し，それらが生じている要因を分析し，その人に必要な支援を様々な社会資源と協働して包括的に行い，かつ環境の整備などを行うとともに，必要な社会資源の開発や地域住民の意識にまで働きかけていく役割が求められていると言える。

生きづらさを発生させる要因は，多くの場合多岐にわたり，かつ複数の課題が重なっている。経済的要因，病気，住まい，就労，教育，障害，家族や地域との関係など個人に起因する要因と，家族や地域の状況などの環境的な要因が重なり合って発生するのである。

筆者が働く川崎市川崎区は，わが国の高度成長を支えた労働者の街であり，今では一人暮らし高齢者や精神疾患がある人，貧困者，外国人など支援を要する住民が数多く居住している。単一の制度や機関では支援しきれないケースが多いために，2014年から児童・障害者・高齢者・外国人を支援する福祉，医療，行政，研究者等で毎月1回自主的な事例検討会を開催している。コロナ禍においてはこのつながりが，クラスターが発生した事業所への支援や，食の確保が困難な子どもがいる家庭への食糧配布などにつながった。

このように，ソーシャルワークの専門職である社会福祉士には，多様な生きづらさを包括的に支援していく実践が求められている。

3 社会福祉士によるソーシャルワーク実践のあるべき姿

ソーシャルワーク実践で大切なのは，緊急介入が必要な場合を除き，生きづらさを抱えている当事者たちが，主体的に解決に取り組めるようにアプローチすることである。支援者は困りごとを抱えている人に出会うと，しばしば最も有効だと思われる解決方法を良かれと思って押しつけてしまうことがある。もちろん専門的な視点で最良と思われる方法をクライアントに提示する必要はある。しかし，選択し決める権利があるのは当事者であることを忘れてはならない。仮に正しいことであっても，強く提案されることで，かえって反発し心を閉ざしてしまうこともある。これは多職種との連携場面においても同様である。

イソップ寓話に，「北風と太陽」という話がある。筆者はソーシャルワーカーとして"穏やかな太陽"でありたいと考えている。どんなに正しい提案でも「北風」となれば相手は襟を閉め必死で身を縮めてしまう。しかし「太陽」になれば，相手は自分の意思で厚いコートを脱ぐように提案に耳を傾け，解決に取り組み始めるのではないだろうか。しかし，くれぐれも灼熱の太陽にならないように注意が必要であるが。

4 社会福祉士と連携するために

医師は，医療ソーシャルワーカー，介護支援専門員，相談支援専門員，地域包括支援センター職員，スクールソーシャルワーカーといった肩書の社会福祉士と出会うことになる。中でも社会福祉士が必置となっている地域包括支援センターへは，ソーシャルワーク実践が重要となる複数の制度や多様な支援を必要とするケースや，家族や地域との関係調整が必要なケース，さらには虐待を疑われる場合には必ず一報して頂きたい。地域包括支援センターには，高齢者虐待防止法により虐待通報の受理や虐待者である家族（養護者）をも支援する役割が位置づけられているからである。

また，クライアントや地域住民が，主体的に様々な地域生活課題の解決に取り組むためには，時間がかかることがある。解決すべき生活課題が複雑多様であり，かつ当事者たちは自身のペースで意思決定をするからである。

ソーシャルワークの専門職である社会福祉士の役割は，支援に必要なサービスを調整するだけではない。クライアントの権利を擁護し，ペースを尊重しながら絡み合った生活課題をともに整理し，意思の形成，意思の表明，意思の実現[2]を支援していく。当然このような支援はソーシャルワーカーだけで成しえるわけではない。一人の人を支える仲間として，医師の皆さんとも一緒に取り組んでいきたい。

◀文献▶
1) （公財）社会福祉振興・試験センター：平成27年度社会福祉士・介護福祉士就労状況調査結果．
2) 厚生労働省：認知症の人の日常生活・社会生活における 意思決定支援ガイドライン．（平成30年6月）
https://www.mhlw.go.jp/file/06-Seisakujouhou-12300000-Roukenkyoku/0000212396.pdf

■第3章：多職種連携の必須知識！

118 介護支援専門員

ケアプラン作成に重要な主治医意見書

SUMMARY
在宅での生活支援で一番大切なことは，本人と家族がどんなときにも主体的に生きられるよう支援すること。最後まで住み慣れた地域で暮らし続けられるために，ケアマネジャーとかかりつけ医師の連携の強化は地域包括ケアシステムの要でもある。

KEYWORD
ケアプラン
ケアマネジャーが作成する生活支援の計画書。ケアプランには，利用者本人と家族の思いやどのように生活していきたいかの生活の目標が記され，支援に関わる多職種のサービス内容や1週間のスケジュールを知ることができる。

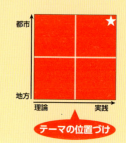
テーマの位置づけ

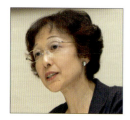

小島 操 （ケアマネウィズだいこんの花 主任介護支援専門員）

PROFILE
介護保険制度施行の2000年に介護支援専門員となり，在宅での支援を続けている。法定研修のテキスト執筆や講師を務めるほか，地域でのネットワークづくりに貢献。2017年より特定非営利活動法人東京都介護支援専門員研究協議会理事長。

POLICY・座右の銘
常に相手の立場でポジティブに考える

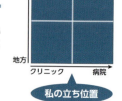
私の立ち位置

1 介護支援専門員の役割

　介護が必要となった高齢者とその家族を社会全体で支えていく仕組みとして，介護保険法が2000年に成立した。要介護状態となっても尊厳を保持し，自立した日常生活を住み慣れた地域で続けられることをめざした制度である。そして，本人の自立のために適切な保健医療サービス，福祉サービスが総合的に行われるようにマネジメント（計画調整）を行う役割として介護支援専門員（以下，ケアマネジャー）が位置づけられている。

　現在では専門職種や地域住民との協働によって地域包括ケアシステムの推進を担い，入退院時の医療との連携にも欠かせない存在となった。ケアマネジメントの手法を駆使して対人援助業務を実践する相談援助職者としての役割も大きい。

2 ケアマネジャーはどうやって探すのか

　ケアマネジャーは地域の居宅介護支援事業所をはじめ，地域包括支援センターや介護保険施設，グループホーム，小規模多機能型居宅介護などの様々な場所に在籍する。

区市町村の「介護保険に関する窓口」あるいは「地域包括支援センター」が紹介窓口である。入院中であれば病院の「医療相談室」で相談ができる。在宅（自宅生活）のケアマネジャーは「居宅介護支援事業所」が担当する。インターネットで「介護サービス情報公表システム」（https://www.kaigokensaku.mhlw.go.jp/）からも探すことができる。

　本人や家族の希望がうまく伝わらないなど，担当のケアマネジャーが合わないと思ったら替えることができる。ケアマネジャーを選ぶのは本人である。相性が合わないことも理由であるが，ケアマネジャーは持っている専門の資格（介護福祉士，社会福祉士，看護師，管理栄養士など）が人によって違い，それぞれの資格や配置されている場所によって情報量が違うこともある。要は相談しやすさである。

3 ケアプランと医師との関わり（図1）

　介護保険に主治医（かかりつけ医）は欠かせない存在であり，本人の生活を支援する計画書（ケアプラン）作成にとっても重要な存在である。ケアマネジャーと主治

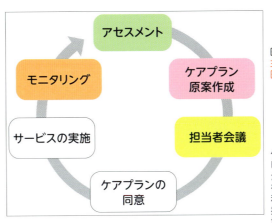

図1　ケアマネジメントプロセスにおける主治医との関わり

医はケアプランを通じて多くの接点を持っている。

アセスメント・意見書：主治医による要介護認定のための意見書はケアマネジャーが取り寄せ，特記事項などの内容をケアプランに反映させる。意見書には3種類ある。主に地域包括支援センター（以下，地域包括）からの依頼で，今まで要介護認定を持っていなかった方に対し，サービスが必要になったために医師に依頼する「新規」。既に要介護認定されている方が，状態に大きく変化はないが認定期間の終了を迎えたために行う「更新」。そして，既に要介護認定されている方が認定期間中に状態が変わり，サービス量の調整が必要になったために行う「区分変更（通称，区変）」である。

地域包括は初めての要介護認定を受ける方が相談に行く窓口であるため，地域包括からの依頼はすべて「新規」である。今まで医療介入がまったくなかった方であることも多く，いわゆる「医者嫌い」の方もいるが，その後の支援は要介護認定がなければ進まないため，ご本人の意向を汲みながら医療的アセスメントを行い，意見書を記載することが必要になる。

ケアプラン原案：計画に医療系サービスを位置づける際には，主治医に意見を求めると同時にケアプランを送付してサービス内容の情報共有を行う。

担当者会議：サービス開始前の担当者会議は，サービス担当者が集まって専門的見地からの意見交換を行う。医師には他のサービスからの見地や，家族を含めた日常生活のありようを把握した上での療養や服薬への提案を頂けると話し合いの充実度が増す。本人，家族を含めた意見交換により，本人の価値観やこれからのゴールを共有する重要な場面ともなる。本人と家族の思いが違うことを知る機会ともなる。

モニタリング：定期的なモニタリングで報告された各サービスからの状況を医師にフィードバックする。日常的な様子や変化，家族の状況等を伝え，医師からの居宅療養管理指導書の共有を図る。

4 居宅療養管理指導の内容への期待

医師，歯科医師からの居宅療養管理指導の報告書は現状，内容，様式ともに様々である。

在宅の高齢者は慢性疾患をいくつも抱えている方が多く，介護者の高齢化もあり簡単に検査にも行けない。検査してもその結果，「何もしない」と決めることも少なくない。「何もしない」というときにでも，少しでもできることはないかと日々支援する介護職は知ろうとしている。また今後どのようなことが起きてくるのか，知っておくことで急な対応の際にも役立つことが多い。

訪問診療の報告書には，本人の体調や本人や家族と交わした言葉が逐語的に記載され，またそのことへの医師の見解や今後の見通しなども書かれており，家族の気持ちが把握できる。足のむくみに関して，デイサービスのスタッフやヘルパーには足浴とマッサージの勧めが記載されることもある。

ケアチームは自分たちにできることは何かを常に考えている。タイムリーに医療者側からの意見や指示があることは，生活全体に注意を広げ介護の幅を広げることにつながる。

■第3章:多職種連携の必須知識!

119 介護従事者

信頼関係と本人中心という価値観の共有

SUMMARY
介護従事者は人材の量的・質的確保施策の変遷により,多様な背景を持つ者が多い。そうした背景を理解し,連携する個々人と信頼関係を築き,患者本人を中心とする価値観を共有することが連携の鍵となる。

KEYWORD
本人中心
養成過程にバラつきのある介護従事者の間でも比較的浸透した,または受け入れやすい価値観。尊厳や自立支援といった言葉を平易に表現したもの。価値観を医師と共有できることは介護従事者へのエンパワメントとなる。

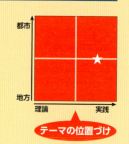
テーマの位置づけ

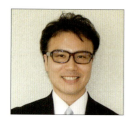

金山峰之(ケアソーシャルワーク研究所所長)

PROFILE
福祉系大学卒業後,15年以上在宅高齢者介護に従事。現場職,管理職の傍ら,講師業や地域社会資源作りにも取り組む。現在はフリーランス介護職として,現場や調査研究等に従事。前・東京都介護福祉士会副会長。政策学修士(法政大学)。

POLICY・座右の銘
実るほど頭を垂れる稲穂かな

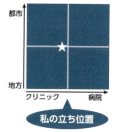
私の立ち位置

❶ 介護従事者の制度的背景

現在,介護労働に従事している者は約200万人程度であり,介護保険開始時の約55万人から4倍弱の増加である。これは毎年数万人規模で介護労働人口が増えているということである。高齢者の増加はもちろん,近年では介護離職の防止,不況やコロナ禍における雇用の受け皿など,社会の様々な要請がこの背景にある。国はなお増え続ける介護需要に対して,外国人介護職の門戸を開き,下位資格を創設してシニアなどを取り込むといった様々な量的確保施策を実施している。

一方で,これだけ短期間に介護従事者を増やすということは,十分な専門職養成を経ていないまま現場に立つ者が一定数いること,現場への教育・育成負荷がかかるということを意味する。量的確保施策もあり,介護現場には無資格未経験者から国家資格である介護福祉士保有者までが混在している。また,介護福祉士取得には実務経験ルートと養成校ルートの2つがあり,国家試験が義務ではないパターンもあるなど,従事者が皆一定の専門性を担保しているとは言い難い。業界の間口が広く,他職種同様,入職後は就職先の育成環境次第と言える。こうした構造が長年続いた結果,資格の有無にかかわらず,経験年数や会社の育成の質,組織のマネジメントによって実務能力に差が生じている。

こうした中,国は介護従事者の質を担保する施策を様々に講じている。その1つとして介護福祉士を頂点とした資格制度の一本化がある。多様な人材をまとめ,質の高い介護実践を行う介護チームマネジメントの役割を期待し,キャリアアップも網羅しようとするものである。このように,資格,育成体験,就業動機,職場環境など多様な背景に実務能力が左右されているのが介護従事者の現状である(**図1**)。

❷ 介護従事者の役割と機能

ここでいったん用語について整理しておく。"介護福祉士"は国家資格であると述べたが,"介護職"は公的には"訪問介護員"以外の介護従事者の職名を指す。つまり,介護職や訪問介護員という職業の中に,介護福祉士(全体の約4割)やその他の資格を持つ者がいる。

さて,介護福祉士に求められる役割は時代とともに大

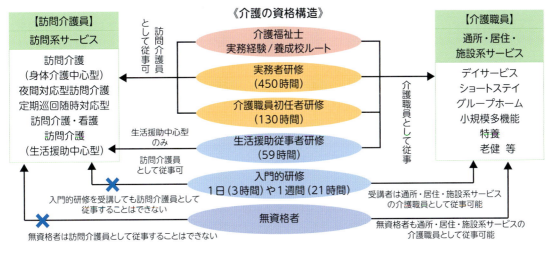

図1　介護の資格構造

(文献1より作成)

きく変化してきている。資格制度が開始された頃は「入浴，排泄，食事，その他の介護」といった身の回りの世話だった。しかし現在は「複雑多様な介護ニーズを持つ利用者に対して，本人の尊厳を保持し，自立した日常生活を営めるよう，多職種や地域，家族等と連携し，専門的知識と技術を駆使し，認知症をはじめ，心身の状況に応じた介護を行い，多様な介護従事者をまとめるリーダー」という幅広い役割が求められている。下位資格の介護職もリーダー以外は準じているが，資格による縦列関係はなく，実際は経験年数や組織での職位に依存して役割が規定されている。

　一方，連携における機能としては，患者本人の生活状況や，ADLの変化，心の機微，ニーズにつながる主訴，薬の効果，疾患の発見につながるような違和感，家族関係など，多様な情報をストックしていることが挙げられる。主として定性情報が多いが，特に本人や家族との深い信頼関係を構築している介護職は，認知症の人の支援や，終末期における本人や家族の深層ニーズの把握等で重要な役割を果たすこともある。また，医療職のアセスメント情報源になったり，治療や支援の効果を把握している存在でもある。

❸ 介護従事者との連携ポイント

　このように，介護従事者には様々な背景があるため，情報の言語化や見立てが不十分なことも少なくない。しかし，患者や家族の一番近いところで日常生活支援をしているからこそ得られる多様な情報は，患者本人を中心とした支援において大変重要なものが多い。だからこそ，その役割を引き出せるかどうかは医師の関わり方次第である。

　まずは，平易な言葉で，介護職が持つ情報を引き出していく関わりや場づくりを工夫することが重要である。そして，連携の窓口となる介護従事者の言葉に耳を傾け，介護に対する想いといった個人の背景にも時に関心を向け，世間話やねぎらいの言葉をかけるなど意図的に関係を築いていくことが大切になる。

　また，介護従事者が大切にする価値観を医師が共有することは連携を進める上で大切な入り口になる。それは「本人中心」という支援チームがめざす本質的な価値観とも言えるかもしれない。医師がこの価値観を共有し，そのための重要な役割を介護従事者もともに担っていると伝える言葉は，介護従事者の自尊心と仕事への誇りを喚起する大きな力になる。

　"本人"中心の介護従事者との連携において，以上のような点に留意して是非実践してみて頂きたい。

◀文献▶
1) 厚生労働省社会・援護局福祉基盤課福祉人材確保対策室：介護人材確保対策について．p10.
   https://mitte-x-img.istsw.jp/roushikyo/file/attachment/305053/siryou.pdf

【参考】
▶ 厚生労働省社会・援護局福祉基盤課福祉人材確保対策室：介護人材確保対策について．

■第3章：多職種連携の必須知識！

120 保健師

住民・社会を見て，つないで，動かしながら，予防的介入を実践

SUMMARY
保健師は，地域において疾病を患う人の療養支援・生活支援をし，さらに住民全体に疾病予防や健康増進の支援をする。その支援には，個人の支援のみならず家族支援や地域支援など，社会全体に働きかけるような支援も含む。

KEYWORD
保健師活動指針
2013年4月に厚生労働省健康局長通知「地域における保健師の保健活動について」（保健師活動指針）が改訂され，現在の保健師活動指針となっている。そこでは，保健師の保健活動の基本的な方向性となる10の事項が記されている[1]。

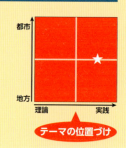
テーマの位置づけ

大澤絵里〔国立保健医療科学院公衆衛生政策研究部（国際協力研究領域併任）上席主任研究官〕

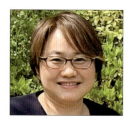

PROFILE
総合病院において看護臨床経験を積む傍ら国際保健活動に従事。その後，国立保健医療科学院で公衆衛生を学び，現職の国立保健医療科学院公衆衛生政策研究部（国際協力研究領域併任）上席主任研究官。日本公衆衛生学会認定公衆衛生専門家，医学博士（東邦大学）。

POLICY・座右の銘
継続は力なり

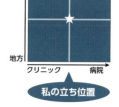
私の立ち位置

1 保健師とは[2]

保健師とは，公衆衛生看護学に基づき支援を実践する看護職である。地域において身体的，社会的，精神的な疾病を患う人に対し，療養支援・生活支援をし，また，病気を患っていない人々に対して疾病予防や健康増進の支援をする。その支援は当事者だけにとどまらず，家族，地域社会をも対象にする。

2 保健師の活動の場所と役割[2,3]

保健師は，都道府県や市区町村の本庁での保健・福祉施策の実施や，保健所や保健センター等での保健福祉サービスに従事する。企業や事業所では，従業員の健康管理を担う。学校での児童・家庭，教職員の健康教育や健康管理，病院・診療所，地域包括支援センター等での活動もあり，保健師の活動場所は多岐にわたる（図1）。

1 保健福祉行政における保健師の役割

行政に従事する保健師は，主に都道府県や市区町村の本庁，市区町村保健センター，保健所などに所属する。保健師の役割は，予防的な介入を軸に，住民とともに解決するという姿勢で，住民の健康課題の把握，住民を取り巻く地域の物理的・社会的環境の把握，保健福祉サービス提供のための調整，健康支援のための新たな地域資源の開発，地域の健康な生活支援のための公的な保健福祉政策の実現などである。

①都道府県の保健師

都道府県の保健師は，主に都道府県庁や都道府県下の保健所で業務を行う。都道府県庁では，主に都道府県全体の保健福祉医療支援計画の立案・評価，調整，政策立案の業務を行う。

一方で保健所では，結核，HIV／エイズ，精神障害，難病など，より専門的な保健サービス業務に従事する。新型コロナウイルス感染症のような新興感染症対策，災害対策など健康危機管理に関する体制整備，支援調整なども保健所保健師の主な業務となる。市町村や関係機関と協力しながらの，広域的な保健・医療・福祉サービス提供の調整，保健福祉医療支援計画の策定・実施・評価も，保健所保健師の役割である。

②市区町村の保健師

市区町村は住民に最も身近で保健福祉サービスを提

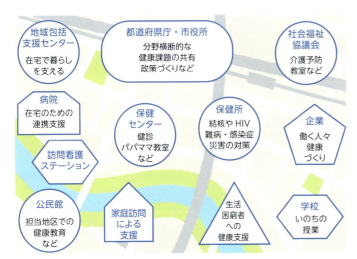

図1 保健師による地域での活動
(文献4を参考に作成)

供する場であり，そこで働く保健師は，母子保健，児童虐待防止，健康づくり，成人保健，高齢者保健・介護予防，精神保健福祉，障害児（者）福祉など，生涯を通じた健康への支援に対して，地域の関係者と協働して，そのサービスを提供している。

たとえば，母子保健分野では，妊娠届時や健診受診時の面接で，身体的な健康や発達の観察のみではなく，子育てへの不安には育児環境に関するアドバイスをし，必要時には家庭訪問や社会的なサポート，福祉サービスなど，他部署と連携し，親子の生活環境を整える支援をする。

また住民全体へのアプローチとして，親子の居場所づくりや子育てに関する講演会や勉強会の企画をすることもある。高齢者の介護予防分野では，介護予防が必要な年代を対象とした健康教室開催や居場所づくり，ニーズを把握するための調査の企画・実施，高齢者が健康に安心して生活するための情報提供の場の企画などを行う。政令指定都市，特別区，中核市，保健所設置市においては，市保健所を持つため，市区町村保健師は前述の保健所業務も担う。

2 企業・事業所における保健師の役割

保健師が配置されている企業や事業所内では，企業・事業所内での労働や健康の観察，情報収集，アセスメントを行い，関係者と連携しながら，健康な職場をつくり上げる役割を担う。

3 保健師との連携の実際[4]

1 ケースにおける連携

高血圧で外来受診していた70代女性Bさん。最近もの忘れがひどくなってきたという相談が同居している娘よりあり，軽度認知障害と診断。その後，徐々に認知機能が衰え，外に出る機会も減っていった。

家族と一緒に外出する機会をつくるため，地域でのサポートが受けられないかを自治体担当課に問い合わせたところ，担当課の保健師がBさんと娘さんと面談し，地域の認知症カフェに参加することになった。娘さんも家族の談話会に参加するようになり，定期的な外来受診と地域活動への参加により，安定した日常生活を送っている。

2 地域での勉強会企画による連携

医師として看取りをする場面も多く，看取られる本人の意思と家族の意思がかみ合わないケースも見かけていた。地域全体で看取りの勉強会ができないかと考え，顔見知りの保健師に相談した。

まずは，地域の関係者で勉強会を開き，地域住民が直面している看取りの課題を共有した。次に，勉強会メンバーから地域での講演会開催の案が挙がったため，初の企画として，地域の高齢者施設で働く職員を対象に「看取りケアとは」の講演会を実施した。

今後は，地域住民を対象に，家族の看取りや終末期，自宅の看取りの経験などを話せる会の開催をめざしている。

◀文献▶

1) 厚生労働省健康局長通知「地域における保健師の保健活動について」．平成25年4月．
https://www.mhlw.go.jp/file/05-Shingikai-11901000-Koyoukintoujidoukateikyoku-Soumuka/0000144644.pdf
2) 井伊久美子，他，編：新版保健師業務要覧．第4版 2023年版．日本看護協会出版会，2023．
3) 大澤絵里：総合診療専門研修公式テキストブック．日本専門医機構 総合診療専門医検討委員会，編．日経BP，2020，p329-32．
4) 公益社団法人日本看護協会：保健師活動指針活用ガイド．2014，p4-5．

■ 第4章：複雑困難事例

121 マルモ総論（バランスモデルの紹介）

「つなナラ」と「3つのポリ」を意識しよう

SUMMARY
多疾患併存状態（マルチモビディティ：マルモ）への介入には，患者のできそうなこと（capacity）を支援し治療負担（treatment burden）を軽減することが求められる。その介入のバランスを患者と意思決定していくために有用なバランスモデルを紹介する。

KEYWORD
マルモのバランスモデル
多疾患併存状態の患者への介入が過不足ないか，バランスをとりながら意思決定するためのモデルである。

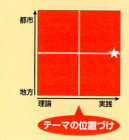
テーマの位置づけ

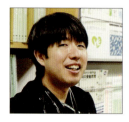

大浦 誠（南砺市民病院内科医長・総合診療科医長）

PROFILE
2009年福井大学卒業。南砺市民病院初期研修，とやまNANTO家庭医養成プログラムを経て，2015年家庭医療専門医取得。2020年南砺市民病院総合診療専門研修プログラム統括責任者となり，現在に至る。

POLICY・座右の銘
The strength of weak ties（弱い紐帯の強さ）

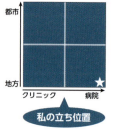
私の立ち位置

1 はじめに

多疾患併存状態（マルチモビディティ：筆者は親しみを込めてマルモと呼んでいる）は2つ以上の慢性疾患が併存し，中心とすべき疾患が複数ある状態と定義されている[1]。わが国では，18歳以上の29.9％，65歳以上の高齢者だと62.8％がマルモ状態であると報告されている[2]。死亡率の増加や，QOLの低下をはじめとする健康リスクと関係しているため，超高齢社会において取り組むべきテーマである。

英国国立医療技術評価機構[3]や米国老年医学会[4]でもマルモへのアプローチの推奨を紹介している。具体的には多様な慢性疾患に対して病状を把握し，複数のガイドラインを網羅する完璧な治療計画を考えた上で，患者や家族の背景，好み，予後を把握し，治療間の相互作用を考え，個別に利益と害を比較し，介入を開始するかどうかを話し合い，実現可能性やアドヒアランスや好みに合うのかを定期的に検証することが望まれる。

2 マルモのバランスモデル

とはいえ，これを忙しい実際の外来でやってみようとしても，途方に暮れてしまうかもしれない。ここで，実際に筆者が頭の中に浮かべている「マルモのバランスモデル」と筆者が名づけている図を紹介する（**図1**）[5]。

1 患者のできそうなこと──つなナラ

まずバランスモデルの左側から説明する。これは「患者のできそうなこと（capacity）」すなわち，疾患理解，社会的サポート，レジリエンスである。

疾患理解とは治療の目的と治療内容やヘルスリテラシー，健康観などを確認することである。

サポートは介護サービスだけでなく，非公式サポーター（家族や友人）の存在を確認するとよい。

レジリエンスとは「大変なことがあっても，むしろ今まで以上に頑張ろうという力があるかどうか」とも言える。

これらを把握する質問で筆者が意識している単語が「つながりとナラティブ（つなナラ）」である。つながりとは家族，地域社会，仕事，趣味，近所付き合いなど患者を取り巻く関係性であり，ナラティブとは生い立ちや

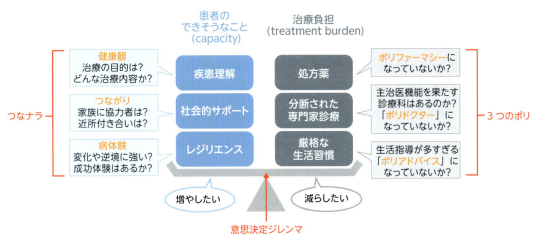

図1 マルモのバランスモデル （文献5より一部改変）

好き嫌い，健康観，生きがい，日々のルーチンなどの語りである．この単語を念頭に置き患者自身に興味を持つことが，マルモ診療において必要なことである．

2 治療負担──3つのポリ

次に，右側の解説をする．これは「治療負担（treatment burden）」すなわち，処方薬（ポリファーマシー），分断された専門家診療（ポリドクター），厳格な生活習慣（ポリアドバイス）の負担であり，合わせて「3つのポリ」と呼んでいる．

ポリファーマシーについては複数のガイドラインを遵守すると薬剤が多くなるため，その薬は本当に必要なのかという視点を持つことが大切である．たとえば外来で薬を飲み忘れる割にコントロールの良い患者は，結果的にポリファーマシーを回避しているのかもしれないが，そもそも結果的に必要だったのかという視点を持ちたい．

ポリドクターは全身を診る主治医機能を果たしているのが誰なのかわからない状態である．各医師が単一の疾患を管理していると必然的にポリファーマシーになったり，通院時間や検査待ちの時間コストが浪費されたりしてしまうので，効率が悪いアプローチになってしまう．1つの診療科でまとめられるものはないかという視点を持つことは非常に重要である．

ポリアドバイスは最も重要な視点で，治療内容や生活指導が患者の負担にならないように配慮することである．実現可能な計画を立てることを意識したい．

3 マルモは過不足のない介入のバランスを意識する

繰り返すが，この図のポイントは「バランスで考える」ことである．患者のできそうなことを増やして，治療負担を減らすことを意識すると，治療負担を減らし過ぎるあまりに必要な薬が投与されていないのもバランスを欠くのである．同様にサポートを増やそうとして介護サービスを増やしたことで，患者本人の自発性を損なう可能性もある．必要な薬はもれなく入っているか，介護サービスは過剰に入りすぎていないか，という視点で適度なバランスを維持したい．

また，患者との話し合いで治療方針を決定していく際に，医療の質と患者の希望との間での意思決定ジレンマに悩むことが多いため，上記のバランスモデルが役に立つだろう．

122〜128ではバランスモデルでも取り上げたポリファーマシーやポリドクター，ポリアドバイスをわけて紹介して頂きつつ，社会的問題にはどうアプローチするか，複雑な意思決定の難しさとどのように向き合うか，ポリプロブレムとも言える多くの問題をどのようにまとめるかについて紹介していきたい．

◀文献▶

1) van den Akker M, et al:Eur J Gen Pract. 1996;2: 65-70.
2) Aoki T, et al:Sci Rep. 2018;8(1):3806.
3) Farmer C, et al:BMJ. 2016;354:i4843.
4) Boyd C, et al:J Am Geriatr Soc. 2019;67(4):665-73.
5) Mercer S, et al:ABC of Multimorbidity. John Wiley & Sons, 2014, 図8.2.

■第4章：複雑困難事例

122 マルチモビディティのパターン評価

パターンに基づいた効果的・効率的なアプローチ

SUMMARY
多疾患併存状態（マルチモビディティ）は今や臨床現場で当たり前の健康問題になりつつあるため、併存疾患の種類や患者複雑性を基にマルチモビディティ・パターンを評価し、特に介入の必要度が高い患者を同定する必要がある。

KEYWORD
マルチモビディティ・パターン
慢性疾患の組み合わせや患者複雑性の視点から評価するマルチモビディティのパターン。マルチモビディティの中でも、パターンによって健康リスクの大小は異なる。

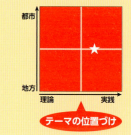
テーマの位置づけ

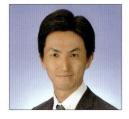

青木拓也
（東京慈恵会医科大学総合医科学研究センター臨床疫学研究部准教授）

PROFILE
日本医療福祉生協連家庭医療学開発センターで総合診療/家庭医療の研鑽を積み、現在はAcademic GPとしてプライマリ・ケア研究に注力している。博士（医学）、医療政策学修士、家庭医療専門医、社会医学系専門医、臨床疫学認定専門家。

POLICY・座右の銘
吾唯足知

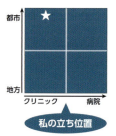
私の立ち位置

1 マルチモビディティのパターンとは

多疾患併存状態（マルチモビディティ）は、「複数（一般的には2つ以上）の慢性疾患が一個人に併存している状態であり、中心となる疾患を特定できない状態」と定義され、死亡率の増加、QOLの低下、精神障害、入院など様々な健康リスクと関連することが知られている[1]。疾病構造の変化に伴い、今やマルチモビディティは臨床現場で当たり前の健康問題になりつつある。筆者らが2016年に実施した日本のマルチモビディティに関する全国的な疫学調査では、マルチモビディティ（2つ以上の慢性疾患を有する状態と定義）の有病率は、18歳以上の住民において29.9％、65歳以上の高齢者においては62.8％に上った[2]。

一方、マルチモビディティは、多様な慢性疾患を含む異質性の高い状態であり、単に疾患数によって一括りに定義するだけでは限界があることが指摘されている。たとえば、マルチモビディティの中でも特に健康リスクが高く、介入の必要度が高いパターンが存在するため、こうした患者の見極めは、診療の質向上のみならず、有限

である医療資源を効率的に配分する上でも役立つと考えられる[3]。単一の慢性疾患とは異なり、マルチモビディティという複雑な問題に対して、単独の介入のみでは不十分であり、複数の介入を組み合わせた複合的な介入（complex intervention）や、患者の価値観や意向を考慮に入れた個別化された介入が有効と考えられているため、マルチモビディティ診療では効率性の観点も必要である。

すなわち、目の前にいる患者が「マルチモビディティか否か」だけではなく、「どんなパターンのマルチモビディティか」を評価することも重要と言える。

2 マルチモビディティ・パターン①：慢性疾患の組み合わせ

マルチモビディティを構成する慢性疾患は多岐にわたるが、疾患の組み合わせにランダムではない一定のパターンが存在することが、国内外の研究で報告されている。筆者らが実施した前述の疫学調査では、統計解析によって、5つの併存疾患パターンが同定された（**図1**）[2]。さらに、筆者らの別の縦断研究では、マルチモビディ

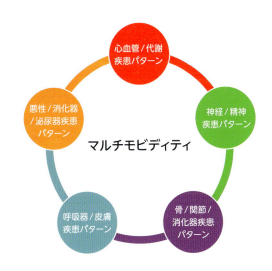

図1 マルチモビディティの併存疾患パターン
(文献2より作成)

の中でも短期間で健康関連QOLが低下しやすい併存疾患パターンが存在することが明らかになった[4]。

このほかの国外の研究でも，併存疾患パターンによって，ADL低下や死亡率などの健康リスクが異なることもわかってきており，これらの知見は，併存疾患パターンの臨床的意義を支持するものである。筆者らの研究を含め，これまでの研究では共通して，心血管/代謝疾患パターンは他のパターンと比較して健康リスクが高いという結果が認められている。これは，心不全などの増悪による入退院の反復や新規血管イベントの発生などに起因すると考えられている。マルチモビディティの中でも特に重視すべき併存疾患パターンと言える。

3 マルチモビディティ・パターン②：患者複雑性

マルチモビディティ診療を行う上で重要なパターンは，疾患という生物医学的要因から評価するだけでは不十分である。疾患に加え，心理社会的要因を考慮する必要があり，こうした要因が複雑に絡み合う性質を患者複雑性(patient complexity)と呼ぶ。

たとえば，同じ疾患を持つ患者でも，経済的不安定，社会的ネットワークの障害，低い健康リテラシーなどが認められる患者は，より複雑性が高く，健康リスクが高いパターンと言える。

マルチモビディティ患者の中には，患者複雑性が高い患者とそうではない患者が存在する。一概に疾患数が多くなるほど複雑性が高くなるとは限らず，患者の心理社会的要因に大きく依存する。マルチモビディティ患者の中でも，複雑性が高いパターンは，生物心理社会的要因や医療者などによる介入が複雑に相互作用を起こしており，高度なアプローチを必要とすることが多い。

プライマリ・ケア・セッティングで患者複雑性を評価するツールとして，PCAM(Patient Centered Assessment Method)日本語版が挙げられる[5]。PCAMは日本での信頼性・妥当性が検証されており，4つの評価領域「身体の健康と心の安寧」「社会的環境」「健康リテラシーとコミュニケーション」「サービスコーディネーション」で構成される。こうしたツールは，マルチモビディティ患者の複雑性を可視化し，多職種での情報共有，介入すべき領域の同定などに有用である。

4 まとめ

近年マルチモビディティは，国際的に重要な臨床課題として注目されている。マルチモビディティ患者を一括りにせず，その中でも，特に介入の必要性が高いパターンを同定することによって，リソース配分の優先順位をつけることができる。

またパターンに合わせたアプローチを行うことで，マルチモビディティ診療の質を向上させることができる。マルチモビディティ・パターンの評価には，慢性疾患の組み合わせ，患者複雑性といった視点が重要である。

◀文献▶
1) France EF, et al:Br J Gen Pract. 2012;62(597):e297-307.
2) Aoki T, et al:Sci Rep. 2018;8(1):3806.
3) Muth C, et al:J Intern Med. 2019;285(3):272-88.
4) Aoki T, et al:BMJ Open. 2021;11(6):e047812.
5) Mutai R, et al:BMJ Open. 2020;10(11):e037282.

■ 第4章：複雑困難事例

123 ポリファーマシーをいかに減らすか

「減らす」ことはあくまで手段であり，目的ではない

SUMMARY
ポリファーマシーは患者の治療負担になりうるが，必要性が高い薬剤の組み合わせであることも多く，減らすべきか慎重に検討する。薬剤を減らす場合，症状や減薬しやすさなどから優先順位をつけ，減薬後も適切なモニタリングを行う。

KEYWORD
ポリファーマシー
高齢者を中心に薬剤を複数飲んでいる状態。定義は明確ではないが，5種類以上内服している状態を指すことが多く，特に多疾患併存患者では該当していることが多い。

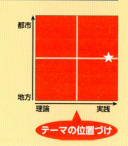
テーマの位置づけ

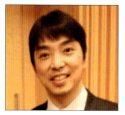

矢吹 拓（国立病院機構栃木医療センター内科医長）

PROFILE
2004年群馬大学卒業。国立病院機構東京医療センターで総合内科の後期研修を行う中で勉強会を通してEBMと出会う。当初は面倒で大変な印象だったが，徐々に日常診療になくてはならないものに変わりつつある。日本プライマリ・ケア連合学会家庭医療専門医・指導医，日本内科学会総合内科専門医・指導医。

POLICY・座右の銘
普通の医者になる

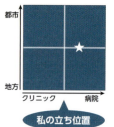
私の立ち位置

1 ポリファーマシーは本当に減らすべきなのか？

multimorbidity（多疾患併存）の文脈で語られるポリファーマシーは，ある種の必要悪とされている。疾患数が増えれば，それぞれの疾患に対して推奨される処方薬が増えポリファーマシーになるのは仕方ないかもしれない。もちろん，ポリファーマシーは薬剤有害事象を増やし，薬物相互作用を増加させ，服薬アドヒアランスを下げるなど，患者にとってネガティブなアウトカムと関連している。

しかし，ポリファーマシーに介入することで患者アウトカムが改善するかどうかは一定の見解を得ていない[1]）のが現状であり，薬を減らすアプローチが良いことなのかもよくわかっていない。「いかに減らすか」を考える前に，「本当に減らすべきなのか」を考える必要がある。

近年，高齢者に対して行われているランダム化比較試験の中には，multimorbidityかつポリファーマシー状態の患者に薬剤を追加することで，死亡を含めた患者アウトカムを有意に改善した研究がある。

たとえば，高齢の高血圧患者の血圧を厳格にコントロールする介入を行ったSPRINT研究[2]）では，ベースラインの併存疾患は3.6個で，全体の40.3%がポリファーマシーだったが，薬剤追加介入の結果，心血管疾患や死亡が有意に減り，薬剤数も平均1剤増えるという結果であった。必要な薬剤であれば，ポリファーマシー状態の患者にも追加する必要があると言えるだろう。

さらに，ポリファーマシー患者ほど必要な薬剤が処方されていない"underuse"という概念も重要であり，処方の適正化という視点が重要である。

もちろん，処方されている薬の中には，必要性の乏しい薬剤や有害事象が出ている薬剤，処方カスケードをきたしている薬剤などがあるかもしれない。ひとつひとつの処方内容を丁寧に吟味していく必要がある。少なくとも「減らす」ことはあくまで手段であり，目的ではないのである。

2 ポリファーマシーの治療負担を評価する

ポリファーマシーに介入するか否かを考える場合に，薬物療法によるメリットとデメリットを適切に評価することが重要である。

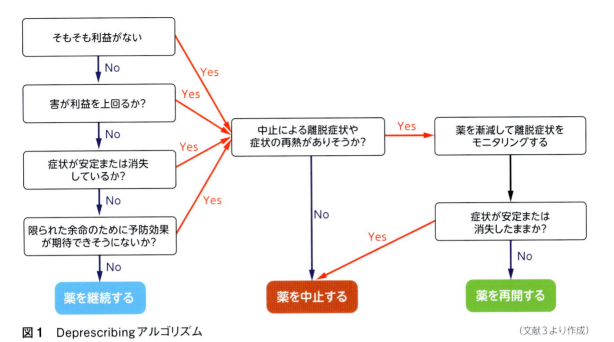

図1 Deprescribing アルゴリズム (文献3より作成)

たとえエビデンスのある必要な薬だったとしても，ポリファーマシー状態では服薬負担や有害事象の出現などによる治療負担が大きくなることがあり，相対的にデメリットがメリットを上回る可能性がある。ポリファーマシーが治療負担になっているかどうか判断するポイントには，次のようなものがある。

①服薬アドヒアランスが下がり残薬が多い
②服用回数や服用方法が複雑になっている
③薬物有害事象や処方カスケードを疑う症状がある

また，「医師が許可するなら薬を減らしてもよい」と思っている患者も多く，時に医師側から切り出してみるのもよいかもしれない。治療負担と治療によるメリットを丁寧に比較しながら，妥当な薬物療法について合意形成をめざしていく。

3 具体的に減薬する

実際に減薬を考える場合には，ScottらのDeprescribingアルゴリズム（**図1**）を用いるとわかりやすい[3]。具体的には，患者が内服している薬剤ひとつひとつについてアルゴリズムに従って評価していく手法である。
特に，長期間にわたって処方内容の変化がない場合には，こういった枠組みを用いて定期的に見直しを図っていくとよい。

また，入院や新たな健康問題が生じた際にも，同様に見直しを行うとよい。加齢に伴う代謝変化，罹患疾病や環境の変化等によって，身体に与える影響が変化し，薬物療法の変更が必要になりうることを認識しておく。
実際に減処方を実施した後には，減量・中止後の症状を注意深くモニタリングし，必要時には再開を検討する。

◀文献▶
1) Rankin A, et al:Cochrane Database Syst Rev. 2018;9(9):CD008165.
2) SPRINT Research Group, et al:N Engl J Med. 2015; 373(22):2103-16.
3) Scott IA, et al:JAMA Intern Med. 2015;175(5): 827-34.

■ 第4章：複雑困難事例

124 ポリドクターとの付き合い方

ケアの分断をいかに防ぐか

SUMMARY
日本はその医療システムの特徴から，ポリドクターになりやすい。複数の医師によるケアの質向上の一方で，ケアの分断による再入院や過剰医療などのリスクもある。ケアコーディネーションリングを用い，患者を中心としたケア内容を整理することで，ポリドクターによるケアの分断を防ぐことができる。

KEYWORD
ケアの分断
ケアの分断とは，複数の医療従事者や医療機関がうまくケア連携できず，患者不利益につながることを言う。これは，各医療機関が患者を中心に医療の全体像を見てうまく連携することで解消できる。

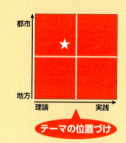

小坂鎮太郎（都立広尾病院病院総合診療科部長）

PROFILE
練馬光が丘病院　総合診療科。病院および地域の課題に対するUpstreamistとして，院内合併症や患者安全・医療の質の改善・教育に多職種で取り組み，スマートなケア移行の促進を目標に活動している。

POLICY・座右の銘
吾唯知足

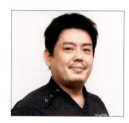

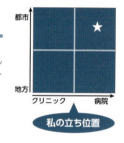

1 背景

　日本の医療は皆保険，フリーアクセス，現物給付の3つが特徴である。この3つの柱のおかげで，世界最長の平均寿命や高い保健医療水準が達成されたとされている。フリーアクセスのおかげで複数の専門家にかかりやすく，様々な疾患の専門家から質の高いケアを受けることが可能である。一方で，複数の診療機関を受診することで，重複した検査や処方といった過剰医療，有害事象につながるなど，一貫したケアを受けていないことで生じるケアの分断（fragmentation of care）による不利益も生み出している。

　米国の先行研究では，複数の医療機関を利用する患者は，若年，男性，精神疾患の既往といった特徴が挙げられており，入院頻度・治療費が高くなっている。日本ではまだ十分な検証がされておらず，複数の医療機関を受診した患者の割合は，65歳未満は2～3割，70～84歳は4割強，85歳以上は4割程度と加齢に伴い増加することが特徴である[1)2)]。

　このような点からも，高齢者を診療する際はポリドクターを確認し，整理できるものはないかという視点を持つことが重要である。

2 なぜケアの分断が好ましくないか

　ケアの分断による影響は様々な報告がある。たとえば，慢性心不全の患者はかかりつけではない診療所でフォローされると再入院率が高くなり[3)]，その他の疾患でもかかりつけでない病院に入院をすると再入院率，長期在院率，死亡率が高くなることが示されている。特に，手術後の方はその影響が顕著に現れるとされている[4)]。

　この影響にはシステム（医療体制）の問題に加えて，患者要因と医師要因を考える必要がある。患者側の視点でいうと，かかりつけ医がいる人の割合は全体の55.2％で，高齢になるほど高くなるが80％で頭打ちとなる[2)]。そのため，約60％の方が「何か症状があった時は，かかりつけ医を受診し，その医師の判断で，必要に応じて専門医療機関を受診する」と回答したのに対し，30％の方は「病気の症状の程度にかかわらず，病院と診療所の区別なく自分の選んだ医療機関を受診する」との回答をしており，かかりつけ医制度は浸透していない[2)]。

　一方で，医師側の視点としては，診療所全体の19.8％（内科では30.6％）が，患者が受診しているすべての医

療機関を把握し，処方薬剤すべてを管理していると回答している[1]．逆に言うと70〜80％の診療所は患者の処方を把握していない．以上のことからも，医療機関には患者の全体像を把握して関わることが求められている．

❸ ポリドクターの実際と対応

さて，これらの事態に対してどのように対応していけばいいのだろうか．

CASE：64歳男性

慢性腎臓病，高血圧で近所のクリニック，大腸癌術後で地域の総合病院，慢性腰痛症で近所の整形外科に通院している．半年前から，両親の介護の必要もあり，実家に引っ越しをした．転居先からかかりつけの病院やクリニックまで2時間かかるため，休みを取って受診している．転居後に腰痛が悪化し，転居先近隣の整形外科を受診したところNSAIDsを処方された．動くことが減って便秘も出現したため近所の内科クリニックを受診したところ酸化マグネシウムを追加処方された．1週間後より倦怠感が強くなり，動けなくなって近所の総合病院に救急搬送され，急性腎障害と高Mg血症による脱力，QT延長症候群による徐脈のため緊急透析となった．

このようなケア分断を避けるために，ケアコーディネーションリングという3つの側面から考える方法がある（図1）[5]．患者のニーズと価値を中心に捉え，本人や家族の側面，関わる医療の側面，そして社会やシステムの側面についての情報や問題を埋めていき，患者自身も含めて関わる人達で問題点と解決策などの情報を共有することでケアの分断を防ぐことができる．

本症例では，患者は，家族に十分な介護をするために，引っ越し先の近所で困っている症状を緩和し，必要な検査や医療を整理したいと考えていた．しかしながら，患者本人も家族も，自分の病気や，処方内容と薬剤の注意点について理解していなかった．かかりつけ医療機関も患者の全体像（医療機関，処方薬，理解度や要望）を把握しておらず，患者エンゲージメントを高めたり，ポリドクターをうまく整理したりする意識も低いため，処方カスケードが起きて有害事象につながった．PHR（personal health record，個人健康記録）やEHR（electronic health record，電子健康記録）などの情報共有システムも地域で進んでいないため，検査結果や病歴などの患者の医療情報を入手することが容易ではなく，患者のケア移行が安全に実施できる環境ではなかった．

本症例のような問題はしばしば起こっている．1人1人

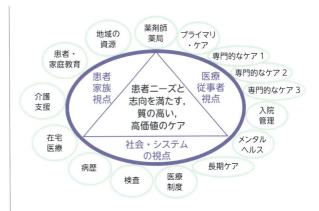

図1　ケアコーディネーションリング

図の中央には，ケアコーディネーションの中心的な目標が示されている．緑の円は，ケアパスウェイにとって重要な参加者，設定，情報を表している．緑の円をつなぐ青いリングがケアパスウェイに沿ってギャップ（白い空間）を埋めるケアコーディネーションを示している

の患者の真の意向を把握して，3つの側面でどのような問題があり，解決できるかを患者・家族・関わる医療従事者で考えて，対応策の共有意思決定を試みることを繰り返すことで，複雑性の高い患者でもうまくケアの分断を防ぐことが可能になる．

◀文献▶

1) 中央社会保険医療協議会 総会（第345, 6回）議事．
 https://www.mhlw.go.jp/stf/shingi2/0000150605.html
2) 日本医師会：第7回 日本の医療に対する意識調査．
3) McAlister FA, et al：J Am Heart Assoc. 2017；6(5)：e004892.
4) Staples JA, et al：CMAJ open. 2014；2(2)：E77-85.
5) AHRQ：Chartbook on Care Coordination：Transitions of Care.
 https://www.ahrq.gov/research/findings/nhqrdr/chartbooks/carecoordination/measure1.html

■第4章:複雑困難事例

125 ポリアドバイスにならないために

そのアドバイス,「事実」と「意見」が混ざっていませんか?

SUMMARY
指導内容を守れない患者に対してポリアドバイスを防ぐために考慮すべきこととして,①「事実」と「意見」をわける,②自身が患者に陰性感情を抱いていないか,③周囲の環境に原因がないか,の3点を考慮することが重要である。

KEYWORD
SMART
目標設定の際に意識する項目として,Specific:明確な,Measurable:測定できる,Achievable:達成可能な,Relevant:関連した,Time bound:締め切りのある,の頭文字を並べたものである。SMARTを意識すると目標の到達度を客観的に評価・管理しやすくなる。

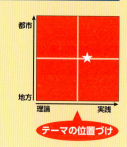
テーマの位置づけ

小川太志 (富山大学附属病院南砺・地域医療支援学講座)

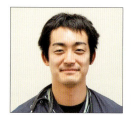

PROFILE
日本プライマリ・ケア連合学会認定家庭医療専門医・指導医。富山の地で家庭医療を学び,現在は南砺市民病院での外来・入院・訪問診療に加え,昨年スタートした地域密着型ドクターカーに乗務しています。

POLICY・座右の銘
未来は自分で切り拓くもの

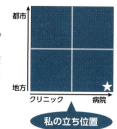
私の立ち位置

1 ケース

転居を契機に,高血圧症,糖尿病,脂質異常症,アルコール性脂肪肝,高尿酸血症での定期通院が開始となった方への初回受診時のアドバイス

医師:タバコとお酒をやめてきちんと運動して,血圧もしっかり測定しましょう。食事はバランスを考えて,よく噛みましょう。それから,ストレスを溜めると良くないですから何か趣味を見つけたほうが良いですね。
患者:はい。なるべく頑張ってみます。
(5週間後)
患者:すみません。仕事が忙しくて予約日から1週間過ぎてしまいました。でも薬はちゃんと飲んでいて,明日の分でちょうどなくなります。お酒も少し減らしましたよ。タバコは……また値上げしたらやめようかなと思ってます。妻や娘も臭いを嫌がるし。血圧は測ったり測らなかったりでしたけど,しっかり測定しましたよ。夜は帰りが遅くて,食事して軽く1杯やるとすぐに布団に入るんですけど,それからスマホで動画を見たり,ゲームをしてたら時間が過ぎてますね。寝不足かも,とは薄々

感じてます。運動もいろいろ頑張ろうと思ってやってみたんですが,なかなか続かないんですよ。
医師:……(全然前回のアドバイスを聞いていない。薬の飲み方も怪しいし,いいかげんな人だなぁ。治療する気があるんだろうか)。

○

記憶の中に,こんな外来はないだろうか? さすがにこれだけのポリアドバイス事例でなくても,指導や提案をしても「いいかげん」だから生活状況もデータも良くならない。そんな事例ならばどうだろうか? 人間は非合理的な行動(わかっちゃいるけどやめられない:認知的不協和,やれと言われるとやりたくなくなる:心理的リアクタンス)をとることがよく知られており,生活指導の場面では悩ましいこともよく経験する。
さて,ここで皆さんに質問である。上記の患者であるが,どうしてこの方は生活状況やデータが改善しないのだろうか?
いいかげんだから,だらしないから,治療に対する意識が低いから,危機感が足りないから,意志が弱いから……等,そんな言葉を思い浮かべたであろうか?

次の質問である。では，どうして上記の患者のことをいいかげん，だらしない，治療に対する意識が低い，危機感が足りない，意志が弱い……と思ったのだろう？

患者の話した内容からそう感じたのではないだろうか。こういった考え方は，循環論法やトートロジーと呼ばれている。このような捉え方をすると一般的には，①いつまでたっても現実的な解決につながらない，②個人を責めて攻撃してしまう，という問題が起こりやすいことが指摘されている[1]。この問題を避けるには，「事実」と「意見」をわけて考えるという対応をお勧めする。上記の患者の例で「事実」は，図1に示したように服薬アドヒアランス不良等が相当し，「意見」は，いいかげん，だらしない等が相当する。

また，どうしても指示を守ってもらえない患者に対して，知らず知らずのうちに陰性感情を抱いてはいないだろうか。それを患者自身も薄々感じている……そんな状況こそが治療を困難にしている原因かもしれない。アルコール依存症治療においては，治療者が患者に対して陰性感情・忌避感情を募らせることが患者を傷つけることや，信頼関係を築く際の障害になること，そして治療者の陰性感情そのものが治療を困難にしている原因になっているとの指摘[2]もある。

応用行動分析学（applied behavior analysis）の考え方では，「個人そのもの」に原因があると捉えるのではなく「周囲の環境」に原因があるのではないか，と考えて相手にアプローチする。上記の患者に対しては「やる気を出させる」「危機感を持たせる」や「治療に対する意識を高める」ことを考えがちだが，そうではなく周囲の環境に「問題となる行動の原因」や「できない理由」がないかを考え，根源にある原因や理由そのものに対してアプローチをすること，抽象的な表現は用いず具体的な行動目標を決めることで解決をめざす[1]。

例示した医師のアドバイスが抽象的な表現を含んでいたことにお気づきだろうか？　患者は「しっかり血圧測定」し「趣味としてスマートフォンを操作」したのかもしれない。同じ言葉であっても互いの認識が同一かどうかを確認することはとても大切なことである。その段階で見解の相違に気づくことができたら，行動目標を共通のものとし，具体的にすることもできる。

また，行動の結果を評価して賞賛することも重要である。山本五十六氏の言葉にもあるように「やってみせ，言って聞かせて，させてみせ，ほめてやらねば，人は動かじ」と言われるほど，以前から他人に指示して動かすことの難しさが語り継がれているのだから。

2 アプローチの例

医師：この1カ月でいろいろと頑張られたんですね。お酒を減らして，血圧測定も毎日ではないけれどできていたと。運動と禁煙はちょっと難しかったということですね（事実のみを把握する）。食事のバランスや生活リズムに関してはどうだったでしょうか？

患者：食事はどうしても早食いしていたと思います。以前よりも野菜を摂るように意識はしていました。生活リズムは乱れてましたね……。

医師：そう感じているんですね。これから取り組んでいけそうなものは何がありますか？

患者：うーん，お酒の量はもう少し減らせるかもしれません。あとは，食事のバランスとスピードについて，もう少し頑張ってみます。

医師：目標は自分で評価ができるように数字を入れて具体的に設定しておくことをお勧めしますよ。ご自身で次回外来までの目標を立ててみましょう［目標はSMART（KEYWORD参照）を意識して，本人に言語化してもらうこと］。

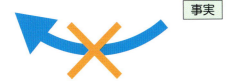

意見
・いいかげん
・だらしない
・治療に対する意識が低い
・危機感が足りない
・意志が弱い

事実
・服薬アドヒアランス不良
・飲酒／喫煙継続
・自宅血圧測定ができていない
・食事指導が守れていない
・運動習慣が身についていない
・生活リズムの乱れ

図1　「事実」と「意見」をわけて考えることで循環論法を防ぐ

◀文献▶
1) 榎本あつし：自立型社員を育てる「ABAマネジメント」．アニモ出版，2017，p20-7, 38-9, 58-9．
2) 成瀬暢也：アルコール依存症治療革命．中外医学社，2017，p112．

■ 第4章：複雑困難事例

126 ポリプロブレムのまとめ方

個々の問題をドメインでまとめ，関係性に考慮して並び替えよう

SUMMARY
ポリプロブレム状態に対しては，領域別に整理し，関係性を考慮して並び替えるmulti-domain modelを活用する。この作業により，全体像や優先順位が見え，森全体を見てから木々の検討に入りやすくなる。

KEYWORD
multi-domain modelのプロブレムリスト
プロブレム数が非常に多い場合に有用な，身体疾患，運動機能，精神・心理特性のような，ドメインごとにまとめることで全体像を把握しやすくしたプロブレムリストの形式。

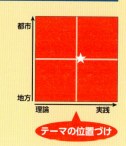
テーマの位置づけ

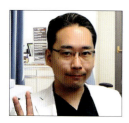

佐藤健太（市立千歳市民病院内科診療科長）

PROFILE
勤医協札幌病院で「小病院を舞台にした家庭医療の実践」を行い，その経験を活かして現在は札幌医科大学で医学教育に携わり，2024年から現職。日本プライマリ・ケア連合学会認定家庭医療専門医・指導医，日本内科学会認定総合内科専門医。

POLICY・座右の銘
多くの医師が苦手とする複雑困難事例が大好物

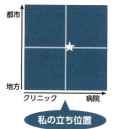
私の立ち位置

1 複雑困難事例はポリプロブレムになりやすい

若年者診療や急性期医療では，扱うプロブレムを数個に絞れることが多く，旧来の問題リストでも支障はない。プロブレム数が多数あっても，すべて自身の専門領域に関連づけられる範囲ならなんとかなるだろう。しかし，身体疾患が2～4領域にわたる場合（循環器疾患＋代謝内分泌疾患＋運動器疾患）で，さらに心理社会的問題，身体機能や介護の問題なども加わってくると，とたんに扱いにくくなる。このような，複数領域にわたる問題を抱えた「ポリプロブレム」のまとめ方を解説する。

2 ポリプロブレムではmulti-domain modelを導入する

このようなポリプロブレム状態に対する1つの対処法として，生物心理社会モデルやdomain management model[1]のように，問題の性質ごとにいくつかのドメインにまとめる方法論がある。患者の抱える問題の量と質によって適切なドメイン数は変わってくるため，ドメイン数を指定しないmulti-domain modelと名づけて臨床応用している。

①身体疾患（内科系・外科系疾患，ポリファーマシーなど）
②運動機能（運動器疾患，ADL・介護度，外傷・転倒歴など）
③精神・心理特性（認知機能・精神疾患や性格・価値観，ポリアドバイスなど）
④社会・環境要因（家族・仕事・人間関係，衣食住や経済的問題，ポリドクターなど）

このような基本的なフレームにまとめ直すことで，ポリプロブレムでも大まかな骨格を理解し，全体像を把握することが容易になる。もちろん，特定の領域に含まれるプロブレムが多ければ，適宜ドメインを分割（身体疾患を循環器系と代謝内分泌系とポリファーマシーに分割）してもよいし，該当するプロブレムが少なければドメインを削って他に統合してもよい。

各ドメイン内のプロブレムは，ナンバーを外し，縦書きから横書きに並び替える。この際の並び順は，下の例

に示すように除去困難な「過去の要因」からではなく，苦痛や障害を直接引き起こしている「現在の結果」から記載する．

過去から：高血圧症・糖尿病→慢性心房細動・陳旧性心筋梗塞→慢性心不全

現在から：慢性心不全（陳旧性心筋梗塞・慢性心房細動）←リスク因子（高血圧・糖尿病）

前者のほうが病態生理や時系列は想像しやすいが，後者のほうが患者にとって重要な介入方針が見えやすい．「まずはうっ血による息切れや運動耐容能低下を軽減し，その上で予後改善効果のある抗血小板・抗凝固療法の適応を考え，さらに余裕があれば血圧・脂質・血糖管理も行う」というように介入の優先順位が見えることで，ポリファーマシーを防ぎながら迅速な介入が可能になる．

3 複雑困難なマルモは，ドメイン間の関係性を考慮して並び替える

比較的単純なポリプロブレムであれば，multi-domain modelだけで十分対応可能である．しかし，複雑困難事例で求められる多疾患併存状態（マルチモビディティ，以下マルモ）のバランスモデルを適用し，全体像やパターンを捉えた上でポリ○○を整理していくためには，もうひと工夫必要である．

まずはプロブレムリストの全体像を眺めて，複雑で困難な状態か検討する（表1）．患者の生命予後やQOLに影響し，介入が必要そうなドメインが3領域以上あれば，「複雑なマルモ」と考える．また，ドメインの全体像や特定のドメインに対して，「担当するのは気が重い」と感じるようであれば「困難なマルモ」である．これらの基準のどちらかに該当する場合は，「ドメインの並び替え」作業を追加するとよい．

ドメインの並び替えをする際には，ドメイン間の関係性を想像して，重要な順に並び替える．すべてのドメインが並列で等しく重要ということは稀であり，特に複雑なマルモでは身体疾患よりも心理社会的問題のほうがより優先される場面も多い．医学的な視点からの「介入すべき"疾患"かどうか」ではなく，患者の心身の辛さを増やしている"苦痛"や，生活を困難にしている"障害"をより重視してドメインを並び替えるべきである．

一例として「複数の重篤な内科疾患を持つが，認知症・一人暮らしのため内服アドヒアランスが不良で急性増悪を繰り返す」場合が挙げられる．一定の臨床経験を積まれた読者であれば，内科疾患の診断や治療を詳細に

表1 複雑で困難なマルモのプロブレムリスト

老年医学	進行期認知症 変形性関節症・骨粗鬆症
機能障害	嚥下機能障害 排泄機能障害 歩行・バランス機能障害
心理社会面	苦痛症状（腰・股関節痛，便秘） 意思決定（夫は認知症・子は遠方） 経済面（相対的貧困，年金暮らし）
内科疾患	慢性腎臓病G4・慢性心不全Stage C （高血圧症・糖尿病，貧血あり）
薬剤調整	出血関連（抗凝固＋抗血小板） 嚥下排泄（PPI・ドネペジル・抗コリン） 費用関連（ミルセラ）
既存症	誤嚥性肺炎・褥瘡

PPI：proton pump inhibitor，プロトンポンプ阻害薬

検討する前に，認知機能の改善可能性を検討し，内服が安全にできる介護環境を調整することが重要であることは直感的に理解できるだろう．これをプロブレムリストの配列順に反映させて，最初に老年医学・機能障害や心理社会的問題を配置し，その後に身体疾患などのドメインを持ってくるとぐっとわかりやすくなる．

4 まとめ

ポリプロブレム状態では，多数のプロブレムをmulti-domain modelでまとめることで，全体像や問題の構造が把握しやすくなる．さらに，複雑・困難なマルモではドメインの並び替えを行うことで，ドメイン間の関係性や優先準備を想像し理解することができる．この作業を行うことで，疾病以外の諸問題の全体像と関係性が可視化され，治療負担の「ポリファーマシー・ポリドクター・ポリアドバイス」に自然と気がつけたり，患者ができそうなことを見つける手がかりにもなるだろう．

◀文献▶
1) Siebens H：Jt Comm J Qual Improv. 2001；27(6)：302-14.

【参考】
▶ 大浦 誠：医学界新聞．（2020年8月10日）
https://www.igaku-shoin.co.jp/paper/archive/y2020/PA03383_03

■ 第4章：複雑困難事例

127 社会的問題への介入──social vital signs

患者の健康の社会的決定要因を把握する方法

SUMMARY
健康を規定する要因の半分以上は社会的要因であるとされ，その社会的要因のことをsocial determinants of health（SDH：健康の社会的決定要因）という。実臨床の中で患者のSDHに注目することは重要であり，社会的問題を拾い上げて特定していく一助となるのが，social vital signsである。

KEYWORD
social vital signs（SVS：社会的バイタルサイン）

人間は社会的存在であり，その状況に関する情報や兆候のことを指す。SVSに異常があるとき，社会的問題による生命の危機，ないしは生活の危機が示唆され，患者の社会的問題に気がつく契機となる。

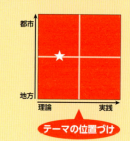
テーマの位置づけ

横田雄也[1)2)]　小松真成[3)]
〔1 岡山県北西部（新見）総合診療医学講座　2 岡山大学病院総合内科・総合診療科　3 鹿児島生協病院総合内科〕

PROFILE
2023年，岡山大学大学院医歯薬学総合研究科総合内科学博士課程を修了。2024年，岡山家庭医療センター総合診療・家庭医療専門研修を修了。2024年5月より上記所属。（横田，写真も）

POLICY・座右の銘
足るを知る者は富み，強めて行う者は志有り

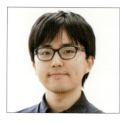

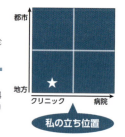
私の立ち位置

1 健康の社会的決定要因と患者の抱える社会的問題

人々の健康を規定する要因の半分以上は社会的要因であるとされ，その社会的要因のことをsocial determinants of health（SDH：健康の社会的決定要因）という。患者中心の医療の方法や生物-心理-社会モデルなどで強調されているように，患者の社会的背景に注目して診療を行うことの重要性については言うまでもない。実際に複雑性が高い事例に直面すると，具体的にどのような社会的問題を抱えているのか，患者のSDHに注目する必要のある場面は実に多い。

2 social vital signsとは

social vital signs（SVS：社会的バイタルサイン）は北海道勤労者医療協会・堀毛清史先生が発案した概念で，「人間は社会的な存在であり，その状況に関する情報・兆候」のことである。患者の呼吸数や血圧といった（医学的）vital signsに異常があるとき，我々はその患者が生命の危機に瀕していることを察する。同じように，SVSに異常があるとき，社会的問題による生命の危機，ないしは生活の危機が示唆され，患者の社会的問題に気がつく契機となる。

SVSは，患者のSDHに視点を向け，患者の社会的問題を拾い上げて特定（社会的診断）していく一助となり，その問題への対応策を検討することにつなげることができる。

3 social vital signs 7項目「HEALTH+P」

筆者の所属するTeam SAIL（SDH/SVSを日常の診療現場で活用する方法の研究・開発・普及・実践を目的に，様々な専門職で構成されたチーム）では，これまでのSDHに関するいくつかの先行研究や，臨床現場における経験などをふまえて，SVSとして7項目を挙げている。それら7項目の頭文字をとって，「HEALTH+P」というフレームワークを作成した[1)]（**表1**）。

「Human network and relationships」は家族や隣人，交友関係といった人とのつながりに関する項目であ

表1 social vital signs 7項目「HEALTH+P」

項目	内容
Human network and relationships	人とのつながりと人間関係
Employment and income	収入,仕事内容,労働環境など
Activities that make one's life worth living	趣味,活動,生きがい
Literacy and learning environment	ヘルスリテラシー(健康観),幼少期の教育環境,学歴など
Taking adequate food, shelter and clothing	食事・嗜好品,住居,地域(衛生,商店,交通/連絡手段,公園)など
Health care systems	保健・医療・福祉・介護サービス
Patient preference/values	本人の意向,価値観,性格など

る。「Employment and income」は収入などの経済的情報や労働に関する項目である。「Activities that make one's life worth living(Advanced-ADL)」はその人の趣味や活動,生きがいに関する項目である。「Literacy and learning environment」はヘルスリテラシー,つまり健康に関する情報を入手して理解し活用する能力や,学歴,幼少期の生育・教育環境に関する項目である。「Taking adequate food, shelter and clothing」は,衣食住(喫煙・飲酒状況を含む)や交通・連絡手段,その人の住む地域の状況(医療機関へのアクセスのしやすさや衛生面,商店・公園の有無など)に関する項目である。「Health care systems」は,その人が受けている保健・医療・福祉・介護サービスの状況に関する項目である。そして,これらの6項目の基盤となるのが「Patient preference/values」,つまり本人の意向や価値観に関する項目である。

以上の7項目をSVSとして把握することで,系統的に社会的問題を拾い上げ,患者の社会的背景を認識することができる。SVSの7項目は多岐にわたるため,一度の診察ですべてを網羅することは難しい。SVSを共通認識とすることで,患者に関わる多職種それぞれが持つ情報をお互いに共有/整理し,継続的な関わりの中で,少しずつ患者理解を深めていくことをめざす。

我々Team SAILは,SVSをより多職種連携に活用できるよう,アクションシートというツールも公開している。詳細については,Team SAILのホームページ[2]をご参照頂きたい。

4 社会的問題への介入につなげていくために

SVSを活用していく中で,患者の社会的問題に気がつくあまり,介入を急ぎ過ぎてはいけない。社会的問題の表面的な理解だけでは,方向性を見誤った介入を行ってしまう可能性があるからだ。

社会的問題や健康問題は,生涯の中で様々な要因が蓄積されていった結果として生じていると考えられている[3]。そのため,患者のこれまでの人生(ライフコース)を本人や家族からできる限り伺っておくことは,患者の人生に思いを馳せ,社会的問題が生じるに至った経過や原因を把握する手がかりとなる。そこでは,SVSの項目の1つである「Patient preference/values」,つまり本人の意向や価値観が基盤となる。本人の意向や価値観を軽視した介入は,独善的になりやすい。また,「Activities that make one's life worth living」に当たる,本人の活動や生きがいもふまえた検討を行う。

このように,患者がこれまでに歩んできた人生に目を向け,その中で形成されてきた患者の生き方や価値観をふまえつつ,社会的問題への介入方法を多職種とともに着実に検討していくのである。

◀文献▶

1) Mizumoto J, et al:J Gen Fam Med. 2019;20(4):164-5.
2) Team SAIL ホームページ.
https://sites.google.com/view/teamsail
3) World Health Organization:Review of social determinants and the health divide in the WHO European Region:final report. World Health Organization, 2013.

■ 第4章：複雑困難事例

128 マルモ事例における意思決定ジレンマ

「正解」よりも「落としどころ」を

SUMMARY
マルモ事例においては，定型的な患者のインフォームド・コンセントを支援するという視点での意思決定のすすめ方では，うまくいかないことがしばしばある。「正解」をめざすよりは「落としどころを探る」というアプローチが肝要である。

KEYWORD
患者にとっての最善の利益
「患者にとって最善の利益」をもたらす決断に向かうには，医学的根拠と患者の選好・価値観，さらには患者を取り巻く様々な状況をバランスよく根拠として尊重することが望ましい。

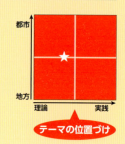
テーマの位置づけ

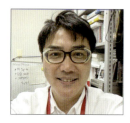

尾藤誠司（慈生会野村病院内科・総合診療科）

PROFILE
Facebook & Twitter アカウント "bitoseiji"
YouTube：「ハロペリドールズ」「B氏とM氏の今夜もプライマリ・ケア」で検索
WEBサイト：「うまくいかないからだとこころ」http://umakara.net/

POLICY・座右の銘
人の為と書いて偽

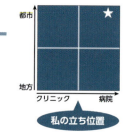
私の立ち位置

1 医療における意思決定の基本

医療における意思決定の基本的な枠組みは，患者のインフォームド・コンセント（あるいはインフォームド・チョイス）にあり，自律的な存在である患者が，自らの自由意思に基づくインフォームド・コンセントを発することができるような支援を行うことが医療者の役割となる。

その上で，意思決定のゴールにあるものは，患者自身にとっての最善の利益であり，患者は自らにとっての最善の利益を実現する決断を行うために，専門家から情報を得て，それを十分に理解した上で，自らの状況や選好，価値観に照らし合わせて決断するというのが，定型的なインフォームド・コンセントのモデルである（図1）。

定型的なモデルにおいては，ある医療介入を患者が受け入れることを想定したとき，その医療介入によって得られる利益と不利益の内容と程度，そして，そのバランスは比較的はっきりしている。さらには，患者は自立的であり自律的でもある独立した意思決定の主体者であ

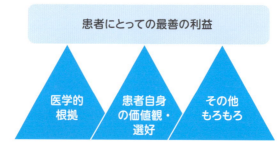

図1 「患者にとっての最善の利益」を支えるもの

り，基本的にある診療行為に関する決断の影響は患者自身に集約される。

2 マルモ事例においてなぜ意思決定が困難となるのか？

本章 [12] 「マルモ総論（バランスモデルの紹介）」でも紹介されたように，マルモ（マルチモビディティ，多疾患併存）状況においては，臨床上の工夫を凝らす必要のある特徴が存在しており，それは臨床上の意思決定の場においても重要なアジェンダとなる[1]。

第一に，マルモ事例では，ある状況を形成している因果関係を明確に説明できないことが多いため，シンプルな因果関係を基盤とした意思決定戦略を立案していくことが正当なものであることを保証しづらい，という点がある。

たとえば，複合的な下降期慢性疾患を持ち，だんだん立てなくなってきた高齢患者に対して，リハビリテーション処方を行うかどうかという意思決定を前にしたとき，通常の脳梗塞急性期後のリハビリテーション開始に関する決断に比べ，「リハビリテーション介入 ➡ ADL上昇」という因果関係を適用しにくい。

第二に，マルモ状況においてある臨床上の決断を行うとき，その決断は患者の様々なアウトカムに影響を及ぼしうるということ，そして，影響を受けるアウトカムの中に必ずと言っていいほど患者への不利益が含まれる，ということである。

たとえば，前述の脆弱高齢者に対するリハビリテーション処方においても，それによってサルコペニアは改善するかもしれないし，ADLも上昇するかもしれないが，多くの場合その効果は限定的である。

一方で，過度な通所リハビリテーションは患者の日常を大きく変えてしまい，患者が生きがいと感じている生活習慣を奪ってしまう可能性も少なくないであろう。

第三に，多くの場合患者の健康アウトカムの最適化と本人の選好の尊重のみに関心を向けていても，実際の状況はうまくいかないという面がある。

複雑事例における診療/ケアの方針によって影響を受けるのは患者だけではなく，患者をケアする家族であったり，患者が住む隣近所のコミュニティであったりもする。「患者の健康が第一」という視点は診療のプロフェッショナルの視点としては重要である一方で，その視点は必ずしも患者や患者を取り巻く環境を幸せにするとは限らない。

3 マルモ事例においてどのように意思決定を進めていくべきか

マルモ事例においては，ある診療/ケアに関する意思決定を進める上で，以上のようなジレンマが存在することを前提にすべきであろう。その上で，筆者は以下のような点について配慮している。

1 「生き死に」「余命」「重大健康イベント回避」以外のアウトカムにより関心を向ける

医学的判断の多くは，いま述べたようなアウトカムを最良にすることをゴールとしているが，マルモ事例においては，健康アウトカムにおいても「辛さが少ないこと」「人の助けを借りながら自分の力で生活を維持できること」などにより関心を向ける。さらには「自由であること」「人として大切に扱われていること」「恥ずかしい思いをしないこと」など，健康アウトカム以外のゴールについて，より配慮した意思決定を心がける。

2 関係者を巻き込む

家族のみならず，ケアマネジャーなど，意思決定によって影響を受けるであろう関係者を巻き込みながらも，あくまでも「本人にとっての幸せ」を中心に意思決定プロセスを進める。認知機能に問題があったとしても，可能な限り本人がその話し合いに中心者として参加している環境をつくる。

3 「正解を求める」のではなく「落としどころを探る」

複雑事例が"コンプレックス"➡"カオス"状況になるに従い，「正解を求める」ことを基盤に置く問題解決型のアプローチではうまくいかなくなる。様々な「かなえたいこと」と「困ること」をすべて受け入れながら，まず当座の落としどころを探っていくアプローチに，より重点を置く。さらには，当座の方針と，より遠い未来で検討するべき部分をある程度切り分けながら意思決定プロセスを進め，今決めなくてよいことについてはあえて保留する，ということも大切である。

◀文献▶
1) 大浦 誠：医事新報．2021；5089：12-3．

■第5章：臨床倫理

129 プライマリ・ケアにおける倫理的問題

倫理的問題はひとりで考えず多職種で相談しよう

SUMMARY
診療所で倫理的問題に出会うときには，院内で十分相談・検討できず，独善性，密室性が高まる危険がある。多職種・複数事業所での臨床倫理検討，地域の臨床倫理カンファレンス，倫理コンサルテーションの活用が有効である。

KEYWORD
臨床倫理
日常診療の中で，医療者，患者・家族の立場や価値観の違いから生じる問題に気づき，分析して関係者が納得できる最善の対応を模索すること[1]。医学的事実，倫理を盲信せず，個々の患者に応じた価値を検討することが重要である。

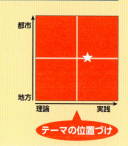
テーマの位置づけ

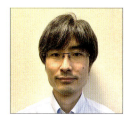

太田 浩 (ありがとうみんなファミリークリニック平塚)

PROFILE
奈良県立医大2005年卒。地域医療振興協会，岐阜県の山間の診療所で地域まるごと診る総合診療を実践。現在は神奈川県平塚市でクリニックに勤務し，地域まるごと診る診療をめざしている。日本プライマリ・ケア連合学会認定家庭医療専門医，指導医。

POLICY・座右の銘
全体を取り扱う方法を考える

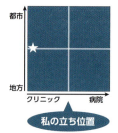
私の立ち位置

1 臨床倫理とは

本連載で臨床倫理が取り扱われるのは2回目である。11「臨床倫理―モヤモヤに気づいて立ち止まることが重要」に記載がある。日々の臨床においてモヤモヤするときはモヤモヤに倫理的問題が絡んでいることが多く，倫理的課題に気づき，分析・対処することで，患者ケアを向上させることができる。そのためのツールとして，臨床倫理の4分割の表を紹介している[1]。

本章では，プライマリ・ケアの現場における倫理的問題について考えていきたい。外来診療，在宅医療での倫理的問題の事例，地域での臨床倫理カンファレンス，倫理コンサルテーションを紹介していく。

白浜は，臨床倫理を「日常診療の中で，医療者，患者・家族の立場や価値観の違いから生じる問題に気づき分析して関係者が納得できる最善の対応を模索すること」と定義している[2]。倫理的推論では，問題となっている事実と価値を同定して区別することが重要である。どの事実が重要かを決定するのは患者・家族・医療者の価値観である[3]。臨床倫理の4分割の表は「医学的適応」「患者の意向」「QOL」「周囲の状況」の4つの視点がある。4つの視点を通して，関係者が納得できる最善の対応を模索していくことが重要である。

2 外来・在宅医療での倫理的問題

診療所で倫理的問題に出会ったらどうしたらいいのだろうか？ 表1に診療所外来・在宅医療で出会う倫理的問題の例を示す。

病院であれば，様々なカンファレンスがあり，検討の場がある。様々な職種が院内にいる。診療所では医師，看護師，事務の少人数の職員で働いていることが多く，他の職種は別々の事業所である。誰に相談することもなくモヤモヤすることがある。逆に，「これでいいんだ」「自分は正しい」と独善的になり，密室化する危険もある。連携する多職種で連絡をとり合い，必要時にはカンファレンスを行うのが重要である。

ただし，それだけでは関係者の納得する対応が見つからない場合や，独善性や密室性から逃れられない場合もある。そのようなときは，事例に関わっていない医療者に相談することも大事である。地域の中で様々な職種，事

表1 外来・在宅医療で出会う倫理的問題の例

▶ 必要のない治療,検査を希望している
▶ 治療可能な疾患の検査,治療を拒否している
▶ 胃瘻栄養,透析,人工呼吸器など生命維持に必要な処置の中止を希望している
▶ 本人は在宅医療を希望し,在宅生活ができそうだが,家族が施設入所を希望している
▶ 家族が本人に認知症と伝えずに,認知症の薬の処方を希望している
▶ 家族が本人へのがんの未告知を希望している
▶ 認知症,精神疾患で意思決定能力がないが,家族がおらず方針を決められない
▶ 認知症,精神疾患で本人に意思決定能力があるのか判断が難しい
▶ 意向が社会における倫理的・法的規範に反する可能性がある

医学的適応	本人の意向
・膵癌末期,余命数カ月。身体的苦痛はないが,ADLは低下しつつある ・介護サービスの利用,緩和ケア対応が必要 ・残された時間の過ごし方,最期を迎える場所を考える必要がある	・病名告知がされておらず,残された時間の過ごし方,最期を迎える場所の本人の意向を確認できていない ・認知機能,意思決定能力は保たれている
QOL	周囲の状況
・告知しないことで,本人が残された時間の過ごし方を考えられない ・告知しないことで訪問診療,介護サービスの導入が遅くなる可能性がある	・家族は,本人が心配性だから病名告知はしないほうがいいと考えている ・家族は未告知のまま在宅での看取りを希望している

図1 カンファレンスでの4分割表

業所が参加できる臨床倫理カンファレンスや相談できる倫理コンサルテーションがあれば利用するといいだろう。

3 外来・在宅医療での倫理的問題の実際

CASE：82歳女性。膵癌未告知。夫は本人に未告知のまま訪問診療での看取りを希望している。

　総合病院に閉塞性黄疸で入院し,膵癌の診断となった。家族の希望で本人に未告知のまま訪問診療の依頼で外来受診した。認知機能は正常で,意思決定能力は保たれている。

　ケアマネジャー同席の上,夫や子どもたちにも外来に来てもらったが,病名告知に反対の考えは強かった。「心配性で,ショックを与えたくない」と家族は考えていた。外来通院していたが,徐々にADLは低下してきた。がんの進行時にどうするか本人と話し合いができず,訪問診療はなかなか開始できなかった。医師,訪問看護師,ケアマネジャーで連絡をとり合ったが,状況は変わらなかった。そこで,基幹病院が主催している臨床倫理カンファレンスの事例として提示した。「意思決定能力のある患者に告知したほうがいい」「告知した上で,残された時間の過ごし方を考えたほうがいい」「訪問看護で関わりながら,家族が告知したくない理由を探る」といった意見が出た(図1)。

　患者は閉塞性黄疸の再発で入院し,胆管ステントを挿入した。退院時に訪問診療を開始した。体調が悪化したら入院したいか本人に確認すると,「入院は大変だから家にいたい」という希望であった。家族は「心配性だから伝えられない」と頑なであり,ストレスに弱く気分が落ちこんだ過去の出来事を話してくれた。

　病状が進行していく中で,患者に「自分の病状を知りたいか」と確認すると「知らなくていい」と答えた。患者は入浴が好きで,家族で温泉旅行に行き,ADL低下後は訪問入浴を開始した。最期は自宅で迎えた。

　告知の有無において,家族と医療者で合意形成が困難であった。多職種チームでの検討だけでは行き詰まったが,臨床倫理カンファレンスで検討し,視野が広がった。進行する病状の経過を通して,患者・家族と対話することができた。

　臨床倫理は,困難な決定をしなければいけない人々に実践的支援をするものである[3]。医学的事実も倫理も盲信すると誤った判断につながる。「告知する・しない」の二者択一ではなく,価値を検討していく中でその患者,家族にとってより良い医療的判断,ケアを見つけていくことが重要である。

◀文献▶
1) 川口篤也：医事新報. 2019；4962：8-9.
　　https://www.jmedj.co.jp/premium/pcriron/data/4962/
2) 白浜雅司：日保健医療行動会報. 2004；19：64-77.
3) マイケル・ダン,他：医療倫理超入門. 岩波書店, 2020.

■ 第5章：臨床倫理

130 外来での倫理事例──意思決定支援

ラベリングのためではない，支援するために評価する

SUMMARY
意思決定能力の評価は患者の自律性と安全性のバランスを適切にとるべく行われる。意思決定能力の低下をいち早く察知し，4つの能力を意識しながら評価を行うことが，患者やその家族にとって不利益な選択を回避する助けとなる。

KEYWORD
意思決定能力を構成する4つの能力
理解，選択の表明，状況の認識，論理的思考。

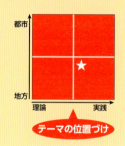
テーマの位置づけ

宮坂晋太郎（医療法人清風会宮坂医院）

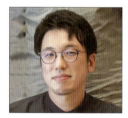

PROFILE
2008年に東海大学医学部を卒業後，同付属病院の総合内科に所属しプライマリ・ケアや急性期医療の現場に従事。2015年より同科の家庭医療専門医プログラムの1期生としてこれを修了。神奈川県内の有床病院で在宅診療や専攻医指導の経験を積んだ後，2022年より長野県・諏訪中央病院の総合診療科に入職。現在は同院にて在宅診療科部長を務める傍ら，祖父の代より続く無床診療所に非常勤医として勤務中。日本プライマリ・ケア連合学会家庭医療専門医・指導医，日本内科学会内科専門医。

POLICY・座右の銘
無法を以って有法と為し，無限を以って有限と為す

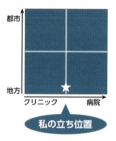
私の立ち位置

1 外来における意思決定能力の評価について

　意思決定を行う能力を有しているかどうかを判断することは，「患者の自律性を尊重すること」と，「認知機能に障害を持つ患者を不利益から保護すること」との間に適切なバランスをとる上で重要である。それにもかかわらず医師が最適なタイミング，最適な基準で意思決定能力を評価できていないケースは多い。一般的に外来患者は入院患者と比較して心身ともに健常であり意思決定能力も保持されていることが多いが，それゆえに患者の能力不足を見過ごしてしまうリスクには留意すべきと考えられる。患者の意思決定能力に問題があることをいち早く察知することができれば，欠如した能力を選択的に補完することで意思決定支援を行うことも可能である。
　本稿では患者の意思決定能力を評価すべきタイミングおよびその方法について，実例を交えて紹介する。

2 意思決定能力の評価が必要なタイミング

　a. 認知機能に問題があると考えられる場合：MMSE（mini mental state examination，ミニメンタルステート検査）の低スコア（19点未満）は意思決定能力の欠如を単独で決定づけるものではないが，強い相関を示していることが多くの研究で明らかにされている。
　b. 患者がリスクの高い選択肢を選ぼうとしている場合：たとえば，患者の選択が患者自身やその家族などに危害や苦痛を与えると予想される場合など。
　c. 患者の意思決定が過去の意思決定と矛盾している場合
　d. その他：患者と評価者との間に利害関係がある，意思決定の内容が複雑である場合など。
　一方で，意思決定能力の評価が不適切なタイミングとしては，せん妄や易怒性・幻視などのBPSD（behavioral and psychological symptoms of dementia，認知症の行動・心理症状），また内分泌機能異常による抑うつなど，治療可能な病態が存在する場合がある。このような状況下においては，根底にある意思決定能力に可逆的かつ重大な変動をきたしていることが多いため，問題の緊急性に応じて評価を先送りすることも考慮すべきである。

表1 4つの能力を評価するための質問法

評価項目	求められる能力	具体的な質問例
理解	与えられた情報の基本的な意味を把握することができる	ご自身の病状についてご自身の言葉で説明して頂けますか？
選択の表明	希望する治療法を明確に示すことができる	治療（検査）に関してあなたがどのような選択をしたか教えて頂けますか？　治療の選択を困難にしているものは何ですか？
状況の認識	病状と治療法の選択による影響について認識できる	現在あなたの健康状態について何が問題かわかりますか？　この治療があなたに何をもたらすかわかりますか？
論理的思考	与えられた情報を比較し，選択の結果を推測することができる	どのようにしてこの治療を受け入れるか（あるいは拒否するか）を決めましたか？　選ばれた治療が他の治療よりも優れている理由は何ですか？

3 意思決定能力を構成する4つの能力

意思決定能力を構成する代表的な指標として，AppelbaumとGrissoにより提唱された以下の4つの能力モデルがある[1]。

①**理解**：自身の疾患，行われる治療や処置のリスクとベネフィット，代替的な治療についての情報などを適切に理解する能力。

②**選択の表明**：複数の選択肢が提示された場合に明確に選択を表明できる能力。選択を行う能力に加え，言語ないし非言語的コミュニケーションにより自らの意思を表出する能力もここに含まれる。

③**状況の認識**：与えられた情報と患者自身との関係性について理解する能力。妄想や病的なレベルの歪曲や否認は，この能力が障害される最も一般的な原因である。

④**論理的思考**：情報を比較し，選択の結果を推測する能力。患者の選択の結果ではなく，決定に至るまでのプロセスに焦点が当てられている。

表1に各能力を評価する質問の例を挙げた。このように明確な意図を持って作成された質問を行うことで，医師や看護師などの現場職員と倫理専門家との評価の一致率が向上するとされている。

4 外来における評価の実例

CASE：70代男性。軽度認知症と診断されているが特に介護サービスなどは利用せず，IADL（手段的日常生活動作）も自立している。

胃癌検診として行われた上部消化管内視鏡検査で早期腺癌の診断となった。明らかな転移巣もなく，現時点であれば内視鏡下で完全な切除が期待できるが「死ぬときはじたばたせずポックリ逝きたい」と治療を拒否している。

考察：この症例においては比較的低侵襲の内視鏡治療を受ければ根治が可能であるが，このまま放置した場合には進行癌へと移行するリスクがきわめて高い。よってタイミングの項で述べた「b. 患者がリスクの高い選択肢を選ぼうとしている場合」に当てはまる。

進行癌ともなれば通過障害による摂食困難やがん性疼痛が出現することも予測され，患者自身が望むような「ポックリ逝く」という転帰に至る可能性は低い。つまり，胃癌の自然経過について十分な理解が得られていないか（理解の欠如），情報は理解できているが自分ごとに落とし込めていないか（状況の認識の欠如），自身の選択の結果を推測できていない（論理的思考の欠如）可能性が示唆される。

経過：再評価を行ったMMSEは25点であり，意思決定に十分な認知機能を保持していると考えられた。再度患者と面談を行ったところ，がんという診断結果に強いショックを受けてしまい，その後の説明はほとんど頭に入っていなかったことがわかった。患者の疾患への受容を待って改めて予後や治療についての説明を行ったところ，患者は安心した様子で治療に合意した。

5 評価を行う上での注意点

現時点で意思決定能力を総括的に評価する確立された方法はない。選択の重要性によっては倫理コンサルタントも含めた，複数の職種間で協議されることが望ましい。また，意思決定能力の評価は無能力者を抽出するものではなく，むしろ患者の自律性や安全性を最大限に確保するために利用すべきであることを改めて強調しておきたい。

◀文献▶

1) Appelbaum PS：N Engl J Med. 2007；357(18)：1834-40.

■第5章:臨床倫理

131 在宅医療での倫理事例 [1]

意思決定能力がありそうながん患者への未告知は許される？

SUMMARY
客観的に意思決定能力は十分あると思われる患者に，家族の意向でがんの病名告知をしないことは医療倫理的に許されるのだろうか？ 意思決定能力は誰が判断するのだろうか？ 医療倫理の原則とは何のためのものか？

KEYWORD
意思決定支援
意思決定支援とは，本人の意思決定能力に合わせ，質問内容や言葉遣い，尋ねる場所・時間・人物などを配慮し，本人の意向をあぶり出していく作業である。

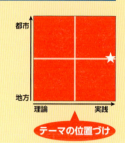

テーマの位置づけ

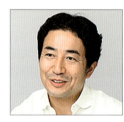

日下部明彦 (横浜市立大学総合診療医学准教授)

PROFILE
緩和ケア病棟長，在宅療養支援診療所常勤医を経て，現在は横浜市立大学総合診療医学教室で主に学生教育をしている。附属病院臨床倫理コンサルテーションチームリーダー。日本プライマリ・ケア連合学会認定医・指導医，日本内科学会総合内科専門医，日本緩和医療学会専門医。

POLICY・座右の銘
破壊なくして創造なし

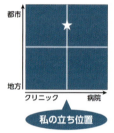

私の立ち位置

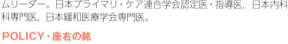

1 意思決定能力の有無とは？

筆者は2020年11月から臨床倫理コンサルテーションチーム (CECT) を立ち上げ，活動している。院内ではまだ「どのようなことが倫理的問題なのか？」という段階のため，2021年10月現在のコンサルト状況は，月平均2～3件である。件数は少ないながらも，既によくある相談内容は際立ってきており，それは「意思決定能力のない患者に対する意思決定支援」についてである。

意思決定能力がない原因としては，認知症，精神疾患，精神発達遅滞，病状による意識障害 (せん妄) がある。この相談に対する当臨床倫理コンサルテーションの回答は，「まずは意思決定能力があるか？ ないか？ の二元論ではなく，どれくらいあるのか？ と考えるように」というものである。認知能力はグラデーションの中にあり，100か0ではない。高齢者は誰しも記憶力の低下はあろうが，今も記憶力がないわけではない。認知症の方の認知機能をここからは「なし」と扱うというカットオフ値もない。意思決定支援とは，本人の意思決定能力に合わせ，質問内容や言葉遣い，尋ねる場所・時間・人物などを配慮し，本人の意向をあぶり出していく作業である。

2 在宅現場での倫理事例 (図1)

CASE：糖尿病，脳梗塞後遺症，失明の60代女性に判明した進行膵臓癌

患者は数年来の糖尿病があり，両目はほぼ失明していた。また脳梗塞後の右片麻痺と構音障害があり，夫が1人で何年も献身的に介護をしていたが，進行膵臓癌が見つかった。予後は短めの月単位の予測でBSC (best supportive care) の方針となり，本人へはがん未告知のまま在宅クリニックに紹介された。診察時，構音障害はあるが意思疎通は図れ，認知機能は保たれているようだった。

私は元々消化器内科出身であり，6年ほど緩和ケア病棟の勤務歴もあったため，終末期がん患者の診療経験は豊富であるという自負があった。本人の認知機能が保たれているのならば，がん告知は当然のことと考えた。初診時に私は夫へ，「病気も残された時間も本人のものであり，本人の意向に沿って最良の医療・ケアのサポートを皆で考えていきましょう。そのためにはやはり本人へ

医学的適応	本人の意向
・当患者は脳梗塞後遺症による構音障害はあるものの意思疎通可能と考えられた ・がん治療については，万が一本人が望んだとしても病状的に適応はなかった ・客観的に身体的苦痛は認めなかった ・ADLは全介助，予後は短めの月単位の予測だった	・がん未告知のためがん治療についての本人の意向は不明 ・長年患者本人とのコミュニケーションは夫のみに限られており，夫以外は本人の意向を聞き出すことは難しかった ・すべてを夫に委ねた生活をしていた．本人の意向と夫の意向は一致していたかもしれない
QOL	周囲の状況
・病状が正しく本人に伝わらなかったことで，本人の残りの時間を有効に使う機会が奪われた可能性はある ・悪い話を聞かずに済んだことで本人のQOLは保たれたのかもしれない ・告知を受けても受けなくても本人の日常生活に大きな変化はなかったかもしれない	・家族は夫のみ ・夫の生活は妻の介護がすべてと言ってよいほどだった ・唯一の介護者の夫は自分の考える最善の介護を行い，現状に納得をしていた ・医療ケア従事者も夫は愛情をもって患者を介護していると感じていた

図1　4分割表に当てはめたケースの振り返り

の病名告知は必須であると考えます」という説明をし，本人へのがん告知を提案した。振り返れば，諭すような上からの口調だったようにも思う。私は，一通りの精査をしながらも，がん告知をせずに，在宅クリニックに紹介してきた病院医師に対し不誠実だと感じていたかもしれない。夫は少しの沈黙の後，「ずっと私が面倒をみてきました。〇〇（奥さんの名前）のことは私が一番わかります。がんだなんて言う必要はありません。ここは私の家なんですよ。2人で決めさせてもらえませんかね」と静かに強く私に言った。私は自分をとても恥ずかしく感じ，直観的に夫に従うべきだと思った。夫は，病状の変化はすべて自分だけに話して欲しいこと，必要だと思うことは自分から本人に伝えることを望んだ。

患者は身体的苦痛を訴えることはなく，鎮痛薬を使用することはなかった。徐々に衰弱し，約1カ月後に自宅で亡くなった。精神的苦痛，スピリチュアルペインを夫に訴えることもなかったようだ。夫は最期まで自宅で面倒が看られてよかったと納得し，後日お悔やみで訪問した私に感謝の気持ちを伝えてくれた。

3 このケースのポイント

・医療・ケア従事者が，患者本人に対し，患者の病状や想定される予後に関して十分な説明を行い，本人の意向に沿いながら医療・ケアについての合意形成を得ることは医療・ケアを提供する上での大前提である。

・客観的に意思決定能力は十分あると思われる患者に，家族の意向で病名告知をしないことは医療倫理的に許されるのだろうか？

4 倫理的な不正解をどう扱うのか？

本人へのがん告知は倫理的には正しい。しかし私は，人の暮らしや幸せは医療倫理の原則の中にあるわけではないことをこの夫に気づかせてもらった。「辛い病気の話は自分だけが聞けばよい。辛いことは全部自分が替わりに被ってあげたい」。それがこの方の奥さんの守り方，愛し方だったのかもしれない。患者本人も「夫が自分にとってよかれと思ってしてくれることが自分にとっての最良」という考えだったかもしれない。すべてのことを夫に任せた生活の中で，病気に関係することだけは本人が決めるということができるだろうか？　代諾権は配偶者に自動的に与えられるわけではないが，世の中には2人で1人のような夫婦の関係性もあるのだろう。最期は2人とも幸せだったように見えた。

自律尊重，善行，無危害，公平は原則的には正しいが，人の暮らしや幸せには100％の正しさはなく，倫理的に一点の汚れもないなどということもないだろう。人間は倫理的な問題を常に抱えている。私は大学附属病院でCECTの活動をするにあたって，このケースを度々思い出し，あいまいさに耐える。世の中の原理原則を絶対的なものとしないように心がけている。医療倫理の原則が本人の幸せや暮らしよりも重要なんてことはあるはずがないのだから。

【参考】

- 厚生労働省：人生の最終段階における医療・ケアの決定プロセスに関するガイドライン 2018年改訂版．
  https://www.mhlw.go.jp/file/06-Seisakujouhou-10800000-Iseikyoku/0000197721.pdf
- 人生の最終段階における医療の普及・啓発の在り方に関する検討会：人生の最終段階における医療・ケアの決定プロセスに関するガイドライン 解説編 2018年改訂版．
  https://www.mhlw.go.jp/file/06-Seisakujouhou-10800000-Iseikyoku/0000197722.pdf
- 堂園俊彦，編著：倫理コンサルテーションハンドブック．医歯薬出版，2019．
- 堂園俊彦，他編著：倫理コンサルテーションケースブック．医歯薬出版，2020．
- 箕岡真子：エンド・オブ・ライフケアの臨床倫理．日総研出版，2020．

■第5章：臨床倫理

132 在宅医療での倫理事例[2]

「落としどころ」を探るには

SUMMARY
在宅医療では，医学的妥当性だけでなく，患者の生活上の課題が様々に絡み合い，倫理的にも複雑な問題となっていることが多い。それらを解きほぐし，患者にとって望ましい選択をしていくための方策を示したい。

KEYWORD
MCD (moral case deliberation)
ケースを担当する多職種みんなが対等に意見を出しながら徹底的に話し合い，ケースの理解を深めていく臨床倫理実践の方法[1]。

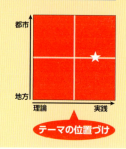

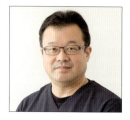

足立大樹（ホームケアクリニック横浜港南院長）

PROFILE
2004年に横浜市栄区で診療所を開業。以来，横浜市南部地域で在宅医療を続けている。2012年に診療所を移転し，現在の診療所名となった。2016年より横浜市立大学臨床准教授。2020年より日本医学哲学・倫理学会推薦評議員。

POLICY・座右の銘
他者の合理性を理解する

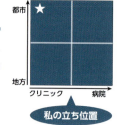

つい最近訪問診療を開始した男性の妻から，午前1時過ぎに電話がかかってきた。「おしっこの管が流れてないみたいなんです。先生，来てもらえませんか？」。往診することをまずは伝え，カルテを見返してみる。

1 ケース

CASE：93歳男性。心原性脳梗塞後遺症，発作性心房細動，高血圧症，2型糖尿病，アルツハイマー型認知症。

現病歴：高血圧症，2型糖尿病で20年以上前から近医に通院していた。一昨年頃から物忘れも目立つようになり，近医でアルツハイマー型認知症と診断され，抗認知症薬が開始された。昨年末に自宅室内で動けなくなっているところを，買い物から帰ってきた妻に発見され救急搬送，心原性脳梗塞の診断で市内の急性期病院に入院となった。入院中に尿閉となりバルーンカテーテルを留置された。左片麻痺が残存した状態で約1カ月後にリハビリ病院に転院となった。約2カ月入院したが，リハビリへの意欲に乏しく，ほぼ一日中ベッド上生活の状態に留まった。入院中にカテーテル抜去を本人が希望したため抜去が試みられたが，自排尿が確認できず留置継続となった。内服加療とカテーテル管理の継続を主な目的として，約2週間前の自宅退院日から訪問診療を開始した。

生活状況：87歳の妻と一軒家で2人暮らし。妻は日常生活は自立しているが，腰部脊柱管狭窄症，両変形性膝関節症などがあり，介護負担が過度にならないように注意が必要である。

介護状況：介護認定 要介護4。介護保険サービスは，訪問看護を週1回利用するに留まっている。ケアマネからの情報では，本人・妻ともに他人が関わることをあまり好まず，訪問看護の導入について同意を得るのがやっとだったという。

以上のような情報を確認した上で，1時半頃に患者宅に到着した。蓄尿バッグとカテーテル内には尿はごく少量しか確認できない。カテーテルの閉塞だろうと推測し，カテーテル交換の必要性について患者本人と妻に説明し，同意を頂く。留置されていたカテーテルを抜去してみると，やはり先端が澱のようなもので閉塞していた。そして，新たなカテーテルを挿入したところ，約800mLの尿が一気にカテーテルを通して蓄尿バッグに流出してきた。患者は「ああ，楽になった，助かった」

と安堵の表情を浮かべる。そしてさらに「楽になったから，もうこの管は抜いて欲しい」と加えられた。えっ……。ここで抜いてしまったら，また尿が出なくなって，つらい思いをするじゃないか……。

2 ケースへの対応

さてここでどうするか。まずはビーチャム＆チルドレスによる「医療倫理の4原則」つまり①自律尊重原則，②無危害原則，③善行原則，④正義・公正原則を思い出してみよう。患者はカテーテル抜去の希望を明確に表明している。①に従うならば，抜去するしかないだろう。また，カテーテル留置は患者にとって苦痛を伴う。患者の同意がないならば，留置は②に反することになるだろう。

一方，抜去した場合には，遅くとも今日の午後には膀胱内に多量の尿が溜まり，患者は再び強い苦痛を経験することになる可能性がきわめて高い。③に従うならば，カテーテルは留置しておくべきだということになる。また，抜去後に尿閉が生じることは医師側には容易に想像できることであり，抜去の数時間後に再度往診しカテーテル挿入・留置を改めて行うことは，医療資源の適正な配分に当たるのかという問題もある。つまり，抜去は④に反する可能性がある。

そういうわけで，4原則を参照するだけでは結論には至らない。しかし，問題を整理するにあたり，4原則は補助線としての役割を果たすだろう。

3 多職種で考える

倫理的な問題というのは，どのような選択をしたとしても，すっきりとした解決になることは稀である。大抵は「落としどころ」を探ることになる。そのためにはケースをよく理解することがとても大切である。今回のケースでも実はよくわかっていないことがたくさんある。尿閉はなぜ生じたのか，患者はカテーテル留置の理由を理解できているか，なぜカテーテルを抜きたいのか，妻はどう考えているか，等々。こうした情報はケースに関わる人たちが各自の視点で持っていることが多い。ゆえに多職種で集まって情報を出し合い整理するというのは大切なステップである。情報整理の道具としてジョンセンらによる症例検討シート（いわゆる4分割表）[2]も有用かもしれない。情報を整理したら，何が問題か，さしあたりの解決に向けて何を優先したらよいか，多職種各自が案を出し合い検討することが望ましい。

ステップ1	導入
ステップ2	ケース紹介
ステップ3	ジレンマと，その根底にある道徳的問題を明らかにする
ステップ4	ケースの解き明かしによって提示者の立場に身をおく
ステップ5	ものの見方・価値観・規範を明らかにする
ステップ6	代替案を探す
ステップ7	個々人が判断し，自分の考えを明確にする
ステップ8	同意と差異に関する対話
ステップ9	結論と行動
ステップ10	しめくくりと評価

図1　ジレンマ・メソッドの手順　　（文献3より作成）

そうした対話的な臨床倫理の方法として，MCD（moral case deliberation）が挙げられる。紙幅の関係でここではMCDについて詳述しないが，対話を通じて多職種各自のケースの理解を深めること，各自の価値観や規範について自己理解および相互理解を深めることを重視するのがMCDの特徴である。多様なMCDの方法の中で代表的なジレンマ・メソッドの手順を図1に示す[3]。ケースに対してそれに関わる多職種が様々な方向から光を当て，ケースの理解を深め，問題に対するひとまずの解決案を提示しようとする試みと言えよう。

在宅医療における利点は，患者さんの生活に伴走しながらケース理解のための情報を多職種で蓄積しやすいこと，さらにその時々の状況の変化を都度認識し対処し続けるのが可能なことである。今回のケースでは，真夜中の往診時には本人と妻にカテーテル留置継続の必要性について丁寧に説明し，どうにか理解を頂いた。その上で，患者のカテーテル抜去の希望を叶えられるか，また抜去後に予想される頻回のおむつ交換を妻が行えるかなどを検討することになった。

倫理的問題の結論は常に暫定的なものであり，当事者にとってより良い選択肢とは何かを，当事者と関わる多職種で常に考え対話し続けることが大切なのである。

◀文献▶
1) 服部健司, 他：医療倫理学のABC 第4版. メディカルフレンド社, 2018, p166.
2) Jonsen AR, 他：臨床倫理学. 第5版. 赤林 朗, 他, 監訳. 新興医学出版社, 2006, p262.
3) 服部健司：生命倫理. 2017;27(1):17-25.

■ 第5章：臨床倫理

133 地域の中での臨床倫理カンファレンス

臨床倫理カンファレンスの実践

SUMMARY
プライマリ・ケアを実践する家庭医療，在宅医療では医師が多職種と連携し，臨床倫理的な考え方を用いて様々な問題に対応できると考えられる。そのため，地域の中で臨床倫理的な問題を検討する場を増やすことが重要と考える。

KEYWORD
地域臨床倫理カンファレンス（臨床倫理検討会）
臨床倫理の問題を含む症例に対し，地域の臨床倫理カンファレンスが開催され，多職種で相談することが，問題解決の道へつながると考えられる。地域にない場合は，臨床倫理学会や地域の基幹病院の倫理学教室との連携が重要である。

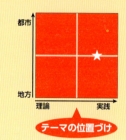
テーマの位置づけ

金城謙太郎（帝京大学医学部救急医学講座総合診療科教授）

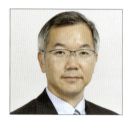

PROFILE
1995年慶應義塾大学医学部卒業。同大学大学院（内科・血液学）修了。同大学病院内科研修・血液内科専修医修了。横須賀米海軍病院，亀田ファミリークリニック，飯塚・頴田家庭医療プログラム家庭医療後期研修医・在宅フェロー，亀田森の里病院副院長を経て現在に至る。

POLICY・座右の銘
プライマリ・ケアの拡充と地域の健康問題の解決　独立自尊

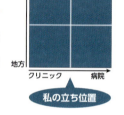
私の立ち位置

1 地域の中での臨床倫理カンファレンス（臨床倫理検討会）とは？

近年，病院内での意見の対立や倫理的ジレンマ等の臨床倫理問題の解決を支援する倫理コンサルテーションが普及している[1)～3)]。多様な背景を持つ人々の対話が重視され，①情報の共有，②新たな解決方法の発見，③考え方の変化，によって問題解決につながるとされる[1)]。また，地域の医療，看護，介護に関わる多職種等に対しては，倫理の専門家にコンサルトする院外臨床倫理コンサルテーション[1)]や，専門家の支援の有無に関係なく多職種で臨床倫理のフレームワークを用いて症例検討し，問題解決支援をめざす臨床倫理カンファレンス（臨床倫理検討会）が行われている[4)5)]。

地域でプライマリ・ケアとして外来・入院・在宅医療を行うときに，様々な倫理的な問題（ジレンマ）に苦慮することがある。どのように解決するか悩ましいときは，地域の倫理カンファレンスを開催し，コンサルテーションに依頼することで，問題が解決する可能性が高まると考えられる[1)～5)]。

2 臨床倫理カンファレンスの実際について

1 在宅医療での倫理カンファレンス

在宅医療では，小児から高齢者までの治療困難，緩和ケア，終末期等の症例が多岐にわたり，利用者と家族中心の場で行われ，それぞれの価値観が強調されるが，第三者の存在がなく，客観性や公平性の担保が困難である。さらに，所属が異なる様々な背景を持つ多職種が協働している。それらにより倫理的問題が複雑で対応に苦慮することが多い。そのため，臨床倫理専門家を中心とする院外地域倫理カンファレンス[1)]や地域でのJonsenらの4分割表[2)]を用いた臨床倫理カンファレンスにより問題解決が試みられている[5)]。

また，日本臨床倫理学会は，臨床倫理認定士の研修会を通して地域の臨床倫理に携わる専門家の養成や，2020年6月からは学会員に対して倫理コンサルテーション（相談）事業を試行開始している（http://square.umin.ac.jp/j-ethics/consultation.htm）。

2 神奈川臨床倫理カンファレンス

筆者は2015年より，コミュニティホスピタル（200

図1　地域臨床倫理カンファレンス
地域での臨床倫理に対する地域臨床倫理カンファレンスの役割

床未満の在宅支援病院)でプライマリ・ケアを実践し，様々な臨床倫理問題を感じる場面に遭遇した。

2018年5月に東海大学医学部基盤診療系医療倫理学の竹下啓教授に相談し，誤嚥のリスクが高い症例の栄養経路の方針決定に関して，第1回神奈川臨床倫理カンファレンス(通称:かなりん)を開催した。それ以降，竹下啓教授と臨床倫理の専門家である北里大学看護学部の長尾式子准教授と筆者の3人での毎月の共同開催となり，2021年10月で第45回を迎えている。

神奈川臨床倫理カンファレンスの形式としては，①臨床倫理基礎のレクチャー，②事例と問題点の提示，③生命・医療臨床倫理の4原則[1]，Jonsenらの4分割表[2]を用いての少人数でのグループディスカッション，④臨床に関する情報や，ゲストスピーカーからの意見(精神科医師，訪問看護，ケアマネジャー等)，事例に対する検討結果のフィードバック等が行われている。

テーマは共同主催者が事例を募り，参加者からの提案をもとに匿名化している。時には講演会を企画する。テーマの例として，神経難病，末期がん，認知症，慢性疾患(心不全，肺疾患，腎不全等)，嚥下障害などに対するケアや治療，事例当事者と家族と医療・介護者間での意見の対立による問題など，多岐にわたる。

参加者は原則的に医療・介護従事者やそれらに携わる学生で，毎回20～30名程度である。職種は学生，事務，介護職，ケアマネジャー，ソーシャルワーカー，リハビリ療法士，看護師，医師等で，多施設から参加する多職種の様々な意見によるディスカッションがカンファレンスの内容を豊かにしている。当初は東海大学(伊勢原市)，亀田森の里病院(厚木市)，北里大学(相模原市)で開催されたが，コロナ禍以降はZoomビデオ会議システムを使用している。参加者のアンケート調査では，多くの参加者が満足し，臨床倫理的な考え方を学び，臨床倫理問題への気づき，多職種連携の推進，問題解決能力の向上の可能性が考えられた(図1)。

3 臨床倫理カンファレンスの課題や問題点

3年間継続による参加者の固定化や，既出の事例以外の特殊な症例提示となると初心者が参加しにくくなる可能性が生じた。その点は，広く参加者を募ることや，初心者でもわかりやすいよう臨床倫理の基礎を毎回確認しながら行うことで対応している。

筆者は，幸運にも臨床倫理の専門家の先生方と学ばせて頂きながらカンファレンスに参加している。参加する方々も回数が増えると知識が増え，倫理的な側面から問題をとらえることでレジリエンス(自己の問題解決能力の向上)を身につけている印象がある。

これらのことからも，地域のプライマリ・ケアの現場で，臨床倫理の考えを醸成し問題解決につなげる上でも地域臨床倫理カンファレンスが広がることを切に願うとともに，プライマリ・ケアに携わる方々が地域の臨床倫理専門家に気軽に相談し，コンサルテーションやカンファレンスが各地で拡充することが重要と考える。

◀文献▶

1) 堂囿俊彦，編:倫理コンサルテーションハンドブック．医歯薬出版，2019, p2-14, 47, 83-7.
2) 赤林 朗，他監訳:臨床倫理学．第5版．新興医学出版社，2006, p1-13, 246-7.
3) 金田浩由紀:関西医大誌．2021;72:1-10.
4) 日本臨床倫理学会，編:臨床倫理学入門Ⅱ 各科領域の臨床倫理．へるす出版，2020, p1-12, 163-74.
5) 川口篤也:医学界新聞．(2014年1月13日)
https://www.igaku-shoin.co.jp/paper/archive/y2014/PA03059_02

■ 第6章：リハ×プライマリ・ケア

134 リハビリテーション医学とは〈総論〉

プライマリ・ケアとリハは切っても切れない

SUMMARY
リハビリテーション医学は人間の活動をみており，院内外のいかなる科の患者も対象となる。さらに，患者自身が活動の練習を効率的に行わない限り活動の障害が改善しにくいことがいわゆる医学的アプローチと決定的に異なる。(KEYWORDに続く)

KEYWORD
活動医学とプライマリ・ケア
(SUMMARYより続き) 効率性を左右するのは活動のコーチ＝リハビリテーションスタッフで，その監督たる医師も含めたチームの質が活動のアウトカムに直結する。これらのユニークな特徴はプライマリ・ケアの5つの理念とよく重なっている。

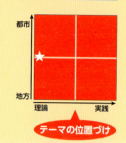
テーマの位置づけ

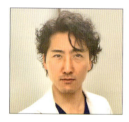

須田万豊 (慶應義塾大学医学部リハビリテーション医学教室)

PROFILE
2014年より慶應義塾大学医学部リハビリテーション医学教室助教。急性期，回復期，療養，在宅とさまざまな病期の施設で経験を積む。2018年，リハビリテーション科専門医。

POLICY・座右の銘
俺の命そっくりチップにしておまえらにかけるぜ！

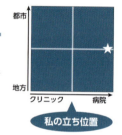
私の立ち位置

1 活動をみる[1)]

リハビリテーション（以下，リハ）を一言で表すと「活動をみる」になる。当科がとっつきにくいのは，この活動のみかたに慣れていないからであろう。人体は細胞が集まって組織になり，組織が集まって臓器になり，臓器によって全身ができ，そこから活動とその集合である生活が発生する（**図1**）。いわゆる"医学"はこの流れに沿って患者を治療する。投与したCa拮抗薬は細胞（膜）にとりつき，血管平滑筋という組織を緩め，血管という臓器を拡張させ，全身では血圧が下がり，患者はふわふわしためまいが軽減して再び散歩に行けるようになり，生活が改善するのだ。手術も臓器に作用して同様に全身→活動を改善させる。

一方，<u>リハはひたすら活動をみて，活動を良くする。そうすると流れが逆進し，患者は細胞まで良くなっていく</u>[1)]のだ。活動とは？ 関節可動域や筋力も活動で，それらが合わさった歩行や食事動作なども活動だし，家に段差があったり通勤距離が長いといった制限要因も活動だ。リハ科はこのように皆さんには馴染みの薄い"活動"

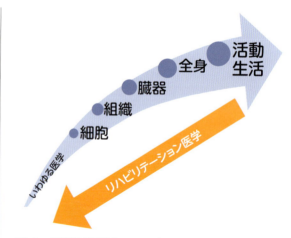

図1 臓器別医学とリハ医学の治療方向
（文献1より改変）

をみる集団なのである。

2 年齢・臓器別にあらず[1)]

理解を進めるために，ここから先はリハについて伝統的ないわゆる"医学"的アプローチと具体的に何が異なるのかを述べていきたい。

脳外科は心臓の手術をしないし，眼科は足の裏の悪性黒色腫を診ない。だがリハ科はどの科の患者も診る。新生児，妊婦だって診る。理由は簡単。医療は臓器別，年齢・性別の科に分かれているが，どんな年齢・性の人のどの臓器が悪くなっても活動の障害が出うるから。そして活動の障害を診るのがリハ科だからである。

3 時と場所を選ばず[1]

活動の障害は急性期だけの問題ではない。疾患の治療に奏効しても障害が残れば回復期リハの適応であるし，自宅復帰が難しいほどであれば介護医療院もある。さらに活動の障害は病院の中の話に限らず，たとえば道行く人でも歩行障害はよく見かけるものだ。自宅復帰してもこうした障害が残っていれば外来場面で診て，デイケアや訪問リハなどにつなげ，変化を追う必要がある。

このように，活動の障害をみて介入するリハ科はあらゆる病期≒場所で活躍している。

4 患者自身が頑張る[1]

肺炎を治しているのは本質的には抗菌薬だし，骨折の手術で頑張っているのは執刀医である。つまり，必ずしも患者本人の努力がなくとも細胞〜臓器の治療そのものは成功しうる。しかし，肺炎後の廃用や骨折の手術後の筋力低下（いずれも活動の障害）を改善しようとするときに，魔法の薬や手術はない。そう，患者自身が頑張って練習＝リハをするしかない。この点でリハ科は決定的にユニークである。

5 真のチーム医療[1]

4から続く。患者自身が頑張って練習しなければ上手くならないとはまさにスポーツであり，リハはよくこれに例えられる。脳卒中後に麻痺の出た脚で，数カ月で歩行を覚えないと家に帰れない……これは経験したことのないスポーツを短期間で上達させることとまったく同じである。（好きで始める訳でもない）初めてやるスポーツで，決められた期間に最も効率よく上達するには？ルールも道具の選び方も知らないのならば，当然そのスポーツに精通したコーチにつくのが最も早く，そのコーチこそリハチームのスタッフである。

看護師，薬剤師，栄養士，療法士などなど，彼らはコーチングのスペシャリストとして患者の活動をみて活動に介入するのである。そして医師はコーチであると同時にリハチームの監督なのだ。人を使って人を良くする，真のチーム医療がここにある。紙幅の都合上，詳説は拙著[1]を参照して頂きたい。

6 100人いれば100通り[1]

肺炎の例ばかりで恐縮だが，重症度と耐性菌リスクが同じであれば抗菌薬の種類はほぼ限られる。これは素晴らしいガイドラインが存在するからである。

しかし，歩行障害を治療するとなったらどうか。安易に歩行練習，ではない。歩行障害の原因は無限に存在し，歩くだけでは改善しないものも多々ある。つまり，歩行障害の患者の数だけリハのメニュー・時間割が存在することになる。

さらに，スポーツ同様にコーチ・監督の腕次第で患者の改善度は変わってしまう。患者1人に対してコーチ・監督の数だけ違うことを言うだろう。その中でも最も患者を改善できるようになるためには独学では厳しく，たくさんの腕利きのスキルを盗む必要がある。療法士に積極的に話しかけてみる。リハ科医に患者を紹介してみる。学会主催のリハセッションを受講してみる……。環境的制約はあるだろうが，こうした小さなことからでも始めていくと良いだろう。

7 最後に

プライマリ・ケアの5つの理念を思い出して頂ければ，前記6つのトピックとすべて重なっていることに気づくだろう。医師は細胞〜活動まですべての階層を網羅して診て，説明・治療する『包括性』と『責任性』を持つ。活動医学が「年齢・臓器別でない」のは包括的にあらゆる患者が対象になるということだし，「時と場所を選ばない」のはほかにも『近接性』と『継続性』を表している。「患者自身が頑張る」ことを「真のチーム医療」により最大効率が得られるべくサポートするには，継続して『協調性』を発揮する必要があり，「100人いれば100通り」という個別性と多様性は，そのチームの責任の重さを示している。このように，プライマリ・ケアとリハ医学はどちらも活動を相手にする以上，切っても切れない関係にあるのだ。

活動を評価し，どう介入して改善させ，いかに活動に合わせた環境にしていくのか。ひたすら活動をみ続ける超入門編の全9回，お付き合い下さい。

◀文献▶
1) 須田万豊：はじめてのリハビリテーション医学．中外医学社，2021, p220.

■第6章：リハ×プライマリ・ケア

135 ADL評価

ADL評価を基に機能訓練，環境調整を行い，QOL向上をめざす

SUMMARY
医学的リハビリテーションはADLの自立を目的とする。ADL評価および基本的検査の結果を総合的に解釈し，チームの役割を果たし，患者本人，家族の協力を得て社会で生活するひとりの人としてQOLの向上をめざすことが重要である。

KEYWORD
FIM (functional independence measure)
1983年にGrangerらによって開発されたADL評価法で，介助量の評価が可能であり，信頼性，妥当性に優れている。回復期リハビリテーション病棟のアウトカム評価である実績指数の算出にも用いられている。

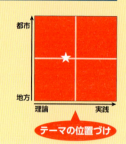
テーマの位置づけ

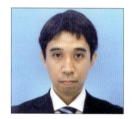
原嶋 渉（東海大学医学部専門診療学系リハビリテーション科学）
PROFILE
8年間理学療法士として従事し，東海大学医学部へ編入学。初期研修修了後，2年間の総合診療研修を経て，東海大学医学部リハビリテーション科学へ入局。日本リハビリテーション医学会専門医。
POLICY・座右の銘
為せば成る

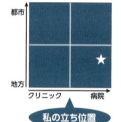
私の立ち位置

1 ADLとは

ADL (activities of daily living，日常生活活動) は1945年にDeaverとBrownが生み出し，ニューヨーク大学のRuskとLawtonが発展させたとされている。

日本リハビリテーション医学会では1976年に「ひとりの人間が独立し生活するために行う基本的な，しかも各人ともに共通に毎日繰り返される一連の身体動作群をいう」と定義している[1]。

ADLは身辺動作（セルフケア）であり，広義のADLと考えられる応用動作（家事動作や公共交通機関の利用等）のAPDL (activities parallel to daily living，生活関連活動) に対し，BADL (basic activities of daily living，基本的ADL) と呼ばれる場合もある。

2 APDLとIADL

APDLは家族や家を単位とした家事などの広義のADLと考えられる動作群であり，買い物，炊事，洗濯，掃除，乗り物の利用などが挙げられる。

一方，Lawtonは身体的自立の一段上の手段的自立の水準の活動能力をとらえる活動として，電話使用，買い物，食事の準備，家屋維持（掃除），洗濯，乗り物利用，服薬管理，家計管理の8項目からなるIADL (instrumental activities of daily living，手段的日常生活活動) を提唱した。現在ではAPDLとIADLは同義語として使われることが多い。図1に広義のADLの分類を示す[2]。

3 「できるADL」と「しているADL」

「できるADL」とは訓練あるいは評価のときに発揮されるADLであり，「しているADL」とは日常生活で自然に実行しているADLである。通常，この2つの間には差があり，物理的環境要因の相違，心理的要因の相違，人的環境要因の相違が要因として挙げられる。リハビリテーションの場面においては療法士が実際の生活を想定した訓練でできるADLを向上させ，看護師，介護士が日常生活の中でしているADLを向上させることが重要となる。

4 ADL評価

ADLの評価法は様々なものが発表されているが，BI (Barthel index) およびFIM (functional indepen

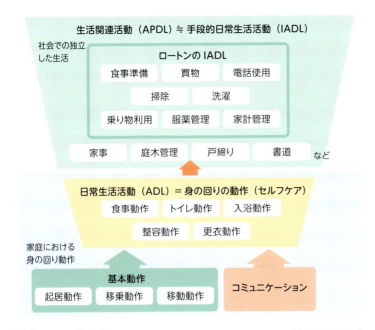

図1 ADLの分類 （文献2より引用）

dence measure）が最も使われている。疾患別リハビリテーションを行う際に作成が必要なリハビリテーション実施計画書においても，BIかFIMのどちらかでADL評価を行う必要がある。

1 BI (Barthel index)

食事，車椅子ベッド間の移乗，整容，トイレ動作，入浴，平地歩行，階段昇降，更衣，排便コントロール，排尿コントロールの10項目100点満点で評価する。項目により0，5点，0，5，10点，0，5，10，15点の重み付けがされている。簡便に評価できるため頻用されているが，整容，入浴で0，5点しかないなど採点が粗く，改善がとらえにくいという弱点もある。

2 FIM (functional independence measure)

FIMは「しているADL」を評価することが特徴で，運動13項目（セルフケア，排泄コントロール，移乗，移動の4分野），認知5項目（コミュニケーション，社会的認知の2分野）の合計18項目を採点する。どの項目も自立が7点，全介助が1点で統一されている。7，6点は介助が不要であり，5点から1点は必要な介助の程度で分類される。最高126点，最低18点である。点数が1点刻みで細かな変化もとらえやすいが，習得には時間がかかる。詳細は成書を参照されたい[3]。

5 IADL評価

IADL評価には定番と言われるものはない。代表的な評価法としてLawtonの評価法，FAI (Frenchay activities index)，日本語版FAI，老研式活動能力指標などがある。個々の評価法の詳細は成書を参照されたい[4]。

6 ADL評価と機能評価

人が意志をもって行為を行うには各関節の運動が複合され動作となる必要がある。よって，ADL評価に先立ってADLに関連する機能評価を行う必要がある。機能評価には関節可動域検査，筋力検査，麻痺の評価，感覚検査，協調性検査などがある。これらの検査結果をもとに回復が見込まれる機能，能力には治療，訓練を行い，回復に時間を要する場合や回復が見込めない機能，能力には代償手段や自助具・福祉用具を活用する。

7 FIMの使用例

右人工膝関節置換術後の患者が右膝の関節可動域制限，右下肢の筋力低下でズボンの上げ下げに軽く体を支える必要がある場合，FIMは最小介助で4点となる。この患者に関節可動域訓練，筋力増強訓練を行い，環境整備として手すりを設置してトイレ動作が自立した場合，FIMは修正自立で6点となる。

プライマリ・ケアの現場ではFIMのすべての項目を詳細に評価するのは難しい。上記の例のように，まずは項目を限定して評価を行い，採点に慣れてから徐々に採点項目を増やしていくのも良いと思われる。

◀文献▶

1) 日本リハビリテーション医学会：リハ医. 1976;13(4):315.
2) 細田多穂，監：日常生活活動学テキスト．改訂第3版．南江堂, 2019, p5.
3) 千野直一，他，編著：脳卒中の機能評価—SIASとFIM［基礎編］. 金原出版, 2012.
4) 千野直一，他，監・編：リハビリテーションMOOK 9 ADL・IADL・QOL. 金原出版, 2004.

第6章：リハ×プライマリ・ケア

136 ICFで包括的にとらえる

生活機能は「生きることの全体像」

SUMMARY
患者の生活・人生をより良いものにするためには，患者を生活者として包括的にとらえ，医療・介護の関係者が連携して支援体制を構築することが重要である。そのための共通認識の確立にICFが役立つ。

KEYWORD
ICF（国際生活機能分類）
ICFは生活機能と障害の分類であると同時に，人間を包括的にとらえる概念モデルでもある。"生きることの全体像"と言える生活機能を軸に，そこに影響する健康状態・背景因子の視点と，各要素間の相互作用を重視する点が特徴である。

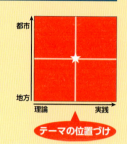
テーマの位置づけ

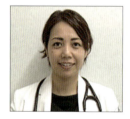

成瀬 瞳（金井病院総合診療科）

PROFILE
理学療法士免許を取得後に医学部を卒業。関西家庭医療学センターで後期研修を修了し，現在は京都の金井病院総合診療科に勤務。家庭医療専門医，日本リハビリテーション医学会認定臨床医，日本医師会認定産業医，日本医師会認定健康スポーツ医。

POLICY・座右の銘
できるかできないかではなく，やるかやらないか

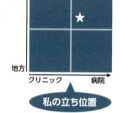
私の立ち位置

1 ICFとは

ICF（international classification of functioning, disability and health，国際生活機能分類）とは2001年にWHOで採択された生活機能と障害の国際分類で，1400以上の項目がコード化され，国内外の医療・福祉・教育などの異なる分野をつなぐ共通言語となっている。また，単なる分類ではなく，人間を包括的にとらえる概念モデルとして臨床現場でも活用されている。それまで用いられていたICIDH（International Classification of Impairments, Disability and Handicaps，国際障害分類）は，障害というマイナス面に注目し，原因→結果という一方向の疾病治療論に基づいていたが，ICFは生活機能というプラス面に注目し，そこに問題が生じた状態をマイナス面（障害）としてプラス面（生活機能）の中に位置づける。さらに，生活機能に影響する健康状態，背景因子（環境因子・個人因子）を考慮し，各要素間の相互作用を重視する点が特徴である。

図1のように，ICFにおける「生活機能」は①心身機能・構造，②活動，③参加の3つの階層で構成される[1]。

それぞれ生物（生命），個人（生活），社会（人生）のレベルに相応し，"生きることの全体像"とも表現される[2]。3つの階層は相互に影響し合い，また「健康状態」と「背景因子（環境因子・個人因子）」からも影響を受ける。心身の機能・構造が改善しなくても，活動や参加を促すために環境因子や個人因子を賦活させて，全体としてバランスのとれた新たな生活を再構築することができるという，いわば障害の医学モデルと社会モデルを統合した概念である。

ICFを活用することで，患者の"生きることの全体像"を包括的にとらえるだけでなく，本人・家族と医療・介護・リハビリなどの専門家を含めたチーム全体でものの見方・考え方を共有することができる。その結果，統一したゴールへ向かってリハビリを進め，急性期・回復期・生活期のフェーズをまたいで連携し生活支援体制の構築に役立てることができる。

2 ICFからリハビリのゴール設定につなげる

ICFを用いて把握した生活機能と背景因子をもとに介入のプランを立てるが，そのためにはゴール設定が不

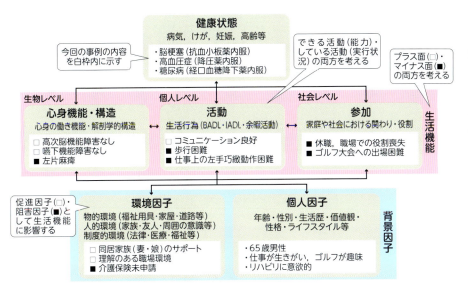

図1 ICFモデル　　　　　　　　　　　　　　　　（文献1をもとに作成）

可欠である。カルテ記載法の1つであるSOAPで言うならば，S（主観的データ）とO（客観的データ）をICFで整理した後に，A（評価）からP（計画）に繋げる作業である。疾患の治療には「治癒・寛解」というゴールがあるが，リハビリでめざすゴールはより個別性が高い。ゴール設定のためには本人・家族の希望に加え，実際の生活で必要な活動を把握し，現状および予測される予後と照らし合わせ，その差を意識しながら短期目標と長期目標を定める。ICFを用いて各要素を整理することで，具体的なプランを立てる際に多角的な視点でアプローチを模索できる利点もある。

3 ICFの活用事例

図1に示すように，実際にICFで患者をどうとらえるかの事例を紹介する。

○

長年会社で役職を任され仕事が生きがいの65歳男性[個人因子]。高血圧症・糖尿病はあるものの内服薬でコントロールがついており[健康状態]，定年後も仕事を続けつつ趣味のゴルフで大会にも出場する[参加]など精力的に活動していた。ある日，脳梗塞[健康状態]による左片麻痺[心身機能]を発症し，歩行[活動]や左手の巧緻動作[活動]に困難が生じて休職せざるをえず[参加]，ゴルフもできなくなった[参加]。幸い高次脳機能障害はなく[心身機能]コミュニケーションは良好に保たれ[活動]，家族のサポートもあり[環境因子]リハビリに意欲的[個人因子]であった。

急性期でのICF評価を回復期病棟に引き継ぎ，復職をゴールとしてリハビリを継続した。麻痺は十分に回復しなかったが[心身機能]，退院に向けて介護保険を申請して自宅の環境を整備した[環境因子]。実際の生活の場や通勤ルートを想定した歩行訓練[活動]，仕事に必要な巧緻動作の訓練を行うこと[活動]で能力の向上を図るとともに，T字杖・短下肢装具の活用[環境因子]，職場環境の工夫[環境因子]によって，脳梗塞発症5カ月後に職場復職[参加]を果たすことができた。仕事の従事[参加]により歩行や手の巧緻動作[活動]が維持され，麻痺側の廃用を予防することができ[心身機能]，大会には出場できないものの趣味のゴルフの上達がリハビリ継続へのモチベーションとなっている[参加／個人因子]。

この事例を通して，活動制限・参加制約の原因は片麻痺という心身機能の低下であるが，それが改善しなくても活動への働きかけや環境因子への介入で，活動や参加に変化がもたらされることがわかる。また，参加の促進が活動や心身機能に良い影響を与えうることもわかる。つまり，生活機能低下の原因と解決のキーポイントは別であることが多いのである。

本稿では脳梗塞の事例を挙げたが，ほかにも在宅でICFを活用できる事例は多い。認知症高齢者が安全な独居生活を送るために，がん患者の終末期のQOLを上げるために，私たちに何ができるのか。障害を様々な角度からとらえ，「○○だからできない」ではなく「○○すればできる」とポジティブな思考へと向かうことが，ICFを用いる大きなメリットである。ぜひ明日からの診療にICFを活用してほしい。

◀文献▶

1) 障害者福祉研究会，編：ICF 国際生活機能分類—国際障害分類改定版. 中央法規出版, 2002.
2) 上田 敏：ICF（国際生活機能分類）の理解と活用. きょうされん, 2005.

■第6章:リハ×プライマリ・ケア

137 リハビリテーション処方とリスク管理

処方箋を活用したコミュニケーションとリスク管理

SUMMARY
リハビリテーション処方は単なるオーダーではなく，リハビリテーション医療におけるスタッフ間のコミュニケーションツールである．処方にあたりスタッフが必要としている情報やリスク管理について述べる．

KEYWORD
リスク管理
診療において起こりうる有害事象を前もって予測し回避するための行動．特にリハビリテーションは，医師ではなくスタッフが医療行為を直接行うことが多いため，リスクを予測するだけでなく，スタッフ間で共有することが重要である．

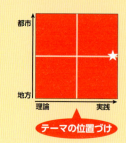
テーマの位置づけ

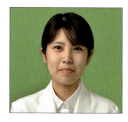

新谷可恵
(元 京都岡本記念病院・静清リハビリテーション病院非常勤医師)

PROFILE
2014年高知大学医学部卒業．初期研修修了後，京都岡本記念病院・亀田総合病院にて勤務．2020年より2021年12月まで京都岡本記念病院・静清リハビリテーション病院にて勤務．リハビリテーション科専門医．

POLICY・座右の銘
医師も健康第一

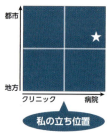
私の立ち位置

❶ リハビリテーション処方

　リハビリテーション（以下リハ）処方とはそもそも何だろうか？　まず制度上の位置づけについて，リハ自体は「診療の補助として理学療法又は作業療法もしくは言語訓練等を行うこと」（理学療法士及び作業療法士法第15条第1項および言語聴覚士法第42条より）とされている．つまりリハは診療の一部であり，これらの法的根拠を担保するために医師の処方が必要である．またリハ処方箋には，保険算定のための病名（疾患別リハの適応があるもの），疾患の発症日，処方内容の記載が必要である（表1）．

　これらの記載事項は必要最低限のものだが，リハ処方箋にはそのほかにコミュニケーションツールとしての重要な役割がある．リハ医療は医師のみで成立しえないため，処方にあたっては主治医としての治療方針をスタッフに明確に伝え共有する必要がある．どんなゴールに向けて，どのようなリハを，どのくらいの期間行うのか，訓練にあたりどのようなリスクがあるかを伝えるべきである．これは後述するリスク管理にも繋がる．セラピス

表1　リハ処方に必要な記載事項

▶指示医氏名
▶指示日
▶病名
▶発症日（手術が行われた場合は手術日）
▶処方内容（療法の種類・訓練内容）
▶到達目標
▶リハを行う期間
▶リスク・禁忌事項

トは自分の専門領域において患者を評価し訓練の目標設定をするが，治療方針の全体像がわからないとめざすべきゴールがあいまいになってしまう．

　筆者は普段，急性期病院で他科から依頼を受け診察，リハ処方を行っている立場だが，主治医の意向や方針が具体的に伝わる依頼はとてもありがたく感じる．たとえADLなどリハビリテーションに直接的に関わる目標の記載がなくとも，入院期間の目安や疾患の予後予測などが記載してあれば，リハ方針を決める際に参考にできる．

2 リスク管理

　リハにおいては，実施する場所を問わず安全性が求められる。患者の転帰に悪影響を及ぼす有害事象を起こさないことは治療の第一であり，発生してしまうと在院日数の長期化などコストの問題も生じる。また患者・医療従事者間の信頼関係を築くことはリハのパフォーマンスに大きく影響を及ぼし，信頼関係が失われた場合は訴訟に発展するリスクもある。こうした事態を防ぐため，患者・医療従事者双方にとってリスク管理が大切となる。

　リハのリスク管理は「予防」「イベント発生時の対応」「再発防止」の3つにわけてシステムを構築する必要がある。

1 予防

　まずはリスクのスクリーニングをするが，リハのリスク管理においてはここが医師に最も期待される部分である。カルテや前医の情報から，既往歴・併存疾患・病歴・現在の治療状況・検査所見・内服薬を確認する。身体診察ではバイタルサインのほか，視診で皮膚や関節に異常がないか，触診で深部静脈血栓症を疑うような下腿浮腫がないか，聴診で副雑音がないか，などを確認する。栄養状態や摂食状況を確認することも重要である。これらのリスクは処方箋を利用してスタッフと共有する。今までに取り扱ったことがないハイリスク事項や特別な注意事項があれば詳細に伝える。

2 イベント発生時の対応

　リハは病院以外にも，在宅など医師がいない環境で行われる場合もある。イベント発生に備え，まずはスタッフへの定期的な BLS (basic life support) 研修など，スタッフ教育が重要である。救急カートを揃えるなどの環境整備も求められる。また，緊急時の連絡先を決めておく，在宅ではためらわず救急要請する，といった対応策の事前の取り決めも欠かせない。

3 再発防止

　イベント発生後は振り返りを行い，改善点の周知やマニュアルの変更を行う。

3 リハ中に発生しうるイベント

　リハ医療において頻度の高い有害事象・インシデントとして転倒，転落，誤嚥が挙げられる[1,2]。そのほかに疾患の悪化による急変がある。

　また遭遇しやすい症状のひとつに血圧の変動が挙げられる。リハにおいて血圧変動をどの程度許容するかは，医師がセラピストからよく確認される事項のひとつである。ガイドラインでは「血圧変動の原因が明確であり，全身状態が安定していると判断できる場合は，訓練を実施」し，「訓練中止を考慮する目安として，収縮期血圧180～200mmHgを超える場合，または収縮期血圧70～90mmHg未満を参考値とする」ことが提案されている[3]。血圧高値によって急変のリスクがある脳動脈瘤や大動脈瘤，大動脈解離などが併存疾患にある場合は，必要に応じて個別に目標値を指示する。また，パーキンソン病や脊髄損傷など自律神経障害をきたす疾患では起立性低血圧を起こすことがある。起立性低血圧が生じた場合，ベッドのギャッジアップ機能や弾性包帯による下肢の圧迫を利用し，段階的に離床を進める。起立性低血圧の原因が心原性である場合を除き，離床を控えることはかえって廃用症候群による症状増悪をまねく。

　そのほかに遭遇しやすい症状として動悸・不整脈，意識障害，呼吸困難などが挙げられるが，いずれも原因が明確で全身状態が安定していると判断できる場合は，訓練の実施がガイドラインで提案されている。急激な症状の変化やいつもと違う症状がある場合，指示を出した医師や緊急対応先へ速やかに繋げられることが重要である。「リハビリテーション医療における安全管理・推進のためのガイドライン」[3]は是非一読されたい。

4 他職種への伝え方

　これらのリスク管理は，処方した医師がリスクを理解していても，実際にリハを行うスタッフに伝わっていなければ意味をなさない。スタッフと対面で話す機会を確保することが難しい場合も，是非処方箋を通じてコミュニケーションを図ってほしい。

◀文献▶

1) 里宇明元，他：リハビリテーション医療における安全管理・推進のためのガイドライン．日本リハビリテーション医学会診断ガイドライン委員会，編．医歯薬出版，2006, p20-5.
2) 渡邊 進，他：回復期リハビリテーション病棟．第2版．日本リハビリテーション病院・施設協会，他編．三輪書店，2010, p150-6.
3) 公益社団法人日本リハビリテーション医学会 リハビリテーション医療における安全管理・推進のためのガイドライン策定委員会，編：リハビリテーション医療における安全管理・推進のためのガイドライン．第2版．診断と治療社，2018.

■ 第6章：リハ×プライマリ・ケア

138 杖・歩行器・車いすの基礎知識

移動を知る，移動を診る

SUMMARY
プライマリ・ケア医は杖や車いすを使用している患者を診療しているが，残念ながら杖や車いすについて学ぶことはほとんどない。これらの目的，特徴，使用方法や，プライマリ・ケア医がチェックすべきポイント，制度について紹介する。

KEYWORD
支持基底面（図1）
体重や重力により圧を感じることができる身体表面（支持面）とその間にできる底面のこと[1]。支持基底面が広いほど安定性が良い。

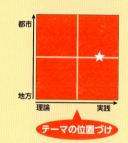
テーマの位置づけ

大野洋平（岡山大学病院総合内科・総合診療科）

PROFILE
総合診療科で2年間後期研修を行い，回復期や生活期の医療を深く知りたくなりリハビリテーション科に転科して4年目になりました。障がい者スポーツ（卓球）にも関わっています。当記事の完全版となるブログ記事はQRコード参照。

POLICY・座右の銘
なんでやねんとまあええか

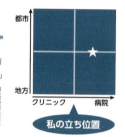
私の立ち位置

1 はじめに

杖・歩行器などの歩行を補助する歩行補助具と，車いすを合わせて移動補助具と総称する。移動補助具の選択には屋内・屋外，介助者の有無，時間帯（日中・夜間）などの環境要因も大きく影響する。ここでは様々な移動補助具（図2）の特徴やチェックすべきポイントについて解説する。

2 歩行補助具

歩行補助具の利点は以下の3点である。①支持基底面（KEYWORD参照）を広げ安定性を高める，②体重を補助具に分散させ下肢にかかる体重を減らすことができる（免荷という），③重心移動の代償ができる。

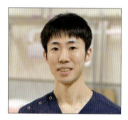

図1 支持基底面 （文献1より作成）

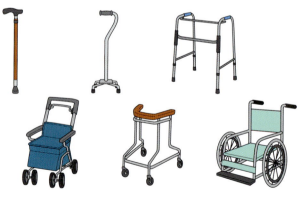

図2 様々な移動補助具
上段左からT字杖，四脚杖，歩行器，下段左からシルバーカー，歩行車，車いす

また，副次的な効果として歩行に問題があることを周囲にアピールすることができる。

1 杖

「転ばぬ先の杖」ということわざがあるように，杖は歩行補助具として古くから使用されている。英語ではケイン（cane）とクラッチ（crutch）にわかれ，身体と1点のみで接するものがケイン，身体と2点以上で接するものがクラッチである。

(1) ケイン：T字杖，四脚杖など

・T字杖

メリットとしては軽いこと，つく角度の制限がないことがある。一方で免荷としては十分ではなく，杖なしでも歩けることが前提の杖である。

また，杖のみでは自立しない点，手の筋力がある程度必要になる点に注意を要する。

・四脚杖

脚が4つあり「4点杖」と呼ばれる。杖のみで自立し，T字杖より支持基底面が広いことがメリットである。

一方ですべての脚が地面に接地する必要があり，不整な路面では危険となる。また，ある程度のスペースが必要で，病院や施設以外での使用頻度は低い。

(2) クラッチ：ロフストランド杖，松葉杖

ケインと比較して十分免荷が可能であるが，上肢の筋力をより必要とすること，エネルギーを消費しやすいことからケインより適応は限られる。

杖のチェックポイントは以下の3点である。

> ① 杖の長さとして握る高さは大腿骨大転子を目安とする。ただし体格や慣れなどにより最適な杖の長さには個人差がある。
> ② 原則として片側下肢に問題がある場合，逆側の手で杖を持つ。
> ③ 杖先のゴムが摩耗していないか，溝の消失などをチェックする。

2 歩行器・歩行車

歩行器とは両側上肢で操作し，人体を取り囲むような枠構造を持つ歩行補助具と定義されている[1]。杖よりも支持基底面がさらに広くなるが，90cm程度と幅が広いこと，原則として平地でのみ使用可能であることから，使用できる環境であるかを杖よりさらに慎重に検討する必要がある。

また，シルバーカーと混同しやすいが，シルバーカーは荷物の運搬や座る機能が主であり，歩行補助具がなくても歩行可能な人が対象となる。

・歩行器

いわゆる「ピックアップ歩行器」と呼ばれるもので，歩行時の支持性が良いこと，小さな障害物は越えられることが長所である[2]。使用には自身で持ち上げて運ぶ上肢・体幹の筋力が必要である。持ち上げる際に脊椎に負荷がかかりやすいため，脊椎圧迫骨折後急性期などでの使用は推奨されない。

・歩行車

いわゆる「サークル歩行器」と呼ばれるもので，四輪がついているため連続歩行が可能で，上肢の筋力が比較的弱くても歩きやすい。ただし，下肢が四輪の動きについていけない場合は危険である[2]。

3 車いす

自走用と介助用，手動と電動に大別される。歩行器と同様に80～90cmの幅がある。自走用車いすは両手で駆動することが一般的であるが，片麻痺の患者では健側の上下肢で駆動する場合もある。また起立性低血圧をきたしやすい患者には，チルト・リクライニング機能のある車いすが選択される場合もある。

チェックポイントとして，既製品の車いすは患者の体格や体型（円背など）に必ずしも適合していないことがあり，その際は座面や背面にクッションを入れるなどの工夫が重要である。

また，立位をとれない患者の場合，体の側面にあるアームサポートが着脱可能なタイプであると，移乗の際に動線の妨げとならないため有用である。

車いすを介助者が押す際に注意すべきこととして，エレベーターに乗るときと下り坂では原則として進行方向に対して後ろ向きで移動すること，曲がり角を曲がる際は出会い頭の衝突を避けるため大きく回ることが挙げられる。また，移乗時にはブレーキがかかっているか，フットレストから足を下ろしているかを必ず確認する。

◀文献▶

1) 日本整形外科学会, 他監：義肢装具のチェックポイント. 第8版. 医学書院, 2014.
2) 松原勝美：移動補助具. 第2版. 松澤 正, 監. 金原出版, 2009.

■ 第6章：リハ×プライマリ・ケア

139 外来でリハ科に紹介するポイント

外来で遭遇しやすい3つのパターン

SUMMARY
外来でリハビリテーション科に紹介するポイントのうち，嚥下障害の患者，装具療法中の患者，ボツリヌス療法を検討すべき患者の3つについて述べる。嚥下機能は歩行機能などと異なり，直視下で評価を行うことが困難なため，その評価には嚥下造影検査や嚥下内視鏡検査などの嚥下機能検査が有用となる。

KEYWORD
不顕性誤嚥
むせを伴わない誤嚥のこと。誤嚥の25%は不顕性誤嚥であるというデータもある[1)2)]。

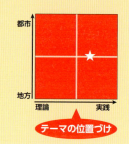
テーマの位置づけ

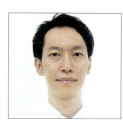

松浦広昂[1)]　和田勇治[2)]（1 藤田医科大学医学部リハビリテーション医学講座講師　2 日本医科大学千葉北総病院リハビリテーション科臨床教授）

PROFILE
2011年大阪医科大学卒業。初期研修を含めて5年間総合診療に従事した後，2016年度より藤田医科大学リハビリテーション講座入局。同大大学院2019年卒業。2020年リハビリテーション科専門医取得。2021年度より現職。（松浦，写真も）

POLICY・座右の銘
成功は技術である

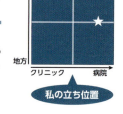
私の立ち位置

　本稿では，外来でリハビリテーション（以下，リハ）科に紹介することをお勧めするポイントを以下の3パターンに絞って述べる。

1 嚥下障害の患者

　嚥下障害には飲み方を工夫すれば問題なく食べられるレベルから，食形態にも工夫が必要なレベル，安全な経口摂取が不可能なレベルと幅がある。誤嚥により誤嚥性肺炎を発症するかは，嚥下障害のみならず，防御因子の低下（咳嗽力，免疫力の低下など）や起炎物質・細菌の増加（口腔衛生不良，胃酸逆流など）にも影響を受ける。

1 嚥下機能検査の必要性

　嚥下機能は歩行機能と異なり，直視下で評価を行うことや，介助することができない。嚥下機能検査として，嚥下造影検査や嚥下内視鏡検査などがあるが，検査をすることで嚥下障害に対する対応が明確になることも多い。

2 嚥下障害の原因

　嚥下障害は脳卒中や神経・筋疾患，加齢が主な原因である。緩徐な進行で全身状態に影響を与えにくい原因ほど見逃されやすいが，その中の1つに頸椎前縦靱帯骨化

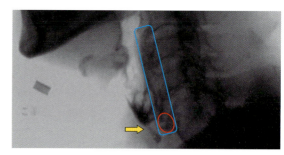

図1　嚥下造影検査（側面像）
坐位で濃いとろみ水4mLを摂取し，1回目嚥下時。頸椎前縦靱帯骨化症がC4-6レベルに認められる（青線部）。その下部（赤線部）により食道入口部が圧迫され，濃いとろみ水がスムーズに通過しなかった（黄矢印）。正面像も確認し，頭頸部を回旋しながら嚥下することでスムーズに食道入口部を通過するのを確認した

症がある。**図1**のように食道が圧迫され，嚥下障害に繋がることがあるが[3)]，頭頸部の回旋で劇的に嚥下機能が改善することもあるので，疑えば頸椎X線・CT検査やリハ科への紹介を検討する。治療として手術が選択されることもある[4)]。

3 紹介するポイント

　食事時や夜間のむせの病歴がある場合や高齢者の肺炎

の場合，紹介を検討する．詳細は成書に譲るが，該当者が多い場合は改訂水飲みテストなどの評価を行い，増粘剤使用などを試して，それでも解決できない場合に紹介するのも一案である．むせはないが発熱や痰が持続する場合は不顕性誤嚥の場合もあるので，注意を要する．

2 装具療法中の患者

脳卒中などの発症後，装具（多くは短下肢装具，以下同様）・補助具を用いて歩行が可能となり自宅退院した後，次第に歩行機能が低下し，装具を変更すべき状況となっている例が散見される．歩行機能の低下の原因には，加齢や活動量低下などによる筋力低下，痙性の亢進などがある．不良な歩容による膝・腰の疼痛を機に受診し，対処に至る場合もあるが，受診に至らず結果的に不適切な装具を何年も使用していることもある．

1 装具作製の概要

障害者総合支援法によって装具を作製する場合，多くの場合3年で再作製が可能であるため，それ以上長期に使用している場合，一度リハ科に紹介して，定期的なフォローに繋げることが望ましい．装具の作製を更生相談所で一括対応している県もあるので，市役所で確認するとよい．

2 装具使用のポイント

患者，家族から相談が多いのは，長年の使用や風呂場での使用によって，ベルトの機能が低下する場合である．ベルトの交換で済む場合もあれば，本体の耐久性を考慮して本体ごと再作製を勧めることもある．なお，耐水性のベルトもあるので，浴室内で使用する場合は相談するとよい．逆に，長年使用しているのにベルトや本体の問題が全然ない場合，使用頻度が低い可能性がある．下肢機能，歩行機能の改善により不要となっている例もあるが，廃用性筋萎縮や痙性亢進によって装着が困難となる場合や，筋力低下などによって立脚時の安定性が不十分となる場合に使用を中断する例のほうが多い．下腿部分のサイズ変更やより安定性の高い装具を検討する．

3 紹介するポイント

装具のサイズや使用感の変化の訴えがある場合，装具があるのに使わなくなった場合，定期的なフォローがない場合などに紹介を検討する．また，装具がなくても，歩行能力低下や腰痛，下肢痛が装具，サポーターで改善できる場合もあるので紹介を検討する．例として多いのは変形性膝関節症，鶏眼，外反母趾に対する膝装具（サポーター）や足底板（インソール）である．

3 ボツリヌス療法を検討すべき患者

ボツリヌス療法の適応は様々であるが，本稿では上下肢痙縮について述べる．近年安価な薬剤も登場し，今後ボツリヌス療法が広く浸透することが期待される．痙縮（伸張反射増強の結果として腱反射亢進を伴って生じる，他動伸張時の速度依存性筋緊張亢進）が長く続くと拘縮（廃用症候群の一要素で，皮膚，骨格筋，関節包，靱帯などの関節周囲軟部組織が器質的に変化し，その柔軟性や伸張性が低下したことで生じる，関節の完全可動域が失われた状態）を合併し，ボツリヌス療法の適応外となってしまうこともあるため，早めに紹介することが望ましい．

1 下肢痙縮における主なボツリヌス療法の適応

下肢痙縮で多いのは，足関節底屈筋群の痙性亢進や，足関節内反（主に後脛骨筋），クロートゥ（主に長趾屈筋，長母趾屈筋）である．立位・歩行時にのみ見られる場合もあるので，安静時だけでなく立位・歩行時の痙縮評価を行う必要がある．装具を使用している例でも，定期的なボツリヌス療法（効果はおおむね3カ月程度）によって装具なしでの歩行が可能となる例もある．寝たきり患者の場合，大腿内転筋群の痙縮により，開脚制限によっておむつ交換に難渋することがある．

2 上肢痙縮における主なボツリヌス療法の適応

上肢痙縮を伴う不全麻痺は，その機能が健側上肢で代償可能であるため，下肢よりも学習性不使用で拘縮に至ることが多い．上肢では，脳卒中などによる重度片麻痺患者で大胸筋（治療の便宜上上肢に分類されている），上腕二頭筋の痙縮により更衣が困難となることが多い．

そのほか，手関節掌屈筋群や手指屈筋群の痙縮も日常生活を妨げる．比較的軽度な例においては，ボツリヌス療法によって仕事などで高い巧緻性が発揮できるようになることもあれば，より重度例において，ボツリヌス療法・上肢装具・リハを併用することで最低限のつまみ動作のみ獲得できる場合もある．

3 紹介するポイント

痙縮および，運動障害や介護負担増大などの問題が確認された場合は，痙縮の改善で問題が解決できることがあるので紹介を検討する．

◀文献▶

1) Sakai K, et al : J Oral Rehabil. 2016 ; 43(2) : 103-10.
2) Ramsey D, et al : Dysphagia. 2005 ; 20(3) : 218-25.
3) 福井大修, 他：中部整災誌. 2017 ; 60(3) : 641-2.
4) Miyamoto K, et al : Eur Spine J. 2009 ; 18(11) : 1652-8.

■ 第6章：リハ×プライマリ・ケア

140 在宅診療とリハ

在宅でもできるリハ／在宅だからこそできるリハ

SUMMARY
在宅症例では，課題特異度の高い個別訓練を提供できる訪問リハは有用なリハサービスである。終末期症例であってもリハの意義は大きく，積極的にリハ的介入を試みるべきである。

KEYWORD
課題特異的訓練
目的とする動作を行う条件（場所，自立／介助，道具の有無など）を具体的に限定し，その条件をできるだけ再現して繰り返し訓練を行うこと。汎用性は低いが，最も効率的に動作獲得・定着が期待できる。

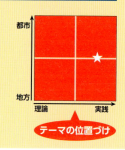
テーマの位置づけ

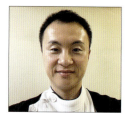

望月 亮
（袋井市立聖隷袋井市民病院リハビリテーション科主任医長・在宅支援室長）

PROFILE
福島県で家庭医療，在宅医療を学び，現在静岡県の150床病院のリハ医・病院家庭医。日本プライマリ・ケア連合学会認定家庭医療専門医・指導医，日本在宅医療連合学会認定登録医，日本リハビリテーション医学会認定臨床医，医学博士。

POLICY・座右の銘
足るを知り，常にフラットに

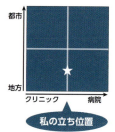
私の立ち位置

1 在宅リハの特徴

在宅医療の現場では，ICF（international classification of functioning, disability and health, 国際生活機能分類）でいう「心身機能」の改善が見込めず，認知機能障害を伴い，単純な機能訓練の反復が困難で，かつ運動学習能力が低下したケースが少なくない。また，入院リハビリテーション（以下，リハ）と比べ，在宅では関われるリハ専門職が限られ，それらが関わる頻度や時間も大きく制限される。このような診療セッティングでは，リハの目的をできるだけ絞り，明確にする必要がある。「機能維持目的」という名目で，漠然と続けているだけではリハの結果は望めない。

在宅リハでのキーポイントは，①栄養，②環境調整，③課題特異的な訓練，である。新たな急性期イベントやフレイルの進行を抑制するためにも，まずは着目するべき点が栄養である。在宅医療を必要とする虚弱患者では低栄養リスクが高いが，他の心身機能障害に比べ比較的介入しやすく，維持や改善が見込める。

また，手すりやスロープの設置といった住宅改修，歩行器といったデバイスを使った代償法は重要なリハ介入の手段であり，即時効果が得られることも多い。

そして，課題特異的な訓練を反復することが重要である。認知機能障害（運動学習障害）を持つ患者にとって，環境や動作手順が少し異なるだけで，まったく違うスポーツを覚えることと同じような困難が生じる。たとえば，手すりの配置や便器の向きが異なる施設のトイレと自宅のそれでは，「排泄」という同じ動作をするにも，野球とサッカーと同等の違いがあると言っても過言ではない。排泄場所が同じでも，ウエストを紐で結ぶタイプの下衣とゴムタイプのそれといった違いでも同様のことが言える。目標とする動作を，どの環境で，どんな条件で行うのか具体的に定め，その課題に特異的な訓練を反復練習することが最も効率的なリハと言える。

2 訪問リハ

在宅での環境調整，課題特異的な訓練を実施する上で効果的なリハサービスのひとつに訪問リハが挙げられる。その特徴は，①自宅で，②リハ専門職がマンツーマンで，③家族を含めて関われることにある。自宅と

表1　介護保険で利用できるリハサービスの違い（令和3年度介護報酬改定時点）

	訪問リハ	訪看リハ	デイケア	デイサービス
メリット	・自宅環境で課題特異的かつ個別的な訓練が可能 ・生活への動作定着が早い ・個別訓練時間が比較的長い ・介護者への介入が可能	・医療依存度が高いケースや終末期では，リハ専門職と看護師との連携がしやすい ・介護者への介入が可能 ・訪問看護指示書のみで実施が可能	・広い訓練スペース ・マシントレーニングが可能 ・筋力強化などの機能訓練を効率的に実施できる	・単価が比較的安い ・レクリエーションなど他者との交流機会が豊富
デメリット	・3カ月に1回以上，提供施設医師の診察が必要（主治医との"二重受診"） ・居宅サービスとしては単価が比較的高い	・医師との連携が希薄になりやすい（目標やリスク管理があいまいになりやすい）	・個別訓練時間が比較的短い	・個別訓練は極短時間。実際は少人数による集団訓練 ・リハ特化型は基本的には自主訓練機会と場所の提供にとどまる
個別訓練時間と頻度*	40分×2日/週	40分×1日/週	20分×2日/週	5〜10分×1〜2日/週（マンツーマンではなく少人数での集団訓練）

＊筆者の経験による情報。実際はケアプラン，地域や事業所により異なる

いう生活の場でリハを行うことによって「訓練で動作獲得→生活場面への動作定着」が最短で達成できる。外来や施設での指導だけでは継続しにくい自主訓練も，「居間の窓側のスペースで，椅子とテーブルをこの向きで配置し，○時から15分程度で」と実際に自宅環境下で，具体的に条件を整えて行うことで定着を促しやすくなる。リハ専門職がマンツーマンで関わるため，より個別的な対応が可能であり，集団訓練になじまない患者でも個々のペースに合わせてリハを進めることができる。また，家族（介護者）が在宅時には，自主訓練や介助の指導，在宅介護における不安を傾聴するといった家族への介入も可能な点で大きなメリットがある。

一方，訪問リハを提供している医療機関・事業所の医師の診察を定期的（3カ月に1回以上）に受けなければならず，かかりつけ医との"二重受診"が生じるという点に注意が必要である。

介護保険で利用できるリハサービスは訪問リハ以外に，訪問看護ステーションが行う訪問リハ（訪看リハ），デイケア（通所リハ），デイサービス（通所介護）といったものがある。参考までに，それぞれの特徴を表1にまとめた。

3 終末期リハ（緩和リハ）

在宅で人生の最期を迎えようとしている場合にもリハの適応は十分にある。その目的は患者自身のQOL向上と家族へのケアである。

終末期には様々な苦痛に悩む患者は多い。たとえば，疼痛によるADL障害があるケースでは，体動時痛に合わせてオピオイドを増量すると安静時に眠気が出てQOLを損なう場合がある。動作手順や介助方法を修正したり，福祉用具を利用したりすることで体動時痛を緩和でき，オピオイドの減量が期待できる。家族の介助ではトイレ移動が困難となったケースでも，療法士が訪問した時間だけでもトイレ排泄を介助することにより，「今日はオムツではなくトイレで排泄できた」という満足感を得ることができ，（一時でも）QOLを高めることができる場合もある。また，他動的関節可動域（range of motion：ROM）訓練が寝たきり患者の精神的ストレスを軽減したとの報告もある（稲垣圭亮，他：第28回東海北陸理学療法学術大会，2012）。

そして，ご遺体の状態が「身体としてきれいであるかどうか／人間らしい状態であるか」という点にも配慮が必要である。皮膚や口腔内の清潔を保持すること，褥瘡をつくらないこと，できる限り拘縮などの関節変形を残さないことは，死後も患者の尊厳を保つ上で大切なことである。終末期であってもポジショニングやマットレスの検討，口腔ケアやROM訓練は重要である。患者が人間らしく尊厳を保って人生を終えられれば，それは家族にとって癒しになり，「できる限りのことをしてあげられた」「安らかに逝くことができた」という満足感に繋がるのではないだろうか。

■ 第6章：リハ×プライマリ・ケア

141 まちづくりとリハ

病院からまちに出て社会参加を処方しよう

SUMMARY
リハビリテーションの実践の場として，病院や患者宅だけでなく，まちの視点を取り入れることで，患者の生活全体をとらえた介入ができる。まちで行う摂食嚥下リハの事例と実践からの学びを紹介する。

KEYWORD
地域リハビリテーション
障害のある人や高齢者，彼らに関わるあらゆる人々が，自分が暮らす住み慣れた地域の中でリハビリテーションを行うこと。また，それを支援したり協力したりする人，組織，活動などのこと。

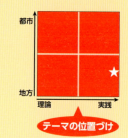
テーマの位置づけ

清水愛子（一般社団法人グッドネイバーズカンパニー代表理事・医師）

PROFILE
広告代理店勤務時代，高齢化地域が抱える医療課題に関心を持ち東海大学医学部に学士編入。現在，急性期から慢性期まで診られるプライマリ・ケア医をめざし，救急医として勤務する傍ら，在学中に地域活動として開始した「くちビルディング選手権」(https://kuchi-building.jp/) の運営に従事。

POLICY・座右の銘
笑う門には福来る

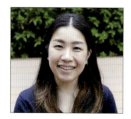

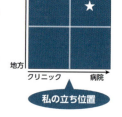
私の立ち位置

1 はじめに

プライマリ・ケア医にとって，患者が暮らす地域への理解を深め，患者の暮らしぶりを把握することが治療介入をする上で重要な視点である，というのは誰も疑わないだろう。また，134〜140 で様々な角度からリハビリテーション（以下，リハ）について語ってきた中でも，ADL（日常生活活動）やICF (international classification of functioning, disability and health，国際生活機能分類）などの概念の中に，日常生活や社会参加に関する評価軸が位置づけられていることからもおわかりのように，リハ医にとっても「まち」は重要な視点である。

ところが，専門職が携わる医療の「現場」という観点で言うと，「まち」の視点は途端に矮小化され地域保健や在宅医療の限られた分野で扱われるにとどまる。そこで本稿では，病院と患者宅の間を結ぶ「まち」を，これからのプライマリ・ケア医，そしてリハ医の新しい活動の機会領域とした提言をしたい。

2 事例紹介：「くちビルディング選手権」とは

筆者は，2016年より，食べるチカラを楽しく鍛えるスポーツ競技大会「くちビルディング選手権」（以下，くちビル）という活動を実践している（図1）。リハ医や言語聴覚士らを中心に，摂食嚥下機能訓練として病院などの限られた施設で行われてきた動作を要素分解し，「スポーツ競技」へと変換することで，地域の中で摂食嚥下機能や嚥下リハの大切さに触れる機会をつくる活動である。

競技開発には，医師，歯科医師，リハ職など医療専門職のほか，ゲームクリエイター，コピーライター，デザイナーなど，分野横断的なメンバーの協力を得た。イベント開催時には，地域の公民館や，地域高齢者サロン等に筆者らが出向き，運動会さながらのイベントを企画運営している。主に対象となるのは，会場まで移動が可能な比較的ADLの自立した高齢者だが，地域の医療職，自治体職員，まちづくり職，学生や子どもたちを巻き込んで，多世代で楽しく競技に参加してもらうというのが狙いだ。

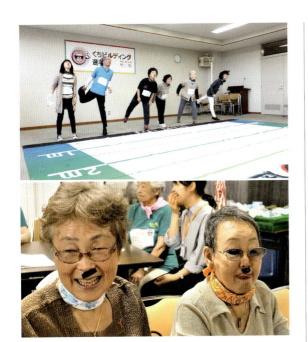

図1 「くちビルディング選手権」の様子

競技は、老若男女が平等に参加でき、くすっと笑える要素が多分に盛り込まれている。たとえば、舌の巧緻性に注目してもらうために開発した「黒ひげペロリ」は、上口唇の人中部に海苔を貼り、舌で海苔を剥がすスピードを競う必笑競技である（図1下）。また、舌骨上筋群を鍛えるための開口力に着目した「はずしマスク」は、大きく口を開ける動きを繰り返すことで顔面のマスクの位置をずらしていく地味な動きをあえて楽しく競技化したものだ。

新型コロナウイルス感染症の蔓延後は対面での活動を中止しているが、代わりに自宅でも簡単にできる日めくり型プログラム集「まいにち、くちビル」を開発し、無料ダウンロードしてもらえるよう発信を続けている。

3 まちで実践することによる気づき

各地でくちビルを実践する中で得た気づきを2点紹介する。

①くちビルの参加者は、スポーツ競技の得手・不得手というメタファーの中で、自らの嚥下機能の衰えに気づくことができる。こうして関心が高まったところを見計らって訓練法の紹介や専門家への受診などの助言を行う。すると、実際の行動変容につながることが多い。正しい指導を真っ向から提案しても実際の行動に結びつかないことがあるが、遊び心や余暇の中に醸成される自発的な動機づけは、時に診断や指導を受けるのとは異なる行動変容の原動力になることがある。

②くちビルでは、医療職があえて地域の一員、一人のアスリート（くちビルダー）として参加する。これは患者⇔医療者という役割を超え、生活者⇔生活者としての相互関係を構築する契機となる。これまで診察や訓練といった文脈において「よそ行き」の間柄であったものが、同じまちに暮らす「普段着」の間柄へと変化する。これは医療者側にとって、より現実的な地域の実態の把握や、まちの中だからこそ気づくことのできる患者理解に役立つ。

4 プライマリ・ケア×リハ医が社会参加を処方するという視点

プライマリ・ケア領域では、孤立や孤独に焦点を当てた社会的処方の重要性が叫ばれているが、筆者はリハの要素に焦点を当てた「社会参加」を処方することに力点を置いてくちビルを実践している。「まち」にはリハの実践の場として、あらゆるモノ、コト、ヒト、場所といったケアのリソースが存在している。ゆえに、社会参加を処方する医者がもっとまちに増えてほしいと考えている。

筆者は会社員時代、エスノグラフィという参与観察を専門としていたので、リソースを探すためにはまずフィールドワークを行う。人的リソースで言えば、まちをよく知る人に会い、ケアやリハという視点からソーシャル活動をする人が集まる場所に出向く。そして、くちビルに関心を持ってくれる人と繋がる。やや手間がかかるように聞こえるが、これが一番の近道だと考えている。

リソースが存在しているだけでは社会参加を処方するには至らない。社会参加を処方する立場には、まちのどこにどんなリソースがあるのか在処を探し、それぞれが機能するように繋がりをつくり、実践を介した楽しくてフラットな場をつくる、プロデューサー的な役割が期待される。くちビルは、摂食嚥下機能に特化した社会参加の処方箋の事例だが、今後も、まちで様々な実践が繰り広げられることが望まれる。

【参考】

- 佐藤郁哉：フィールドワークの技法　問いを育てる、仮説をきたえる．新曜社，2002.
- 西 智弘，編著：社会的処方　孤立という病を地域のつながりで治す方法．学芸出版社，2020.

■ 第6章：リハ×プライマリ・ケア

142 障害者支援を考える

持続可能な支援のために，私たちは何ができるだろう

SUMMARY
障害者と一概に言うが，その障害のあり方は多様である。ところで障害者とは一体誰のことを指すのだろうか。そして私たちができる支援とはどんなものだろうか。障害の社会モデルをふまえて考えていこう。

KEYWORD
障害の社会モデル
障害は「社会的な差別や不平等」によってもたらされるものであり，「社会や周囲の環境の問題」であるという考え方。障害のあるなしにかかわらず，誰もが安心して生活できるために，「変わらなくてはいけないのは個人ではなく社会」という考え方。

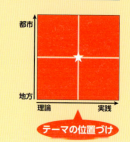
テーマの位置づけ

鵜飼万実子（亀田ファミリークリニック館山家庭医診療科）

PROFILE
聖マリアンナ医科大学卒業後，亀田メディカルセンターにて家庭医療とリハの研鑽を積む。プライマリ・ケア医とリハ医を繋ぎ，日本をもっと明るく元気にしようと"リハコラボチーム"を結成。家庭医療専門医・指導医，総合診療領域特任指導医，リハビリテーション科専門医。東京2020パラリンピックに協力。

POLICY・座右の銘
Born this way

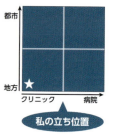
私の立ち位置

1 障害者とは誰か

世界保健機関（WHO）のレポートでは，「障害は人生の一部である。ほぼすべての人が人生のどこかの時点で一時的または永続的に障害を受けることになり，老年期まで生き延びた人は，機能的にますます困難を経験することになる」と説明している。WHOの発表では，世界の障害者の割合は全人口の約15%，約10億人と見積もられている[1]。

一方，日本の障害者基本法における障害者の定義は「身体障害，知的障害，精神障害（発達障害を含む。）その他の心身の機能の障害がある者であって，障害及び社会的障壁により継続的に日常生活又は社会生活に相当な制限を受ける状態にあるものをいう」となっている[2]。日本にいる障害者の割合は推計では人口の7.6%とされているが，これはあくまで手帳を持っている人の割合である[3]。

2 障害の医学モデル，障害の社会モデル

1970年代に障害者運動が日本も含め各国で起き，この運動では「障害の社会モデル」について主張された。

たとえば，歩行障害があり車椅子を使っていた者が2階に上るために階段しかなく困ってしまう場合，歩行ができない当事者の機能障害・活動制限に原因があると考えるのが「障害の医学モデル」であり，障害を持つ当事者ではなくエレベータを設置せずにいる社会制度・文化側に責任があるとするのが「障害の社会モデル」である[4]。当事者に困難があったとき，当事者たちが社会に"合わせる"のか，社会が当事者たちに"合わせる"のか，という視点である。

ICF（international classification of functioning, disability and health，国際生活機能分類）の前身であるICIDH（international classification of impairments, disabilities and handicaps，国際障害分類）は機能障害を出発点として障害をとらえるものであったため，「障害の医学モデル」に偏重していると非難され，この意見を受けて2001年よりICFに改訂された。ICFには機能障害にとらわれず，社会側の改良も意識することが意図に込められている。

障害のある先人たちが「障害の社会モデル」を訴えたことによって，バリアフリーに関連する法の制定等が推

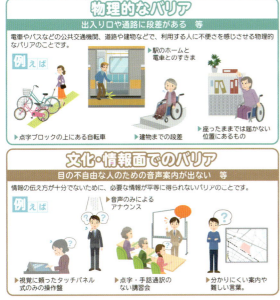
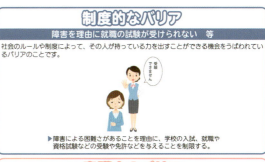
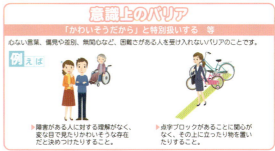

図1 障害のある人を取り巻く4つの障壁　　　　　　　　　　　　　（文献5より引用）

し進められた。リフト付きのバスや，駅構内のエレベータ，障害者用のトイレ等の設置が実現され，これらの設備は今や日本に欠かせないものとなっている。2015年に国連で提唱されたSDGs（sustainable development goals，持続可能な開発目標）の中では，障害者を含む多様な属性やニーズを持っている人を包摂する社会の実現が掲げられている。一方で，まだまだバリアは残っており，物理的なバリアがあることや，意識上のバリアがあることが訴えられている（**図1**）[5]。

3 プライマリ・ケアでは，柔軟な発想のもとリハができる

20世紀には優生思想というものがあり，マジョリティとは異質なものを排除する社会的機運があった。時流があったとはいえ，医療者もこの社会的機運に則って動いていた。優生思想には負の側面（たとえばハンセン病患者への対応）もあり，この対応については21世紀となった今も課題を抱えている。

今，多様な人々の価値観を取り込もうとする動きが各所でみられている。プライマリ・ケアは老若男女，そして経済状況，性自認，障害，人種などを問わず診療にあたることを求められるようになるだろう。今後のプライマリ・ケアの現場では，柔軟な発想のもと人々を支援することが求められるだろう。

本章では医療・介護保険でできる取り組みだけでなく，病院・診療所を飛び出した取り組みについても伝えた。幸い日本は医療・介護保険の枠組みだけでも様々な支援のバリエーションがあるが，工夫次第ではさらに応用ができるだろう。

リハビリテーション（以下，リハ）のゴール設定で使用するICFは，人間を包括的にとらえる"生き方の全体像"を描くものである。これは障害を負っていなくても使用可能だ。目の前の人々の生き方（つまり"活動"）を見つめ，支援が必要なポイントがあれば手を差し伸べていくのがリハである。リハは治療にも，癒しにも，予防にもなるし，社会参加への原動力にもなるだろう。その在り方として，時にパラスポーツのように医療や福祉の枠組みを大きく離れた領域にいざなってもいい。

障害があることで多くの可能性が否定される世の中からは，もう脱却しよう。私たちはきっと，多くの人々の可能性を広げる支援ができるから。

◀文献▶
1) WHO：World report on disability 2011.
2) 障害者基本法第2条.
3) 内閣府：令和3年度障害者白書. 2021, p245.
4) 小川喜道, 他編著：よくわかる障害学. ミネルヴァ書房, 2014.
5) 文部科学省：心のバリアフリーノート 中高生用.
https://www.mext.go.jp/content/000022494.pdf

■ 第7章：不確実な問題への対処法

143 医療における不確実性〈総論〉

不確実な状況から"逃げず"に"受け入れる"

SUMMARY
医療現場には答えの見えない問題が多く，それに対する適切なアプローチはこれまであまり示されてこなかった。今回，そういった不確実な状況に対する問題の同定，分類，そして適切なアプローチについてカテゴリーわけして紹介する。

KEYWORD
医療における不確実性
医療現場で遭遇するあいまいで答えの見えない状況のこと。ついつい安易な検査，紹介，説明等の「使えない対処法」に逃げてしまいがちではあるが，適切に受け入れて分類し，「使える解決法」で対処すれば診療の質を向上させることができる。

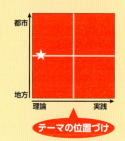
テーマの位置づけ

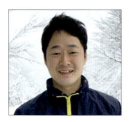

朴 大昊（ファミリークリニック加古川院長）
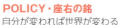

PROFILE
2010年鳥取大学卒業。沖縄県立中部病院で研修後，波照間診療所，鳥取大学医学部地域医療学講座助教を経て，大山診療所で鳥取大学家庭医療教育ステーションの立ち上げを行った。2021年5月にファミリークリニック加古川を開業。

POLICY・座右の銘
自分が変われば世界が変わる

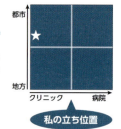
私の立ち位置

1 医療現場は不確実性に溢れている

診療していると，単純な因果関係で説明できない事象や断言できないような状況にたびたび遭遇する。むしろそれこそが医療と言えるかもしれない。昨今の新型コロナウイルス感染症を巡る種々の議論もまた，誰も先を見通すことのできない"不確実さ"に一般の住民や患者さんのみならず，医療者の我々まで翻弄されたのではないだろうか？

改めて医療における不確実性を取り扱うのは，医療者，特にプライマリ・ケア医の役割であるとの思いを胸に，本章では医療における不確実性についていかに扱うべきか，その助けとなる考え方について概説する。

2 不確実な状況を分析する3つのステップ

医療現場において不確実な状況に遭遇すると，我々はしばしば何をしたらいいのかわからない（"What do you do when you don't know what to do?"）状況になる。英国の家庭医Danczakらはこういった状況に置かれたとき，不確実性のマッピングを行うことを推奨[1]

しており，それは以下のステップに要約される。

> ①不確実性の認識─使える解決法と使えない対処法
> ②不確実な状況を分類する
> ③不確実な状況において必要とされるスキルを理解する

1 不確実性の認識─使える解決法と使えない対処法

不確実な状況は医療者の日常に溢れており，少し気を配ればその状況に気づくことは容易である。たとえば，医療を行う上で医療者がうまくいかない，不安もしくは不快に感じる場面が状況認識のヒントになる。もしかすると，不確実な状況に長年繰り返し接していると"しょうがないこと"としてやり過ごしてしまっている人も多いかもしれない。根本的な解決ではなく，そのような拙速な「使えない対処法」に手を伸ばしてしまうことからワンランク成長するために不確実性のマッピングが存在する。

「使えない対処法」とは，たとえば自分に好都合な診断を下したり，特徴的な側面にだけ注目したりするといっ

表1　不確実性の4つのカテゴリー

	一対一の医師-患者関係の場合	複数の医療従事者が関わる場合
	分析	ネットワーク
診断に関すること	主に診察室や病室で起こる。診断がはっきりしなかったり，患者がそのことに納得できなかったりする場合に生じる不確実性。状況のメタ認知ができること，臨床推論のスキルを磨くことが助けになる。ピントのずれた検査や自らの認知バイアスが問題になることが多い。	主に患者の紹介など他の医療機関との連携場面で起こる。患者の訴えが解決しなかったり，混乱が助長されたりするような場面で生じる。適切な連携体制を構築することに加え，良い知らせを適切に伝えること，紹介後もケアの継続性や責任性を保持しておくことなどが助けになる。安易な紹介や過剰な検査が問題となることが多い。
	交渉	チームワーク
マネジメントに関すること	主に診察室や病室で，治療方針を決定する際に生じる不確実性。医師がマネジメント方針に悩むこともあるが，医師の思う方針と患者の希望が食い違う場合に生じやすい。shared decision makingや患者中心の医療の技法，意思決定スキルや交渉術を学ぶと助けになる。患者やシステムなど他の誰かのせいにしてしまうことが多い。	チーム医療の現場で問題が先延ばしになったり，チームワークが乱れたりした場合に生じやすい不確実性。良いチームづくりをきちんと行うこと，そのために引き継ぎや業務間，業務／プライベート間の境界線を明確にすることなどが助けになる。誰かのせいにしたり，燃え尽きてしまったり，チームの崩壊につながる危険もある。

各カテゴリーの特徴と，「使えない対処法」ではなくどうすればいいのか「使える解決法」について少し触れている　　　（文献1より作成）

た認知バイアスや，"めんどくさい"と感じた患者を安易に紹介したり，適当な採血や検査でお茶を濁すといったその場しのぎの対処のことをいう。

まずは逃げずに，しっかり患者の言葉に耳を傾け，何がその状況を不確実にさせているのか，自分は使えない対処法を用いようとしていないか省察的に診療する必要がある。

2 不確実な状況を分類する

医療現場における不確実な状況は様々あり，一対一の医師-患者関係で医師が自信のなさから感じる場合もあれば，患者の信念が強い場合もあるし，皆が責任をなすりつけ合っているうちにあいまいな状況になってしまっている場合もある。そういった様々な状況をDanczakらは以下の4つに分類[1])している（**表1**）。

詳しくは 144〜146 で，各カテゴリーの特徴やその対処方法について言及するので楽しみにしてほしい。

3 不確実な状況において必要とされるスキルを理解する

求められるスキルはそれぞれの状況，分類されたカテゴリーによって異なるので，144〜146 の各論を参照してほしい。

いずれにも共通するのは，患者が不確実性によって混乱と苦痛を感じていることに気づくこと，そのために必要なメタ認知ができること，さらに状況を改善するか，少なくともガイドしてくれる方法論を持つことである。ベースとなるのは家庭医療学を中心とした医学知識に加えて，ビジネスから文化人類学といった分野まで幅広い。

3 最後に

医療現場における不確実性は厄介で，できれば避けたいものではあるが，実際にそれをなくすことはできないし，臨床医には不確実性を受け入れる覚悟が必要である。そして不確実性を受け入れ，不確実性を患者と共有することで診療の質を向上させるチャンスもそこには広がっている。

◀文献▶
1) Danczak A, et al: 医療における不確実性をマッピングする. 朴 大昊, 他, 監訳. カイ書林, 2021.

■第7章:不確実な問題への対処法

144 分析とネットワークにおける不確実性

診断と紹介での不確実性の扱い方のコツ

SUMMARY
診断が不確実なときや,専門医に紹介すべきか,するとしたらどこにどのように紹介すべきか迷うとき,「何をしたらいいかわからない」状態に陥ることがある。そのような状態での不確実性の扱い方について紹介する。

KEYWORD
ホールディングスキル
「何をしたらいいかわからない」状況において,支持的な態度で患者の不安を軽減しながら,早急な結論を出さず,適切なフォローアップ等により不確実性を適切に扱うスキル。

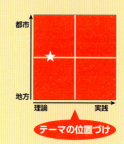

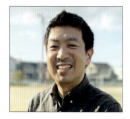

櫻井重久(鳥取市立病院総合診療科部長)

PROFILE
自治医科大学卒業。初期研修を経て,鳥取県内の医療へき地の公立病院や診療所に勤務しながら,日本プライマリ・ケア連合学会家庭医療専門医を取得。現在,鳥取市立病院総合診療科に所属している。

POLICY・座右の銘
名医であるより良医であれ

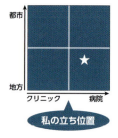

1 ケース

CASE:86歳女性。1週間ほど前から徐々に増強する下腿浮腫を主訴に内科外来を受診。

身体所見では両下腿圧痕性浮腫のみ,血液検査ではアルブミン低値とCRP高値,胸腹部CTでは特に異常はなかった。

浮腫と炎症反応高値の原因を特定できず,途方に暮れた担当医は患者を循環器内科に紹介したが,「心機能は年齢相応で特に異常ありません」との返事であった。担当医は何らかの慢性炎症による低アルブミンからの浮腫や,RS3PE症候群などを鑑別に挙げつつも確定できないため,外注検査を追加し,抗菌薬と利尿薬を処方し,数日後に再診の予約をとった。

付き添いの長女は担当医に不信感を感じ,「がんを見逃していないか」「病名は何か」「本当にこれで良くなるのか」と詰め寄っている。担当医はどうしたら良いかわからず,この場から逃げたくなっている。

2 分析における不確実性

分析における不確実性とは,経過が複雑であったり,様々な症状の説明が困難であったり,期待通りの経過をたどらない場合に生ずる,診断の不確実性のことである。診察がクリアカットな診断に至らないと,医師は何かを見落としていることを恐れ,患者は求めている答えが得られずイライラすることになる。

1 分析における不確実性に対する「使えない対処法」

不確実性の恐怖と不快感から,医師は「使えない対処法」に逃げてしまうことがある。

たとえば,適切な診断を下せないときに「様子をみましょう」と言って安心させようとしたり,「良くならなければまた来てください」という「いい加減」なセーフティネットで問題を先延ばしにする。

また,鑑別診断がわからないので適当に血液検査を行う場合もある(結果が正常であっても何の解決にもなっていない)。

2 分析における不確実性に対する「使える解決法」

診断が不確実で何をしたらいいかわからないとき,医

表1 紹介を効果的なものにするポイント

▶紹介の選択肢を事前に話し合う紹介ミーティング
▶すべての紹介状に「紹介の理由」と「紹介の目的」を明記する
▶プライマリ・ケアと二次医療機関の両方に知り合いを持つ
▶電話やEメールで助言を求める
▶検査や紹介の目的を記録に残す習慣を身につける
▶検査結果のフォローを紹介元の医師が行うように継続性の文化を保持する

(文献1より引用)

師は問題からいったん距離をとり，不確実性自体を組み込んだ適切なアプローチで対応をすべきである。

たとえば緊急度の軸と頻度の軸にわけて鑑別診断を考えることや，診療の中に適切なセーフティネットを持つことは重要なことである。真のセーフティネットのために「良くならなければまた来て」というコメントだけでなく，「もし特定の症状が起きたら／起きなかったら」「どの程度の症状で再診が必要となるか」などについて患者と話し合うべきである。

また，臨床推論を患者と共有し，診断の過程を患者とともに進めることも大切である。これにより医師は自分の考えをメタ認知でき，医師にとっても患者にとっても不安が軽減される。

不確実な中で意思決定をするためには，患者との関係性の構築が欠かせない。信頼感のある医師-患者関係は不確実性に耐えていくための欠かせない土台となる。

3 ネットワークにおける不確実性

ネットワークにおける不確実性とは，医師が患者を他の部門に紹介するときに生じる不確実性のことである。紹介が遅れることや不適切な紹介はケアの質を損ない，一方で過剰な紹介は資源を浪費し，多くの問題を過剰に医療化し，患者の不利益となる。

1 ネットワークにおける不確実性に対する「使えない対処法」

患者が「確定診断」によって治療が見つかることを望んでいる場合，「除外診断」のための検査が正常であることを説明するだけでは患者は納得できないであろう。また，紹介先の施設で提供できるものとできないものを医師が認識できておらず，紹介の目的を患者と共有できていなければ，間違った紹介と不満の連鎖につながってしまう。

2 ネットワークにおける不確実性に対する「使える解決法」

深刻な疾患が隠れている可能性がわずかでもある場合，医師も患者も不安になるものだ。

Marshall Marinkerは英国家庭医療学会（Royal College of General Practitioners：RCGP）における講演で「専門医は不確実性を減らし，万が一にも起きるかもしれないことを探り，失敗をなくそうとする。総合診療医は不確実性を受け入れ，起きそうなことを探り，危険を除外しようとする」と述べたが，このように特にプライマリ・ケアにおいては，不確実性をホールディングする力とバランス力が必要である。

それは，明確な発熱で受診した患者全員に「髄膜炎かもしれないから」と腰椎穿刺を行う（またはそのために紹介する）ことでもなく，「そんなのわかりっこない」と諦めることでもない。確実な医学的知識と患者背景への理解に基づいて，適切なフォローアップというセーフティネットを張り，患者に安心感を与えながらリスクを適切に扱うことで対応するということである。

また，患者を紹介するときは，紹介の理由と目的を明確にし，これらを患者と共有しておくことが必要である。紹介を効果的なものにするには，他にもいくつか気をつけるべきポイントがある（**表1**）[1]。

さらに，その紹介や検査は本当に患者の利益になるか，自律性はどうか，医療資源の配分や公平性の観点からどうか，など基礎的な倫理的思考に通じておき，複雑な問題を患者と率直に話し合うスキルが必要である。

◀文献▶
1) Danczak A, et al: 医療における不確実性をマッピングする. 朴 大昊, 他, 監訳. カイ書林, 2021.

■第7章：不確実な問題への対処法

145 交渉とチームワークにおける不確実性

「ガチ対話」からの最適解

SUMMARY
患者との交渉，チームワークにおける不確実性に対しては，医師側の前提を認識しながら対話をしていくことで目の前で起こっている物事がずれてみえる。それによって，不確実性に満ちたその場の最適解を導き出せる可能性が高くなる。

KEYWORD
ガチ対話
実際に可視化された組織の問題，チームの問題について，関係者全員が一堂に会してその場で真剣に"ガチンコ"で対話していくプロセス。One time（1つの時間），One topic（1つの話題），One table（1つのテーブルに集まる）が特徴。

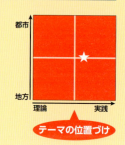
テーマの位置づけ

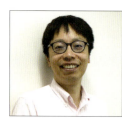

井上和興（大山町国民健康保険大山診療所所長／鳥取大学医学部地域医療学講座非常勤講師）

PROFILE
自治医科大学卒業後，地元鳥取県の地域医療に従事。現在は鳥取県西部の診療所所長。笑顔のコーチングファシリテーター，日本プライマリ・ケア連合学会認定家庭医療専門医・指導医。Master of Fine Arts。

POLICY・座右の銘
木をみて，森をみるためにどうしたらいいか考え続ける

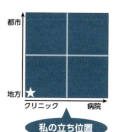
私の立ち位置

　患者に提案した治療のマネジメントが受け入れられなかったら，どのようにしたらいいのだろうか？　自分が所属しているチームのチームワークが悪いとき，まず何をしたらいいのだろうか？　筆者自身，医師をやっているときは常にこんな問いを頭に抱えながら過ごしている。皆さんはどうだろうか？
　この稿では，交渉とチームワークの不確実性について考える。

1 交渉における不確実性

　交渉は，診断がついていて，治療／ケアのマネジメントで「何をしたらいいかわからない！」気持ちになったときに必要となり，ひとりの医師とひとりの患者が直接対話する状況で行われる。交渉における不確実性は，医師から提案した治療／ケアのマネジメントが，患者に拒否されたり，遵守されなかったりするときに起こる。この状況は，医師にも患者にもフラストレーションが溜まる。患者は自分自身が理解されていないと感じ，医師は患者が治療に協力してくれなければ意味がないと感じてしまう。

1 交渉における不確実性に対する「使えない対処法」

　患者や医師が置かれている環境に不満を抱き，相互に対立してしまうことがある。このことは医師が患者や環境へ責任を転嫁することにつながる。このようなことは，交渉による不確実性への不安から医師がよくしがちであるが，解決にはつながらない。逆に，患者がマネジメントについて勇気を持って提案をしてくれる場合もあるが，医師がそれを完全に否定することもあまり得策ではない。

2 交渉における不確実性に対する「使える解決法」

　医師が患者と対話を行い，患者の考えや感情を話題に取り入れているとき，交渉はうまくいきやすくなる。ただ，患者すべてが同じように医師と一緒に意思決定を行いたいわけではないことを医師は自覚しておく必要がある。その上でどのように「適切な説明」をするかは非常に重要となる。
　患者と医師が必要と思っている説明には，ギャップがある。そのため医師が患者に説明をするときは，患者自身の心配事との関連性，説明内容の解釈の仕方，疑問の有無などを適宜確認する。「適切な説明」後，患者がど

の程度意思決定に関わりたいか明確にしてから意思決定を行う。

意思決定には，チームトーク・オプショントーク・意思決定トークのフェーズがある[1]。チームトークでは，患者の希望するアイデアを含め，代替的な選択肢があることを認識し，患者の視点を探る。オプショントークでは，患者とともに，患者視点でのメリットやデメリットを考える。意思決定トークは，最終的な意思決定のフェーズである。医師は，一緒に検討する役割を意識しておく。医師は治療効果を重視しがちだが，治療/ケアにはリスクとベネフィットが必ず存在することを忘れてはならない。

2 チームワークにおける不確実性

チームがうまく協働すると，患者は身を委ねられる状態であることに安心し，良い結果につながる。医療従事者のチームメンバーは，専門性の開発や仕事のやりがいを感じられるようになる。チーム内に異なる分野や異なる個性を持つ専門職がいることで，多角的な視点が得られ，課題達成ができるという利点がある。

しかし，医療従事者であれば，チームワークが適切に機能せず，患者のケアが適切になされなかった経験があるのではないだろうか。チームワークが上手くいっていない状況では，「何をしたらいいかわからない！」という気持ちになりやすい。

1 チームワークにおける不確実性に対する「使えない対処法」

「誰かにやってもらう」という具体的でない対処方法は，よくやってしまいがちであるが効果はない。また，「あまりにも解決困難である」と判断し，考えることを止めたり，何らかの決断をする時期をただ単に遅らせたりすることも効果はない。チームワークにおける不確実性の完璧な解決をめざすことで，燃え尽きてしまうこともある。

2 チームワークにおける不確実性に対する「使える解決法」

チームワークにおける不確実性に対応するためには，まずチームがどのような時期にあるのかを共通認識としておく必要がある（表1）[2]。多くのチームは，実行期への強いプレッシャーに晒されているため，チームが機能する前提条件である形成期，騒乱期，規範期の段階を無視しがちであるが，その前提がないとチームが機能することは困難である。チームの状況を認識しつつ，すべてを自分自身でやることを手放すことが重要である。

表1 チームの発達段階

	チームの特性
オリエンテーション orientation	・社会システムの欠如 ・不確実性
形成期 forming	・チームの目的や境界の確立
騒乱期 storming	・コンフリクトの出現 ・グループシンクのリスク ・チームスピリットの確立
規範期 norming	・役割／期待／コミットメントに対するメンバーの同意 ⬇ ・凝集性／チームアイデンティティの確立
実行期 performing	・チーム活動の強化・向上 ・改善・革新・スピード

（文献2を基に作成）

ほかのチームメンバーのスキルや役割を知り，適切に任せるポイントは，以下の通りである。
① 任せるタスクを明確にする
② 適切なメンバーを選ぶ
③ メンバースキルを確認する
④ タスク，結果，責任の範囲を伝える
⑤ タスクの期限を合意する
⑥ 支援をいつでも受けられることを保証する

医療従事者は自分にも他人にも高いレベルを求めがちであることを自覚しておく。

この稿で提示した内容が交渉・チームワークにおける不確実性への答えのすべてではない。ぜひ，読者のみなさんには今後も患者・チームメンバーとのガチ対話を行い，その場の最適解を出し続けてほしい[3]。

◀文献▶
1) Danczak A, et al: 医療における不確実性をマッピングする. 朴 大昊, 他, 監訳. カイ書林, 2021, p114-5.
2) 草野千秋: 人間環境学研究. 2007;5(2):19-26.
3) 中原 淳, 他: 人間関係研究. 2017;16:211-73.

■ 第7章：不確実な問題への対処法

146 不確実性を教育と患者の視点から捉える

不確実性は学習者や患者と共有できる

SUMMARY
医師と患者にとって不確実性は避けられないものであり，患者視点の不確実性も認識した上で，不確実性を扱えることが医師のプロフェッショナリズムの重要な要素のひとつである。

KEYWORD
不確実性は患者と共有できる
不確実性を患者とともに受け入れることで，より良い医師-患者関係を構築することができ，医師としての成長がよりいっそう促されるだろう。

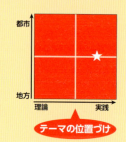
テーマの位置づけ

遠藤美穂 (森町家庭医療クリニック)
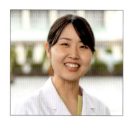

PROFILE
2017年愛知医科大学卒業。長崎医療センターで初期研修修了。現在は静岡家庭医養成プログラムの総合診療・家庭医療専攻医として，森町家庭医療クリニックで外来・訪問診療に従事している。

POLICY・座右の銘
Only live once.

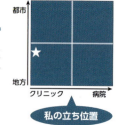
私の立ち位置

1 教育の視点から考える不確実性

不確実性は医療のあらゆる場面に存在している。たとえば，診断までの過程や治療，医師-患者関係，多職種チームとの関係性などが，1つまたは複数絡み合うことで不確実性が生まれる[1]。不確実性を扱う力がないと，他医への不適切な紹介や過剰な検査・治療に繋がり[2]，不確実性への耐性が低いと，不確実性がより少ない専門科を選択するといったキャリアへの影響があることや[3]，医師のバーンアウトに繋がることも示されている[4]。つまり診療における不確実性を扱う力が非常に重要である一方で，現在の日本の医療現場では，不確実性について体系的に教育を受ける機会は多くないと思われる。

そこで本稿では，Mapping Uncertainty in Medicine (MUM)[1]で述べられている，不確実性を4カテゴリー（分析・ネットワーク・交渉・チームワーク）に分類する教育方法について紹介する。

1 不確実性の教育目標

不確実性の教育を行う目的は，不確実性を認識，許容し，対処できるようになることである。不確実性の教育目標として，以下の知識・スキル・姿勢を習得することが挙げられる。

(1) 知識
・不確実性を認識する
・不確実性を4カテゴリー（分析・ネットワーク・交渉・チームワーク）に分類する

(2) スキル
・患者との慎重な意思決定のために，不確実性を許容する
・不確実性がある中でshared decision making (SDM)を行うために，医師-患者関係を構築する
・不確実性への適切な対処ができる

(3) 姿勢
・不確実性は避けられないものであると認識する
・不確実性を扱えることが，医師のプロフェッショナリズムのひとつであると認識する
・不確実性を抱えた同僚をサポートする姿勢を身につける
・不確実性の教育方法について学ぶ姿勢を身につける

この教育目標に到達するために，学習者の課題および指導すべきことをMUMの4カテゴリーで考えるとわか

表1 各カテゴリーにおける学習者の課題

分析	ネットワーク
・不確実性の存在を認識しているか？ ・正しく臨床推論ができているか？ ・問題が正確に特定され，診断できているか？	・過剰に検査をしていないか？ ・適切な理由で紹介をしているか？紹介に対する評価はどうか？ ・紹介後も継続的なケアができているか？
交渉	チームワーク
・コミュニケーションスキルがあるか？ ・患者に十分な説明ができているか？ ・SDMができているか？ ・患者は，再診を望んでいるか？	・多職種チームを構築・機能させることができているか？関係性はどうか？ ・他のメンバーの働きを尊重しているか？ ・与えられた役割を果たしているか？ ・適切に引き継ぎができるか？

りやすい（**表1**）。各分類の詳細は143～145を参照されたい。

2 指導者の心構え

不確実性を指導する際には，指導者は以下について留意する必要がある。

> ・不確実性は総合診療科・家庭医療科の専門性と見なされがちだが，すべての医師が不確実性に対処するスキルを持つべきであり，他科に進む学習者にも適切に指導・教育する必要がある。
> ・困難・複雑な状況では完璧な答えは存在せず，可能な限りの「それなりの答え」しかないことを，指導者・学習者がともに理解する必要がある。
> ・学習者に，医療のあらゆる場面に不確実性が存在することをまず認知してもらうこと。
> ・学習者に，どのように不確実性を受け入れ，対応するかを考えさせること。
> ・学習者の不確実性や間違いに対しては，恥をかかせるような指導ではなく，その問題を通じて体系的な考え方の手本を示すこと。
> ・患者の治療の質を担保すると同時に，学習者の自信や学習，経験を損なわないようにしなければならない。

2 患者の視点から考える不確実性

医師が不確実性を抱えているとき，患者は気づいているだろうか。逆に，患者が不確実性を抱えているとき，医師は気づいているだろうか。日進月歩の現代医学により，膨大な知識や複雑な情報を扱うことが増えた医師は不確実性を抱くことも多いが，患者からすると，医療には「正解」があると信じてしまうこともある。その結果，患者は自分自身の健康について不安をより感じやすくなり，頻繁に医療機関を受診するようになっている。つまり患者も医師と同様，多くの不確実性に直面するようになっている。

1 患者の視点から診療の不確実性を考える

診断がついていない段階では，医師は不確実性を減らしたい一心で，診断や治療への道標を探すために，患者が話す過去・現在に目を向けることが多い。しかし診断を行うための様々な検査が進められ，その結果や治療を待つ間，患者は「私はどうなってしまうのだろうか」と未来の不確実性を恐れている。

そして確定診断が得られたときには，治療の選択肢が限られるため医師の不確実性は軽減されるが，患者にとっては，病気の治療や予後についての不確実性の始まりである。重篤な病気，特に生命に関わる状況に直面している患者であれば，その不確実性によるストレスは必然的に大きくなる。

医師が複数の治療について提案をしたときには，患者は治療を受けるかどうかだけでなく，治療にはどの程度のリスクがあり，いつ中止するのか，治療後どのような人生を送り，どのような死を迎えるかといった複数の不確実性を抱えることになる。

いずれにせよ，不確実性の影響は医師より患者のほうが大きなものであることは確かである。

2 患者の不確実性を認識する

医療の不確実性は，医師にとって厄介なものであるが，患者からすると生命を脅かされるような苦悩や恐怖となりうるため，患者の不確実性を認識することは重要である。そして，不確実性についてオープンに話し合えるような良好な医師-患者関係を築き，患者の不確実性に共感することで，より細やかなケアが可能となり，患者が持つ不確実性の軽減に繋がっていく。

◀文献▶

1) Danczak A, et al : Mapping Uncertainty in Medicine. Royal College of General Practitioners, 2016.
2) Alam R, et al : BMC Fam Pract. 2017 ; 18(1) : 79.
3) Luther VP, et al : Acad Med. 2011 ; 86(7) : 799-800.
4) Cooke GP, et al : BMC Med Educ. 2013 ; 13 : 2.

■ 第8章：LGBTQの人々と医療

147 なぜ医療者がLGBTQについて学ぶのか

健康格差に対して医療者ができること

SUMMARY
LGBTQの人々は，社会の偏見・差別の影響や，それを危惧し医療アクセスに障壁を抱えることで健康格差を経験する可能性がある（図1）。医療者はその背景を知り，格差を是正する行動をとるために適切な知識を持つことが重要である。

KEYWORD
周縁化された集団
医療の文脈では，特徴そのものに健康を害する生物学的要因がないにもかかわらず，社会経済的要素の影響や医療アクセスの障壁によって必要な医療が届きづらく，健康格差を経験する人々のことを指す。

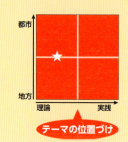
テーマの位置づけ

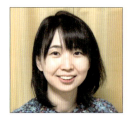

久保田 希（一般社団法人にじいろドクターズ理事）

PROFILE
広島大学卒業後，亀田ファミリークリニック館山にて研修。家庭療療専門医，家族相談士。現在は関東複数箇所の家庭医診療所で訪問・外来診療を行う。2021年設立の一般社団法人にじいろドクターズ理事として活動。

POLICY・座右の銘
出逢いに感謝

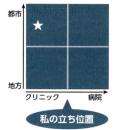
私の立ち位置

1 そこにいるのに見えにくい存在

1 LGBTQとは

　LGBTQとは，好きになる性「性的指向」についてのアイデンティティの「レズビアン：女性として女性を好きになる」「ゲイ：男性として男性を好きになる」「バイセクシュアル：女性も男性も好きになる」と，自分の性をどう認識しているかの「性自認」についてのアイデンティティの「トランスジェンダー：生まれたときに割り当てられた性別と性自認が異なる」の頭文字をとったLGBTに，性的指向・性自認について探求中，あるいは決めたくないクエスチョニング，または性的マイノリティ全体を示すのに当事者が使用したクイアのQを加えて，様々なセクシュアリティ（性のあり方全般）を包括して表現した性的マイノリティ全体を指す用語である。

2 患者としても医療者としても必ずそこにいる存在[1]

　LGBTQの人々は国内外の研究でも人口の3〜7％前後とされ，左利きやAB型の人など「必ずそこにいる」「出会っている」人々と同程度と言われており，患者や医療者の同僚として意識せずとも日々出会っている存在である。

3 ではなぜ見えにくいのか

　そもそもセクシュアリティ，性のあり方は目に見えるものではなく，本人が伝えない限りはわからない。また異性愛や生まれたときに割り当てられた性別に違和感がない人が大多数で「普通」とされる社会では，それを前提にコミュニケーションがとられ，制度が整えられている可能性がある。そのような中で偏見・差別を恐れて気づかれないように過ごす当事者も多く，さらに見えにくい存在となっている。

2 スティグマがつくる障壁

1 セクシュアリティと社会/医療の歴史[1]

　性の多様性に対する扱いは宗教や地域のとらえ方などの歴史によって影響を受け，現在でも同性愛などが罰則化されている地域もあり切実な問題である。
　また1980年代まで性の多様性を精神疾患の枠組みでとらえ，性自認や性的指向を変えようとする「治療」で多大なる害（自殺，うつ病など）をもたらしてきた。医療の枠組みでセクシュアリティを取り扱ったことは社会に対しても影響し，それがスティグマ（負の烙印：ラベリング，

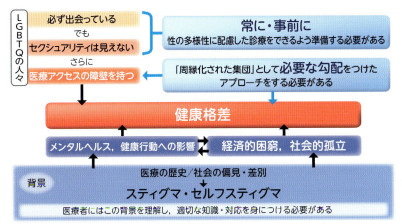

図1 なぜ医療者がLGBTQについて学ぶのかその背景

ステレオタイプ，分離によって社会的ステイタスの喪失と差別が権力のもとで可能となる状態）を与えてきた。当事者本人がそれを自分に対して持つ「セルフスティグマ」も自己肯定感の低下からメンタルヘルスを害したり，援助希求能力の低下などから医療を遠ざけたり，あえて健康を害する行動（喫煙・危険飲酒など）につながることもある。

2 実際に経験する差別

日々偏見や差別にさらされているLGBTQの人々も多く，DV，いじめ，就職差別，医療機関受診時にも医療者から執拗に確認を受ける，明らかな差別の言葉を受ける，大切な人の立ち会いや同意を認められないなどの事態に直面している。

3 医療アクセスの障壁

上記を理由にあえて医療機関を受診しない，受診をためらうなど医療アクセスの障壁を抱えるLGBTQの人々もいる。もともと目に見える特徴ではないことに加え，さらに医療が届きにくい「周縁化された集団（marginalized populations）」となっているのがLGBTQの人々である。

3 健康格差への対応[1)]

1 性の多様性がSDHとなっている現状

LGBTQの人々はセクシュアリティが原因で健康格差を経験する可能性があり，性の多様性がSDH〔social determinants of health，健康の社会的決定要因（生物学的な要素以外の健康に影響を与える要因）〕になっている。スティグマからくるメンタルヘルスへの影響（うつ病，不安障害など）や，医療機関を受診する心的障壁，さらに大切な人との関係性においても権利擁護が不十分など経済的・社会的に幾重にも不利益を被り，それがさらに健康への影響をもたらす。医療者はその背景

を理解する必要がある（図1）。

2 健康格差と医療者

SDHや健康格差に対して医療者は何ができるか。どの人にも同じように行う「平等」な医療を届けるだけでは周縁化された層には届かず，格差は縮まらない。健康格差を経験しやすい，見えにくい存在となっている周縁化された人々へ医療者ができることは，必要な勾配をつけてアプローチする「公平」な医療である。

LGBTQの人々にとってはどのようなセクシュアリティであっても差別されないこと，現行の法律や制度に関係なくパートナーをキーパーソンとして対応してもらえること，そのことが様々な方法で明示されていることが大切で，教育や行政などで理解や対応が進むようにアプローチすることも医療界ができることと言える。

4 まとめ

LGBTQの人々は日々出会う存在だが，健康格差や医療アクセスの障壁を経験している可能性があり，周縁化された集団と言える。医療者の不適切な対応は格差へ加担してしまう。セクシュアリティに限らないが，これまでにそのことで悩んだり差別などに直面したことがない層には無意識の偏見が多く存在するため，自らの固定概念やバイアスと向き合い，日々の言動を振り返り，また組織全体で共有し，改善していくことが必要である。具体的な内容については本章 147～151 や，文献などをご覧頂きたい。

◀文献▶

1) 吉田絵理子，他編：医療者のためのLGBTQ講座. 南山堂, 2022, p2-6, 11-4, 26-9.

■第8章：LGBTQの人々と医療

148 性の多様性の基礎知識

SOGIを切り口に人間のありようをとらえ直す

SUMMARY
医療現場に限らず多くの場面で性別二元論や異性愛規範が前提とされる現状があるが、実際には性のあり方は多様であり、それぞれが尊重されるべきものである。性の多様性に密接に関連した健康問題も数多く、研究分野としても実臨床としても重要なテーマである。

KEYWORD
SOGI（ソジ）
性的指向や性自認は、すべての人間に関わる根源的な概念である。あらゆる性的指向・性自認は人権の観点から保障されなければならない。SOGIに関連して医療現場で生じる問題に着目し、学びを深めていきたい。

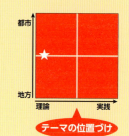
テーマの位置づけ

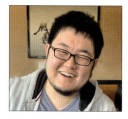

金久保祐介（一般社団法人にじいろドクターズ理事）

PROFILE
東京大学医学部卒業後、亀田ファミリークリニック館山にて家庭医療の研鑽を積む。日本プライマリ・ケア連合学会認定家庭医療専門医・指導医。同学会ダイバシティ推進委員・セクシュアルヘルス委員、ならびに千葉県医師会男女共同参画推進委員を兼務。

POLICY・座右の銘
巨人の肩の上に立つ

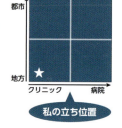
私の立ち位置

1 性別二元論とジェンダー

現代の日本においては、医療現場での実践のみならず、各種調査・研究、ひいては日常生活における様々な場面に性別二元論、異性愛規範が浸透している。しかし、性のあり方は「男」か「女」かといった単純な二元論に還元されるものではない。本稿では二元論的な見方からの脱却をめざし、スペクトラムたる多様な性のあり方について学びほぐしてみたい（図1のように直線的なスペクトラムでとらえる見方のほかに、男性・女性を2軸とした原点0を持つ平面でとらえる見方などもある）。

それに先立ち、まずジェンダーの概念につき整理しておきたい。ジェンダー概念は、①性別そのもの（男女の区別自体）、②性差（男女間の違いの中で、統計学的現象として「～である」という事実命題として語られるもの）、③性役割（男女間の違いの中で、「～べきである」という規範命題として語られるもの）の3層からなる[1]。性差はあくまで集団を記述するものであり、個人を語る

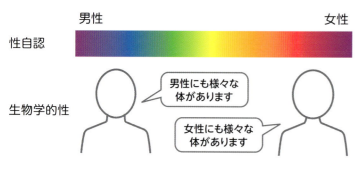

図1 性のあり方のスペクトラムの一例
（にじいろドクターズ作成）

ものではないことと，性差は性役割を正当化する根拠にはならないことを強調しておきたい[1]。

たとえば，「子どもを産むのは女性なのだから，女性が育児をすべきだ」という主張については，当然子どもを産まない女性もいるし，加えて育児も男性が，あるいは両性が協力して行ってはいけない理由などない。それでも社会は「男は～」「女は～」といった規範を強要するまなざしと権力装置で溢れている。

2 SOGIと様々な性のあり方

次に，セクシュアリティであるが，これは性のあり方を指す概念である。WHOによると，生涯を通じ，人間の中心的側面をなす性のあり方全般を指すものであり，生物学的性のみならず，性自認や性役割，性的指向など多くの側面を含む[2]。ここでは，性的指向と性自認（Sexual Orientation & Gender Identity）を意味するSOGI（ソジ）をキーワードに考察を深めたい。

性的指向は，米国のセクシュアリティ人口学では性行動（sexual behavior），性的惹かれ（sexual attraction），性的アイデンティティ（sexual identity）といった，連関するが次元の異なる3要素からなると考えられており，さらに日本においてはこれらに加えて（あるいはこれらの代わりに）恋愛的惹かれ（romantic attraction）が含まれることが多い（注）[3]。実際，日本ではしばしば性的指向は「好きになる性」と表現される。

一方で，性感染症に焦点を当てる場合は，特に性行動に注目することが重要かもしれないし，職場におけるダイバシティ＆インクルージョンを語る上では性的アイデンティティのほうが重要かもしれず[3]，状況に応じて着目する要素が変化しうることに留意する。

また，性自認とは，自分自身の性のあり方についての認識だが，これも男性，女性のみならず，どちらでもない（欧米ではnonbinary，日本ではXジェンダーという表現がしばしばなされる），決めていない，時間経過によって変化するなど多様である。

3 LGBT/セクシュアルマイノリティとは何か

いわゆる（狭義の）LGBTとは，SOGIのあり方の一部を指す。異性を性的指向の対象とする人を異性愛者（heterosexual），同性を性的指向の対象とする人を同性愛者（homosexual）と呼ぶが，同性愛者の中でも性自認が女性・性的指向が女性の人をレズビアン（Lesbian），性自認が男性・性的指向が男性の人をゲイ（Gay）と称する。バイセクシュアル（Bisexual）は性自認によらず性的指向が男女両性である人を意味する。

一方で，トランスジェンダー（Transgender）は出生時に割り当てられた性とは異なる性を自認するあり方を指す（性的指向には言及していないことに注意されたい）。たとえば，出生時に割り当てられた性が男性で，性自認が女性の方は，Male to Female（MtF）やトランス女性と表現される。

また，出生時に割り当てられた性と性自認が同じ人はシスジェンダー（cisgender）と言われる。シスジェンダー・ヘテロセクシュアルのみを前提とするものの見方が，いかにセクシュアリティの限定的な側面のみをとらえているかがわかるだろう。統計学的には確かにシスジェンダー・ヘテロセクシュアルの集団の割合が多いかもしれないが，それはこの特定の性のあり方を規範とする根拠にはならない。

シスジェンダー・ヘテロセクシュアルでないセクシュアリティ（無論，L/G/B/T以外の数多のセクシュアリティを含む）を指して「セクシュアルマイノリティ」と語られることがあるが，この「マイノリティ」は単に「数が少ない」ことを意味するのではない。社会の側が提示する「規範」すなわち「ふつうの性」から外れる性のあり方に対し，社会の側の視線がセクシュアリティを「マイノリティ」たらしめるのだ。

4 今後に向けた取り組み

このように従来，不可視化あるいは周縁化されてきたセクシュアルマイノリティの人々は，医療の文脈でもメンタルヘルスをはじめとする多様な健康問題や，医療機関へのアクセスの障壁に直面していることが明らかになってきている。日本における健康問題のエビデンスの蓄積や，医療従事者の臨床技能の向上，誰もが受診しやすい医療機関の拡充，制度的障壁の除去といった，ますますの取り組みが期待される。

◀文献▶

1) 加藤秀一，他：図解雑学ジェンダー．ナツメ社，2005，p24-9．
2) 吉田絵理子，他編：医療者のためのLGBTQ講座．南山堂，2022，p7-10．
3) 平森大規，他：人口問題研究．2021；77(1)：45-67．

注：sexual attractionとromantic attractionをわけて記述する場合，前者は誰に性的欲求や性的興奮を抱くかを指し，後者は誰に恋愛感情や愛着を感じるかを指す。性的欲求の対象となる性と恋愛感情の対象となる性とが異なる場合や，性的感情は抱くけれども恋愛感情は抱かない場合など，性的指向にも様々なあり方がある。

■ 第8章：LGBTQの人々と医療

149 医療者が個人でできること

すべての患者に多様な性に配慮したコミュニケーションを

SUMMARY
LGBTQの人々が医療において経験している障壁を理解した上で、医療者としての個人のバイアスを認識しながら、多様な性に配慮した問診やコミュニケーションを行うこと、カミングアウト、アウティングについて正確な理解と認識を行うことが重要である。

KEYWORD
カミングアウト、アウティング
カミングアウトは自身のセクシュアリティを他者に打ち明けること、アウティングは当事者のセクシュアリティを当人の許可なく伝えることを指す。

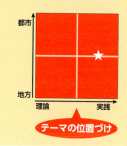
テーマの位置づけ

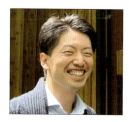

坂井雄貴（一般社団法人にじいろドクターズ代表理事）

PROFILE
群馬大学医学部卒業後、亀田ファミリークリニック館山家庭医診療科にて研修。家庭医療専門医・指導医。2021年4月に代表理事として一般社団法人にじいろドクターズを立ち上げる。長野県軽井沢町「ほっちのロッヂの診療所」院長。

POLICY・座右の銘
CARPE DIEM（その日を摘め）

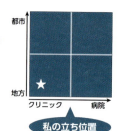
私の立ち位置

1 ケアの現場での配慮[1)2)]

ケアの現場では医療者-患者関係の構築が重要であるが、LGBTQ（レズビアン、ゲイ、バイセクシュアル、トランスジェンダー、クエスチョニングまたはクィア）の人々においてはどのような課題があるだろうか。欧米の研究ではLGBのうち約1割、Tのうち約2割が医療の利用を拒否された経験がある、また医療従事者から暴言や心ない言葉をかけられたことがあるとされる。また日本のトランスジェンダーを対象とした調査でも、約5割が体調不良時に医療機関の受診をためらったことがあるとする報告がある。

このようにLGBTQであることが医療アクセスを妨げる要因となっていることがあり、医療従事者個人での対応において、多様な性に配慮することはきわめて重要である。セクシュアリティに関連する情報は、手術歴・内服歴・生活歴などに広く関連し、患者に適切なケアの提供を行うために重要となることも多い。

一方で、LGBTQの人々は本人がそう申告しない限り、当事者であるとわからないことも多い。そのため、すべての患者と関わる上で多様なセクシュアリティに配慮したコミュニケーションを心がけることが求められる（表1）。

表1 医療面接での配慮の方法

▶ **批判的でない態度で対応する**：個人的な見解に基づいて評価・意見しない（たとえば複数の性的パートナーがいることに対して「不道徳である」などと伝えない）
▶ **患者が希望する名前を用いる**：通称名などの利用ができるようにする
▶ **ジェンダーに囚われない言葉を用いる**：夫／妻ではなくパートナー／配偶者などの言葉を用いる、小児（特に思春期児童）に対して「くん／ちゃん」ではなく「さん」を用いる（患者が希望する呼び名を確認する）
▶ **関係性を推測しない**：同席者に対して「ご友人ですか？」等ではなく「ご関係を伺ってもよろしいでしょうか？」といった開かれた質問を用いる
▶ **性交渉歴の問診**：性交渉の相手を異性と決めつけない。「同性ですか？ 異性ですか？ その両方ですか？」のようにニュートラルに問診する（CDCの5Ps3を参照）[3)]

❷ 個人情報保護―カミングアウトとアウティング

「カミングアウト」とは自身のセクシュアリティを他者に打ち明けることを指す。医療従事者はLGBTQの人々から業務上カミングアウトを受ける機会は多いと考えられる。当事者はどうしてカミングアウトをするのだろうか？ ひとつは医療従事者を信頼し、診療やケアに必要な情報として伝えるということが挙げられる。また、セクシュアリティに関連した問題で困難を抱え、助けを求めるために伝えることもあるかもしれない。いずれの場合も、カミングアウトをする/受けるということは、相手との信頼関係があって成り立っている。そのため、医療従事者がカミングアウトを受けた場合、話を遮らずに最後まで聞くこと、批判的でない態度で傾聴すること、勝手に解釈や判断を挟まないこと、そして自分を信頼して話してくれたことに感謝の気持ちを伝えてほしい。その上で、「アウティングをしない」ことが重要である。

「アウティング」とは当事者のセクシュアリティを当人の許可なく他者に伝えることを指す。社会での差別や偏見が存在する中で、セクシュアリティを開示することは危険を伴う場合もある。当事者が社会でセクシュアリティを開示していないことは少なくない。医療従事者からアウティングされてしまうことは、当事者の社会生活に深刻な問題を起こす可能性がある。そのためカミングアウトを受けた場合、その情報は個人情報として慎重に取り扱われる必要がある。具体的には診療録に何を記載するか、情報で誰に/何の目的で共有するかについて事前に話し合うことが重要である。また、当人の許可なくカンファレンスや休憩室、他患者がいる大部屋など、プライバシーの守られない環境でセクシュアリティについて言及することは避けなければならない。これらは医療従事者として守るべき守秘義務・プライバシーの権利に関わる問題であることを十分に認識する必要がある。

❸ クリニカルバイアス

医療従事者自身が抱える偏見が無意識に診療やケアの内容に影響し、歪みが生じることを「クリニカルバイアス」と呼ぶ。医療従事者は患者の健康に貢献することが仕事であり、個人の価値観によって提供するケアに差が生じることは避けなければならない。

個人が多様な価値観を持つこと自体は問題ではなく、それが偏見につながることでケアに影響し、当事者の医療アクセスや健康アウトカムを悪化させることが問題である。そのため、医療従事者は自分自身がどのような価値観を持ち、バイアスを持ちやすいのかを自己分析し、認識しながらケアにあたることが求められる。また、どうしてもネガティブな影響が避けられない場合には、信頼できる医療機関や同僚などに責任を持って引き継ぐことも考慮する。

❹ アライの表明―アドボケイトすること

アライ（Ally）とはもともと「同盟」を意味し、LGBTQの理解者・支援者を表す言葉である。医療従事者がLGBTQの「アライ」として、理解や支援の姿勢を示すことは、当事者はもちろんのこと、すべての人にとってLGBTQについて考える機会が生まれることにつながる。

社会において周縁化されやすい当事者を医療従事者がアドボケイト（代弁）することは、地域社会に向けても心強いメッセージになるだろう。6色の虹のモチーフ（LGBTQへの理解・連帯を示す）を身につけることからでも、言葉遣いを配慮することからでも、小さなことで始められることがある。まずは関心を持ち、多くの医療者にアライを表明する一歩を踏み出して頂けたらと思う。

◀文献▶
1) Eckstrand KL, et al: Lesbian, Gay, Bisexual, and Transgender Healthcare. Springer, 2016, p65-80.
2) TRanS, 他：GID/DG/トランスジェンダー当事者の医療アクセスの現状. (2022.5.16 アクセス)
https://teamrawns.jp/pdf/tg-gid-tg-research-2020.pdf
3) Centers for Disease Control and Prevention: A GUIDE TO Taking a Sexual History. (2022.5.16 アクセス)
https://www.cdc.gov/std/treatment/sexualhistory.pdf

■ 第8章：LGBTQの人々と医療

150 医療機関でできること

誰もがいられる場所であるために

SUMMARY
医療機関がプライマリ・ケアを提供するためには，LGBTQの人も含めたすべての人が受診しやすいように配慮することが不可欠である。本稿ではLGBTQの観点から，医療機関の構造や指針に関して見直し，具体的に実践できることを提案する。

KEYWORD
レインボー・カラー
レインボーをイメージするときに，日本では7色で表されることが多いが，これは世界的に見ると一般的ではない。特にLGBTQ（性の多様性）のシンボルとしてのレインボー・カラーは6色で表されている。

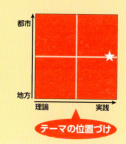
テーマの位置づけ

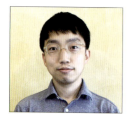

山下洋充（一般社団法人にじいろドクターズ理事）

PROFILE
広島大学卒業後，亀田ファミリークリニック館山で家庭医療研修を修了。現在は河北ファミリークリニック南阿佐谷に勤務。一般社団法人にじいろドクターズ理事，NPO法人女性医療ネットワーク理事。

POLICY・座右の銘
悠々として急げ

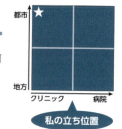
私の立ち位置

1 健康格差や生きづらさを助長しないために，LGBTQに配慮する

　LGBTQ（レズビアン，ゲイ，バイセクシュアル，トランスジェンダー，クエスチョニングまたはクイア）の当事者たちは，偏見や法律の問題，就職差別といった諸問題のために，貧困に陥りやすくなったり，物質依存や不安障害，うつ病といった健康問題を抱えやすい。言い換えれば，LGBTQであることが健康の社会的決定要因のひとつとさえ言える現状がある。

　さらに悪いことには，医療機関もこの健康格差に加担してしまっている可能性がある。実際に，当事者へのアンケート調査によると「医療機関で嫌な経験をしたことがある」「安心して受診できる医療機関が地域になく，受診をためらってしまう」という実態があることが判明している[1]。

　医療機関がプライマリ・ケアを提供するためには，「その医療機関が誰もが受診しやすい場所であること」が前提となることは論を俟たない。本稿ではLGBTQの観点から，医療機関をよりよい場所にするために取り組めることをまとめる。

2 医療機関で取り組めること

1 「LGBTQに関して理解し，支援する」というサインを掲げる

　患者は「その医療機関がどのような雰囲気の場所か」をよく観察している。そこで，LGBTQの人もそうでない人も，わけ隔てなく支援しているというメッセージを患者に届けるために，複数のサインを医療機関内に散りばめておきたい。

　具体的には，レインボーのフラッグを飾ったり，待合室にLGBTQに関する絵本や書籍を置くという形でサインを示すことができる。

　また，電話で相談できる窓口について紹介したパンフレットを掲示するとよい（例：よりそいホットライン[2]）。患者が周りの目を気にせずに資料を見られるように，待合室だけでなくトイレや診察室などプライバシーの確保されたスペースにも設置するとよい。

2 書類をLGBTQの人にも適したものにする

　問診票や同意書は，患者が医療機関で初めて個人情報を開示するものである。これらの書類を見たときに，患者が「この医療機関では自分のセクシュアリティに関し

て相談できない」と感じてしまうと，その後の診療で患者の悩みにうまく対応できなくなるかもしれない。

書類でできる工夫として，問診票の性別欄は「男・女」の2つのみの選択肢ではなく，「男・女・（［自由記載］）」のように性別を自由に記載できる欄を設けておくのが望ましい。また，紙の問診票ではなく，パソコンやスマートフォンで回答できるウェブ問診システムを用いることで，患者が周りの目を気にせずに記載しやすくなることが期待できる。

❸ 患者の呼び入れを番号制にする

トランスジェンダーの方の中には，外見と戸籍上の名前にギャップがあり，名前で呼ばれることに大きな苦痛を感じる方もいる。また，自分の本名を明かさずに同性愛者のコミュニティに参加している方もいる。

プライバシーに配慮するためにも，呼び入れは番号制にすることが望ましい。番号制を導入するのが難しい場合には，通称名の使用を希望する方向けに，通称名を記載できる欄を問診票に設けるという工夫ができる。

❹ すべてのジェンダーの人が使用できるトイレや院内着を用意する

男性・女性で区別されているトイレや院内着の選択肢しかないと，トランスジェンダーの方が困る場合がある。そのため，医療機関内のトイレの一部に「性別や障害の有無にかかわらず使用できる」というメッセージを掲示したり（図1）[3]，院内着を患者が選択できるように配慮することが望ましい。

なお，誰でも使えるトイレであると明示することは，LGBTQに限った配慮ではない。患者の保護者や介護者が，患者ケアのために自身とは異なる性別のトイレに入る場面でも，心理的なサポートをすることにつながる。

❺ 患者からフィードバックできるシステムを備える

LGBTQの患者に配慮をしているつもりであっても，診療設備や受診環境の課題は存在しうる。そのため，患者が医療機関側にフィードバックできるようなシステム（意見箱など）を構築しておく。

3 自施設で働くスタッフに配慮する

ここまで，医療機関が患者に対して配慮できることをまとめてきた。一方で，LGBTQの当事者は患者だけでなく医療機関に勤務するスタッフの中にもいる。そしてそのスタッフがカミングアウト（自身がLGBTQの当事者であると開示すること）をしているとはまったく限らない。そのため，当事者がスタッフにいることを大前提として職場環境の観点から配慮すべきである。

医療機関の管理者としては，就業規則（賃金，休暇，服装規定，ハラスメント等を含む）を見直し，性的指向や性自認に基づく差別をしないという方針を明文化することが重要だ。

4 まとめ

本稿ではLGBTQの観点から，医療機関をよりよい場所にするためにできることをまとめた。お気づきの方もいるかと思うが，これらのことを配慮することでメリットを得られるのはLGBTQの当事者だけではない。ひいては，どのような人にとっても安心して利用できる医療機関へと発展させることにつながるはずだ。ぜひ，自施設でできることから取り組んで頂きたい。

◀文献▶

1) LGBT法連合会：LGBT困難リスト（第3版）．
   （2022.5.14 アクセス）
   https://lgbtetc.jp/

2) 社会的包摂サポートセンター：よりそいホットライン．
   （2022.5.14 アクセス）
   https://www.since2011.net/activity/flyer/

3) 一般社団法人にじいろドクターズ：「だれでもトイレ」ポスター．
   （2022.5.23 アクセス）
   https://www.nijiirodoctors.com/products

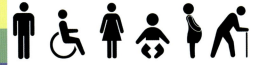

図1　「だれでもトイレ」ポスター　　（文献3より引用）

■第8章：LGBTQの人々と医療

151 医療者がLGBTQについて学ぶその先に

DE&Iと医療

SUMMARY
医療者の中にもLGBTQの人々はおり、多様なSOGIに関してもDE&Iの視点で職場環境を整えることで、心理的安全性が守られる。多様な背景を持つ人材確保・育成は、多様な患者の包摂、さらには医療の公平性を高めることに繋がりうる。

KEYWORD
DE&I
D&I（Diversity（多様性），Inclusion（包摂性）〕という言葉が使われていたが、マイノリティの人々に対して社会的構造が不平等であるという問題意識からEquity（公平性）が加えられた。

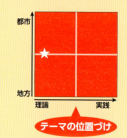
テーマの位置づけ

吉田絵理子（一般社団法人にじいろドクターズ理事）

PROFILE
川崎協同病院にて病院勤務をしつつ，東京慈恵会医科大学でLGBTQの医学教育に関する研究に従事している。2017年よりLGBTQ当事者医師として活動を開始し，現在は一般社団法人にじいろドクターズの理事として活動。

POLICY・座右の銘
早く行きたければ1人で行け，遠くへ行きたければみんなで行け

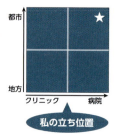
私の立ち位置

❶ DE&Iとは（図1）

LGBTQ（レズビアン，ゲイ，バイセクシュアル，トランスジェンダー，クエスチョニングまたはクイア）に関する章の最後となる本稿は、DE&Iの視点からSOGI（Sexual Orientation & Gender Identity，性的指向と性自認）について考えてみたい。

D&IとはDiversity（多様性），Inclusion（包摂性）の頭文字であり、近年、経営戦略のひとつとしてD&Iを掲げる団体が増えており、さらにEquity（公平性）が加わり、DE&Iという用語が使われるようになってきた。

個別性を配慮せずに同じものを提供する「平等（equality）」に対し、誰もが適切にサポートを受けられるようそれぞれに合わせたものを提供することを「公平（equity）」と言う。たとえば、日本語を話すことができない人に対し、医療通訳のサービスを提供することは公平な配慮と言える。適切な医療をすべての人に公平に届けることは、健康格差を是正していく上で必要不可欠であろう。

❷ 日本の医学会におけるDE&I

さて、日本の医師に関してはどの程度DE&Iが達成されているのだろうか。

2018年には医学部不正入試問題として、男性や現役生を優遇し、女性や浪人生を差別した大学が複数あったことが明らかとなった。2019年に行われた医学会分科

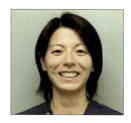

Diversity　多様性
・表層的多様性：年齢，性別，人種，体格など
・深層的多様性：性格，経験，文化，価値観，信条など

Equity　公平性
・不均衡を生み出すバリアを特定して是正し，誰もが活躍できる環境や機会を提供する

Inclusion　包摂性
・多様な一人ひとりが認められ，受け入れられて，心理的安全性を感じられ、互いに作用し合いながら、それぞれの能力が活かせるようにする

図1　DE&Iとは

会を対象とした調査では，学会の会長または理事長が女性だったのは87学会のうちたった1学会(1.1%)のみであり，2014年に実施された調査(101学会中1学会)から改善は得られていなかった[1]。また，日本泌尿器科学会ダイバーシティ推進委員会は，15の基本領域医学会において，2020年の役員/理事数は中央値23名(18〜28名)であり，うち女性役員/理事は中央値1名(0〜7名)であったと報告している[2]。男女という1つの軸でみても課題が多いのは明らかだが，日本麻酔科学会では理事に女性枠を設けるポジティブ・アクションを導入し，内閣府が掲げた「2020年までに，指導的地位に女性が占める割合が，少なくとも30%程度」という目標を達成した[2]ことは特筆すべきであろう。

3 医療機関がなぜDE&Iに取り組むのか

では，改めて医療機関がDE&Iに取り組むことの意義はどこにあるのだろうか。

Experts by Experience(EbE，経験の専門家)と言う概念を紹介したい。英国等では，精神疾患を患ったことのある人やホームレスの経験のある人が，EbEとして医療に関する提言策定の際や，医師・看護師の教育に参加している。同じように，多様な患者に対応する際に多様なバックグラウンドを持つ医療スタッフの経験は役立つだろう。

また，医療改善のため5つの目標(Quintuple Aim)の観点からも考えてみたい。医療質改善研究所(IHI)のBerwickらは，医療システムのパフォーマンスを最適化するための3つの指針として，住民の健康を改善し，患者のケア体験を向上させ，1人当たりの医療費を削減することを掲げた。Bodenheimerらはこれら3つの目標の達成に医療者のバーンアウトや不満が影響するとして，4つ目に医療者の働き方の質改善という目標を追加した。さらに，2022年にはNundyらが健康の公平性を高めるという5つ目の目標を提案した[3]。医療機関においてDE&Iを促進することは，医療者の働き方の質を改善すること，健康の公平性を高めることはもちろんだが，これら5つの目標すべての達成に役立つのではないだろうか。

4 LGBTQとDE&I

次に，本題であるLGBTQとDE&Iについて述べる。日本の調査で約3〜9%と報告されているLGBTQの人々は，患者だけではなく職員の中にも当然いる。厚生労働省の報告では，自身が性的マイノリティであることを今の職場の誰か1人にでも伝えていると答えたのはレズビアン8.6%，ゲイ5.9%，バイセクシュアル7.3%，トランスジェンダー15.8%であり[4]，職場におけるSOGIの多様性は非常に見えにくいと言える。

また，米国ではレズビアン・ゲイ・バイセクシュアルのレジデントは，ヘテロセクシュアルのレジデントに比べて，所属感が低く抑うつや不安のレベルが高いと報告されている[5]。患者だけではなくスタッフに対しても，多様なSOGIに関して配慮すべきである。LGBTを対象とした職場環境に関する調査では，LGBT施策を多く行っている職場に勤めている人は，そうでない人に比べて心理的安全性が高いとの結果が出ている[6]。

最後に筆者の個人的な経験をシェアさせて頂きたい。私は，自身がバイセクシュアルかつXジェンダー(性自認が男性・女性のいずれにも属さない)であることを職場で2018年に公表した。カミングアウトできたのは，無差別・平等の医療を職場が理念として掲げており，実際に働いている中で，驚かれることはあってもあからさまな差別を受けることはないだろうと感じられたからだ。カミングアウトした後に，LGBTQの患者に関する相談だけではなく，職員の個人的な相談なども聞くようになった。また職員間での患者のSOGIに関する噂話のようなものも減ったと感じている。私自身これまで暮らしてきた中で，セクシュアル・マイノリティとしての苦悩はあったが，医療者としてその経験を役立てることができている。もし職場の理念や雰囲気が違ったならば，私のマイノリティとしての経験は，ネガティブなものでしかなかったと思う。

日本の医療機関で，多様なSOGIの患者が受診しやすく，そして職員が働きやすい文化が培われ，環境が改善していくことを心より願っている。

◀文献▶

1) 公益社団法人日本医師会女性医師支援センター：平成31年度女性医師支援に関するアンケート調査(医学会版).
2) 一般社団法人日本泌尿器科学会ダイバーシティ推進委員会：「医学会の意思決定組織における女性登用についての調査アンケート」結果報告書. 2021年3月.
3) Nundy S, et al: JAMA. 2022; 327(6): 521-2.
4) 厚生労働省：職場におけるダイバーシティ推進事業報告書. 令和2年3月.
5) Wang K, et al: LGBT Health. 2020; 7(6): 332-9.
6) 特定非営利活動法人虹色ダイバーシティ，他: niji VOICE 2019, 2020.

■ 第9章：子どもの発達障害

152 総論

発達障害診療はすべての子育て支援に通ず

SUMMARY
いまや疫学的には気管支喘息と同程度にコモンな疾患である発達障害。その子の成長発達の経過や，家庭環境もある程度知る家庭医だからこそできる発達障害診療がある。診断より相談。子育て支援がすべてに通ずるのである。

KEYWORD
ペアレント・トレーニング
1960年代から米国で発展してきた。親の褒め方や指示の出し方を一連のセッションにて学ぶもので，親の療育スキル向上やストレス低減，子どもの行動改善や発達促進が期待できる。すべての子育てに利用できる。

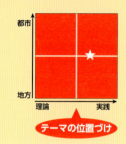
テーマの位置づけ

一ノ瀬英史（いちのせファミリークリニック院長）

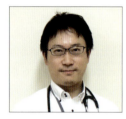

PROFILE
亀田総合病院で内科小児科複合プログラムの1期生として研修後，頴田病院で家庭医研修プログラムの指導医。2021年より現クリニックを継承し，院長に。プライマリ・ケア認定医，小児科専門医，総合内科専門医，在宅専門医，経営学修士MBA（グロービス）。

POLICY・座右の銘
我に七難八苦を与えよ

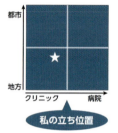
私の立ち位置

　子どもの診療をしていると，診察台に登って飛び跳ねる子や，待合室で走り回る子どもを怒っている親を見かけることはないだろうか。既に自閉スペクトラム症（autism spectrum disorder：ASD）や注意欠如・多動症（attention-deficit/hyperactivity disorder：AD/HD）と診断されているらしい子どもの診療では，何か気をつけないといけないことがあるだろうか。「ASDは100人診ないとわからない」という至言があるほど，いくら教科書で読んでもわかった気にしかならず，理解するには悩みながらの臨床経験が必要である。

　本章では，もしかしたら発達障害かもしれない，というアンテナの感度を上げ，日常診療でプライマリ・ケア医が少しでも「子どもの発達障害」の診療を担うためのとっかかりにしてもらいたい。

❶ 発達障害（神経発達症）は増えている？

　発達障害はDSM-5では神経発達症群（neurodevelopmental disorders）と定義されているが，一般には発達障害という呼び方が馴染みあるであろう（**図1**）。ASDやAD/HDを主要なものとして，限局性学習障害（specific learning disorder：SLD）やチック症状を呈するトゥレット障害，いわゆる運動が苦手で不器用なことで知られる発達性協調運動症，などを包含している。今や，発達障害はコモンな疾患となりつつあり，小児神経科医や児童精神科医だけが診療するものではなく，プライマリ・ケア医が診療する時代となりつつある。

　発達障害の有病率は，ASDが1.5％前後と言われ，AD/HDでは3～5％，SLDでは約5％ともされる。以前から行われる疫学調査では有病率は増えているが，実際には社会的に知られるようになり受診率が上がったことなどが背景にあると思われる。

　一方で，十分な診断がつかないが定型発達とも言い難い，いわゆるグレーな子どもたちも少なからずいる。そのような子どもも含めて，学校現場の学習や生活で困難を抱えている子どもの割合は普通学級の約6.5％という2012年の文科省の調査結果も存在する。つまり，小学校の1クラスに1～2人は何らかの困難を抱えている子どもがいることになる。児童の気管支喘息の有病率は5～6％と言われており，気管支喘息と同じレベルでプライマリ・ケアでの診療機会があってもおかしな話ではない。

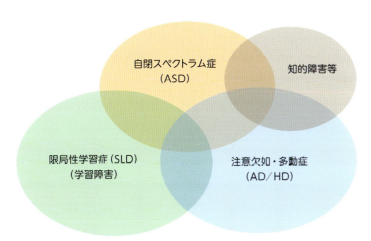

図1 神経発達症群(neurodevelopmental disorders)
※他にトゥレット症候群や吃音も含まれる
(DSM-5による)

2 診断よりも相談

　神経発達症群に含まれる疾患は先に述べたが，その診断は感染症や生活習慣病のようにバイオマーカー等で規定されるものではない。うつ病の診断と同様に，特徴的な症候が一定数以上併存しており，他疾患の除外がされて診断される。ただ，その特徴的な症候があるかどうか判断するのに，数分の診察時間の中で聞き出すことは困難だ。しかし幼少時期より見守る中で，診察室の中での様子や保護者からの何気ない子育てにまつわる呟きから違和感を感じたら，短時間でいいので少し聞き取りを行い，相談に乗るところからが，発達障害診療の入り口である。診断よりも相談でいい。しっかりと診断をすべきときは専門医を紹介する。

3 発達を話題にしてみよう

　普段の診療の中で，「年齢相応の発達かどうか自信がない」「子育てに困っている」「学校生活に問題がありそう」などの主訴の場合も，ドアノブコメントのときも保護者の第一声は漠然としている。相談の目的は診断をつけることよりも，子どもがより良い生活や幼稚園・学校生活を送り，立派に社会で自立していくことを促すことであり，保護者の子育てをエンパワーメントすることである。そのためには，漠然とした悩みを整理していくことが求められる。詳細は 153 ～ 156 を参照頂くとして，一方で筆者は成長発達の全体を把握するのに，次のような内容を確認することをよくしている。

- 出生前後の情報：出生時の問題，ABR（auditory brainstem response，聴性脳幹反応）やマススクリーニング結果
- 乳幼児健診，園での健診，学校健診で指摘事項があるか
- 自宅での生活状況：ADL（衣服，食事，清潔（トイレ），睡眠）は保たれているか
- 幼稚園・保育園での様子：遊びの様子，集団行動，食事の様子，トイレ
- 学校での生活・学習・友達関係（休み時間の過ごし方），係などの役割遂行，授業態度，学力，得意不得意科目，等

　また，遠城寺式乳幼児分析的発達検査(4歳半まで)を行ったり，自閉傾向のスクリーニングにM-CHAT(3歳頃)，AD/HD疑いの子の状況を評価するのにADHD-Rという評価尺度を使用したりする。

4 子育て支援

　発達障害の診療の大半は子育て支援である。つまり，保護者の接し方(ペアレントトレーニング)や基本的生活習慣の確立を行いつつ，療育の利用，園や学校との連携を行うなどの介入をケースに応じて行う。特に保護者の接し方や基本的生活習慣(早寝，早起き，朝ごはん)は定型発達の子どもの子育てでも同一である。この基礎を疎かにしては，他の介入の効き目は乏しいことが多く，繰り返し進めていく。

■第9章：子どもの発達障害

153 一般外来で診る子どもの発達障害〈前編〉

「寄り添う力」を身につけよう

SUMMARY
発達障害診療の中で重要なのは，子どもと家族の背景を理解し，解釈モデルを意識し慢性的悲哀を抱え揺れ動く家族に寄り添い，必要な支援を提供していくことである。

KEYWORD
慢性的悲哀
障害や慢性疾患を持つ子どもの親が，否定と肯定の感情の間で連続的に揺れ動きながら子どもと向き合い，適応していく過程を指す。死の受容過程のように段階的に受容に向かっていくことは少ないとされる。

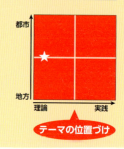
テーマの位置づけ

小橋孝介（鴨川市立国保病院病院長）

PROFILE
2005年自治医科大学卒業，2022年4月より現職。医師，公認心理師。日本プライマリ・ケア連合学会認定医・指導医，日本内科学会認定医，日本小児科学会専門医・認定指導医，日本小児神経学会専門医。

POLICY・座右の銘
なるようになる，全力を尽くせ

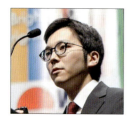

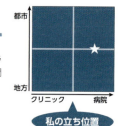
私の立ち位置

❶ 発達障害の診断

発達障害の診断は米国精神医学会が作成している『精神障害の診断・統計マニュアル第5版』（DSM-5）等の操作的診断に基づくことが多い。操作的診断とは，病因ではなく臨床像の記述によって発達障害を定義し，特徴的な症状が認められるかどうかで診断を行うものである。しかし，この診断というのは，白と黒の間のグラデーションのどこに線を引くかという問題であり，何らかの行動の特性等から困難を抱える子どもと家族に寄り添い支えるという，本質的なプライマリ・ケアの現場における発達障害診療の中では必ずしも重要ではない。

診断はあくまで道具であると認識するとよい。たとえば，福祉サービス利用のため，子どもと関わる他者に対して付き合い方の「コツ」を知ってもらうため，環境調整のための配慮を教育現場でしてもらうためなどである。

❷ 発達障害診療の枠組み

発達障害の診療は患者中心の医療の方法に基づいて進めていく（**図1**）[1]。特に「病い」としての発達障害について，解釈，期待，感情，影響という4つの領域で本人と家族の経験を探ることで，診療の中で医療に求められている役割が明らかになってくる。

①**解釈**：今の子どもの状況をどのように理解しているのか？
　例：「周りの子どもと違う。でも発達障害ではない，個性だと思う」「AD/HD（注意欠如・多動症）ではないかと思っている」

②**期待**：医療者に対してどのような対応を期待しているのか？
　例：「発達障害ではないと言ってほしい」「困っていることに対して，具体的なアドバイスや対応方法を教えてほしい」

③**感情**：子どもの状況によって，どのような感情を抱いているのか？
　例：「子どもに対してイライラして怒鳴ったりしてしまう」「私のせいでこんな風になってしまって…（自責の念で気持ちが沈んでいる）」

④**影響**：子どもの状況が日々の生活にどのような影響を与えているのか？
　影響は，日常生活の中で具体的に困っていること（例：

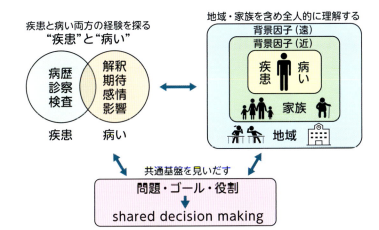

図1　患者中心の医療の方法
(文献1より作成)

「食事のときに立ち歩き，食べるのに時間がかかる」「学校の忘れ物が多い」)と，漠然とした不安・心配(例：「将来自立して生活できるのか？」「高校に進学できるのか？」)にわけて整理する。特に，困っていることについては，優先順位をつけながらリストアップしていくことで，課題が整理され，「今，何を優先課題として対応していく必要があるのか」を一緒に考えていくことが可能になる。

発達障害の受容／慢性的悲哀

死に直面した終末期の受容過程については，否認，怒り，取り引き，抑うつ，受容という5段階を提唱したKübler-Rossが有名である。しかしながら，神経発達症のような小児期から長期にわたって向き合っていかなければならない障害や慢性疾患の受容過程についてはあまり知られていない。

Drotarらは先天性の奇形を持つ子どもの親を対象とした研究において，親の受容過程を，ショック，否認，悲しみと怒り，適応，再起の5段階に分類している[2]。欧米を中心とした受容過程の研究では，「理想の子どものイメージの死」という対象喪失論に基づくものが多い。しかしながらこのような仮説においては，障害や慢性疾患を持つ子どもの親はいずれ受容の段階に達するということを前提としているという問題点がある。

Olshanskyは「絶えざる悲しみ(chronic sorrow)」と，障害や慢性疾患を持つ子どもの親の慢性的悲哀について記述した[3]。その中で，専門家は親に悲哀を乗り越えることを励まし，親がこの自然な感情(慢性的悲哀)を表明することを妨げることにより，かえって親が現実を否認する傾向を強める要因となっていると述べている。その後の研究ですべての人が段階的に受容に向かっていくわけではないことが実証的に示され，おおよそ25％程度は受容に向かっていく[4]が，多くの場合終結することのない障害や慢性疾患では悲哀が常に内在し，周期的に顕在化することが明らかになった。これを中田は「受容のらせん形モデル」として提案し，「表面的にはふたつの感情が交互に現れ，いわば落胆と適応の時期を繰り返すように見える。また，その変化を一次元の平面で見れば否定から肯定への段階のごとくに見え段階説的な理解が生じる。しかし，その過程は決して区切られた段階ではなく連続した過程である。すなわち，段階説が唱えるゴールとしての最終段階があるのではなく，すべてが適応の過程であると考えられる」と述べている[5]。

発達障害診療の中で私たちに求められるのは，病名告知ではなく，発達障害の子どもを抱える親に対し，日々の生活の中で否が応でも明らかになる子どもの状況を目の当たりにして揺れ動く親の感情に寄り添いながら，具体的な生活の中での対応方法を示したり，子どもに関わる関係機関と連携をとったりして療育や環境調整を進める手助けをしていくことである。

◀文献▶
1) Stewart M, et al：Patient-Centered Medicine：Transforming the clinical method. 2nd ed. Radcliffe Medical Press, 2003.
2) Drotar D, et al：Pediatrics. 1975；56(5)：710-7.
3) Olshansky S：Social Casework. 1962；43：190-3.
4) Wikler L, et al：Am J Orthopsychiatry. 1981；51(1)：63-70.
5) 中田洋二郎：早稲田心理学年報. 1995；27：83-92.

■ 第9章：子どもの発達障害

154 一般外来で診る子どもの発達障害〈後編〉

関係者を「ねぎらい支える」

SUMMARY
発達障害の診療の基本は環境調整である。保護者の「困り感」を言語化し，整理した上で，優先的な課題に対して具体的な対処法を伝えていく。子どもへの基本的姿勢として肯定的な言葉がけを忘れないようにする。

KEYWORD
環境調整
本人の「困り感」に沿って，本人が生活しやすいように周囲の環境を工夫することである。周囲にいる人が変わる「人的環境調整」と，周囲にある物を変える「物的環境調整」とがある。

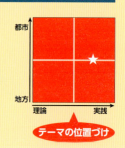
テーマの位置づけ

小橋孝介 (鴨川市立国保病院病院長)

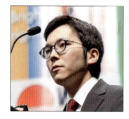

PROFILE
2005年自治医科大学卒業，2022年4月より現職。医師，公認心理師。日本プライマリ・ケア連合学会認定医・指導医，日本内科学会認定医，日本小児科学会専門医・認定指導医，日本小児神経学会専門医。

POLICY・座右の銘
なるようになる，全力を尽くせ

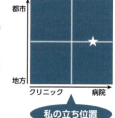
私の立ち位置

1 発達障害の支援の考え方

　発達障害の支援・治療の土台となるのは，本人の特性に合った環境調整である。その上で，薬物療法やペアレント・トレーニング，ソーシャル・スキル・トレーニングなどの様々な子ども自身や周囲の大人に対する行動療法などを用いていく。
　環境調整とは，本人の「困り感」に沿って本人が生活しやすいように周囲の環境を工夫することである。周囲にいる人が変わる「人的環境調整」（例：肯定的な声がけを増やす等）と，周囲にある物を変える「物的環境調整」（例：勉強の場所を変える等）とがある。
　図1に示すように，医療機関には，家庭だけではなく子どもの生活の中で関わる学校などの場面において，どのように環境調整を行っていくかを伝えていくことが求められる。

2 環境調整のコツ

　保護者や学校の教員は，子どもに関わる中で「なぜ，うまくいかないのだろうか？」という感覚を持っていることが多い。何とかしようと関わってもうまくいかず，無力感が積み重なることは，「子どもが悪い」「学校の先生が悪い」「親が悪い」というような対立を生んだり，「自分のせいで……」「私が悪い」というような自責の念とともに支援者の力を奪ったりもする。
　環境調整を進める上でまず必要なのは，直接の支援者である保護者や学校の教員のエンパワメントである。今まで行ってきたことへのねぎらいやポジティブな評価が何より重要である。

3 家庭での環境調整

　家庭での環境調整は発達障害の外来診療の基本である。以下にそのポイントをまとめる。

1 保護者の「困り感」を整理する

　発達特性に基づく行動の問題を抱え，外来に相談に来る保護者は，「困っていること」（例：朝の支度に時間がかかって，家を出るのが遅くなってしまう等）と「心配なこと」（例：うちの子は将来大学に入って自立できるのだろうか等）が混在し，混沌とした困難感を抱えている。「困っていること」とは具体的に変えていく必要がある

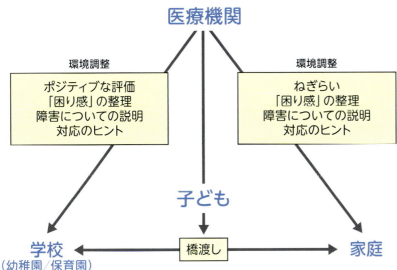

図1 医療機関に求められる役割

行動であり，「心配なこと」はすぐに解決できない不安や悩みである。これらは区別する必要がある。これらを言語化し，整理することから環境調整は始まる。

その上で「困っていること」の優先順位をつけていく。すべての困っている行動に対して「○○すれば解決する」というものはない。ひとつの行動を変えるためには，丁寧にその行動に向き合いながら，少なくとも数カ月から半年はかかる。よって，優先順位の高いものにまずは焦点を当て，課題となる行動についてなぜそのような行動が起こるのかを本人の特性と合わせて説明し，子ども自身の怠けや不真面目さから来るものではないことを伝えた上で，その行動に対する具体的な対処法をペアレント・トレーニングの手法など実践できる方法として伝えていく。

具体的な行動に対するアドバイスの内容等，子どもへのアプローチの概要については 155 でまとめる。

2 基本姿勢を確認する

子どもに対する基本姿勢は肯定的な言葉がけである。肯定的な言葉がけは，子どもの自己肯定感を養い，行動変容につながる大切な土台となる。肯定的な言葉がけには「褒める」だけでなく，「ありがとう」と感謝を伝えることも含まれる。1日の中で肯定的な言葉がけと否定的な言葉がけの割合がせめて5:5，可能であれば7:3にできれば理想である。「肯定的な言葉がけと言われても，褒めるところなんてないです」と話す保護者も少なくない。しかし，肯定的な言葉がけを意識することで，ちょっとしたお手伝いを頼んで「ありがとう」と伝えたり，で

きて当たり前と思っていることでも「ちゃんとできてえらいね」と伝えたりと，子どもへの言葉がけに変化が見られてくる。

○

上記 1 2 の繰り返しが，筆者の発達障害診療の核である。保護者自身に「困っていること」の言語化と整理を促す意味で，毎回の診療の事前問診票として「1. 前回受診以降の望ましい変化」「2. 前回受診以降の望ましくない変化」「3. 本日相談したいこと」「4. その他，自由記載」の4つについて書いてもらっており，診療の際にそれを供覧しながら診療を進めている。

4 学校での環境調整

基本的な流れは家庭での環境調整の流れと同様である。学校の教員の「困り感」を整理し，肯定的な言葉がけという基本姿勢を確認していく。特に学校という場所は，子どもにとってできないことを指摘されることが多い場所である。

たとえば，子どもがテストで60点を取ったときはできなかったところに焦点が当てられ，できている部分についての肯定的な言葉がけは，教員側が意識しなければほとんど行われない。この基本姿勢を実践するだけでも，子どもの学校での行動が変わることも稀ではない。

■ 第9章：子どもの発達障害

155 子どもへのアプローチ

子どもの行動に対する対処法のレパートリーを増やそう

SUMMARY
子どもの行動に対する対処法は，子育て全般，ひいては大人同士のコミュニケーションの中でも使えるスキルである。これらを学ぶことで，日常診療のスキルアップにつながる。

KEYWORD
ペアレント・トレーニング
保護者に対して行われる，日常生活の中で子どもに対する療育的な関わりを学ぶプログラム。通常は全10回程度で，5〜8名のグループでロールプレイなどを通し実際の子どもの問題を扱いながら手法を練習していく。

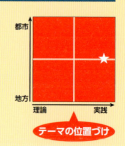
テーマの位置づけ

小橋孝介 (鴨川市立国保病院病院長)

PROFILE
2005年自治医科大学卒業，2022年4月より現職。医師，公認心理師。日本プライマリ・ケア連合学会認定医・指導医，日本内科学会認定医，日本小児科学会専門医・認定指導医，日本小児神経学会専門医。

POLICY・座右の銘
なるようになる，全力を尽くせ

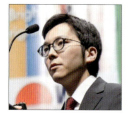

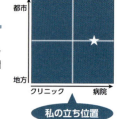
私の立ち位置

1 子どもの行動への対処法

実際の臨床の中で，発達障害診療の枠組みそのものはあまり難しくはないし，むしろプライマリ・ケアの現場では親和性の高いものである。しかしそれぞれの子どもに対する具体的な対処法については知識として知っておく必要があり，知らなければそれを伝えることができない。ここでは基本となるペアレント・トレーニングの手法をベースに対処法についてまとめる。

2 行動を分類する

子どもの行動に注目する際に，見落としがちな「好ましい行動」を意識することが重要である。これは，肯定的な言葉がけを増やすことにもつながるところである。その上で，今やっている困った行動を，減らしたいと考えている「好ましくない行動」と，絶対にしてほしくない，してはならない「危険な行動・許し難い行動」にわけて考える。

「好ましくない行動」の場合，怒るのではなく，冷静にだめであることを注意し，その後は行動を無視する。好ましくない行動に対して大人が過剰に反応することが，行動に対して負の強化因子となって，その行動を増やす方向に働くことが多いため，無視することでその行動が減ってくる。無視とは子ども自身を無視するのではなく，行動を無視することであることには注意が必要である。

「危険な行動・許し難い行動」については，強く制止し，なぜ危険なのか，なぜ許し難いのかを説明した上で代替行動を示す。

3 効果的な指示

子どもに対して指示を出す際には，穏やかに(calm)，近づいて(close)，静かに(quiet)というCCQが原則である。また指示を伝える際は，内容は短く，具体的に，1回の指示で1つになるように行う。たとえば「片付けよう」というのは具体性に欠ける。「この本を本棚に入れよう」など，具体的にすべき行動につながるような指示がよい。そして，その行動ができたら，きちんと肯定的な言葉がけとして「片付けられて偉いね！」と褒めて，「次はこのおもちゃをこの箱にいれよう」と次の指示を伝える。

図1 SPELLアプローチ

Structure（構造化） — 情報をわかりやすく提示
- なにを・いつまで・どれくらい？視覚的にわかりやすくする
- 文字？イラスト？写真？その子にとってわかりやすい視覚支援

Positive（肯定的） — 自己肯定感を高める
- できなかったときの「罰」ではなくできたときに「褒める」関わり
- 「走らない」ではなく「歩こう」肯定的かつ具体的な声がけ

Empathy（共感） — 本人目線の支援
- どのような感じ方・考え方をし、行動するのかを理解することからはじめ、本人と一緒に支援の内容を相談する

Low arousal（穏やか） — 低刺激な環境づくり
- 圧迫感のない声のトーン、表情、態度で接する
- 音や光などストレスとなる刺激が軽減するように環境調整する

Link（つながり） — 一貫性のある支援をチームで
- 本人や保護者、先生が一人で抱え込むことがないよう、家庭・学校・医療・福祉が連携して、一貫性のある支援を構築する

図1 SPELLアプローチ〔英国自閉症協会（National Aritistic Society）より〕

4 指示の工夫――予告

子どもが遊んでいて突然終わりと言われたら「やだ！もっと遊びたい！」「帰りたくない！」となってしまうのは、容易に想像がつく。行動を切り替えるタイミングがあらかじめ予見できる場合には、あらかじめ予告しておくことで切り替えがスムーズになることが多い。たとえば「あと5分たったら終わりだよ」「あと3回やったら帰るよ」「（タイマーをかけて）音が鳴ったらおしまいね」などである。

予告は行動の切り替えのタイミングだけではなく、行動の見通しを示すという点でも効果的である。自閉スペクトラム症などルーチンの行動から外れた予定への適応に難しさを抱える子どもの場合、あらかじめ先の見通しを伝えておくことで、ルーチンの行動から外れても適応しやすくなる。たとえば学校を休んで病院受診をする際には、数日前からカレンダーの受診日に病院のシールを貼って、「この日はお医者さんに会いに行くから、学校はお休みだよ」と伝えておく。もしそこが初めての場所であるならば、どういうところか視覚的にわかるように写真や動画などを見せながら、そこでどのようなことが起こるのかも具体的に予告しておくといっそう効果的である。

5 指示の工夫――選択

「早く着替えなさい！」「宿題をやりなさい！」という指示では、なかなか子どもは行動に移れない。してほしい行動を選択肢に翻訳することで、切り替えをスムーズにすることができる。たとえば冒頭の着替えであれば「電車のシャツと恐竜のシャツどっちにする？」、宿題であれば「宿題はお風呂の前と後どっちにする？」と言った形である。ここでも忘れてはいけないのはしてほしい行動ができた際には「着替えができてえらいね！」「宿題自分でできたね！ すごい」など毎回肯定的な声がけを忘れないことである。このとき、つい「いつもこうならいいのにね」「みんなはできてるけどね」など余計な一言を付け加えてしまう保護者もいる。こういった声がけはせっかくの肯定的な声がけを打ち消す否定的な声がけであり、避けるべきである。

おわりに

発達障害を持つ子どもへの対処法は、特別なものではない。すべての子育てに使えるスキルであり、ひいては大人同士のコミュニケーションでも使えるものが多い。本稿で触れた対処法はごく一部である。

図1に示したのは英国自閉症協会の自閉スペクトラム症支援のための基本理念SPELLである。その他にも以下に参考図書を挙げるので、興味のある方は是非読んで頂きたい。これらは一般向けでもあるため、診療の中で子どもとの接し方に悩んでいる保護者や学校の先生などにも紹介してもよいだろう。

【参考】
- 田中康雄：イラスト図解 発達障害の子どもの心と行動がわかる本．西東社，2014．
- 田中康雄：イラスト図解 発達障害の子どもの生活の工夫と伸ばす言葉がけ．西東社，2021．
- shizu：発達障害の子どもを伸ばす魔法の言葉かけ．講談社，2013．
- 臼井儀人：先生は教えてくれない！ クレヨンしんちゃんの「やる気」がどんどん出てくる方法．双葉社，2020．
- ※「先生は教えてくれない！」シリーズはその他もおすすめ

■ 第9章：子どもの発達障害

156 発達障害に関連する制度の整理

各種制度の知識が，よりよい発達支援につながる

SUMMARY
発達障害を有する子どもが幼少時から就学する中で，年齢に応じて利用できる制度を概説した。よく利用されている制度として，児童発達支援，放課後等デイサービス，学校での特別支援学級・通級がある。

KEYWORD
療育
発達支援とほぼ同義で使われ，障害のある子どもの発達状況や障害特性に応じて，成長を促してできることを増やしたり，隠れた力を引き出す，各種制度の支援を指すことが多い。より早期からの介入が有効とされる。

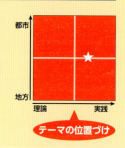
テーマの位置づけ

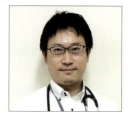

一ノ瀬英史（いちのせファミリークリニック院長）

PROFILE
亀田総合病院で内科小児科複合プログラムの1期生として研修後，頴田病院で家庭医研修プログラムの指導医。2021年より現クリニックを継承し，院長に。プライマリ・ケア認定医，小児科専門医，総合内科専門医，在宅専門医，経営学修士MBA（グロービス）。

POLICY・座右の銘
我に七難八苦を与えよ

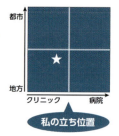
私の立ち位置

　発達障害のある子どもたちは日々の生活や学校生活の中で困難を抱えており，保護者も悩んでいる。診察室の中だけでは解決することは難しく，ましてカウンセリングや薬物治療だけでも不十分であり，毎日の生活の中でのサポートが必要である。そのために，各種療育や福祉制度が存在しており，それらを理解して連携をとっていくことが発達障害の診療では必要である。

　本稿では，発達障害もしくはその疑いとされる小児や，軽度知的障害の小児を主な対象とした制度を**表1**にまとめ，そのうちの医療機関でよく連携をとるサービスについて解説を行う。

1 未就学児

1 乳幼児健診

　子どもの成長発達の評価とともに，子育て支援を行う場である。特に1歳6カ月児と3歳児の健診は，発達に関しての評価・スクリーニングに重きをおかれる。医師の診察だけではなく，保健師や看護師，リハビリスタッフなど複数の目で確認して，発達の面でいわゆるグレーな"気になる子"を事後フォローシステムにつなげていく。

2 乳幼児健診後の事後フォローシステム

　乳幼児健診ですぐに医療機関へつなげるほどではないが，いわゆる"気になる子"を，子育て支援行政が主体となっている事後フォローシステムで支援する。「親子教室」や「ことばの教室」「からだの教室」など地域によって呼ばれ方は様々である。子育て支援や発達を促す役目とともに，経過の中で幼稚園・保育園等と連携をとりながら，つなぐべき児を医療機関や療育施設につなぐ役目を担っている。

3 児童発達支援（訪問型，通所型）

　略して「児発（じはつ）」などと言われる。身体的発達や知的発達に支援が必要な児や，発達障害もしくはその疑いのある未就学児に対して，日常生活の自立支援や機能訓練などを行う。遊びや学びを通して成長発達を促しており，各施設でそれぞれの特色を出しながら運営されている。

　通所が難しい重度の児に対しては訪問型もある。訪問型には児童発達支援センターと児童発達支援事業所があり，両方とも個別の支援を行うとともに，前者は地域支援も担うことになっている。受給者証の発行を市区町村

表1 発達障害に関連する各種制度

	未就学児	就学児		成人
相談支援	市町村保健センター・児童発達支援センター・障害者基幹相談支援センター 市町村窓口・児童相談所　等			就労支援等
療育	児童発達支援事業 市町村による発達障害支援（子育て支援）	放課後等デイサービス		
教育	幼稚園・保育所・認定こども園	小中学校	特別支援学級（情緒・知的）	
			通級指導教室	
		特別支援学校		
医療	専門診療科：小児神経科・児童精神科 かかりつけ医：小児科・家庭医 自立支援医療（精神）			精神科 家庭医・総合診療医
障害者手帳	療育手帳 精神障害者保健福祉手帳			
手当等	特別児童扶養手当			障害年金

で受け，計画相談支援のもとで利用する。利用には必ずしも発達障害等の診断名や障害者手帳は必要ではなく，医療機関や保健センター，児童相談所等で療育が必要であるという意見書とともに申請を行う。

内容は，言葉の発達を促したり，友達や周囲の人との関わり方を育てるためにグループ遊びやソーシャルスキルトレーニング（SST）を行ったりする。

また，食事やトイレ，着替えなどの日常動作訓練を行ったり，折り紙やパズルなどでの手先の運動訓練や視機能を鍛えるビジョントレーニング，体を使った遊びを通して体幹保持やバランス機能発達を促す作業・運動療法などもある。各事業所の特色を出しながら取り組みがされている。

2 就学児

1 放課後等デイサービス

略して「放デイ（ほうでい）」「放課後デイ」などと呼ばれている。学校に通う障害のある学童を対象としており，放課後や夏休みなどの長期休暇に利用され，生活能力向上のための機能訓練を中心として，自立支援や放課後等の支援を行う。放課後等デイサービスで行われるプログラムは主に生活能力向上を目的としているが，実質学童保育のような機能も果たしていることが多い。

創作活動や読み書き計算の訓練，SST，運動機能訓練のほか，外部への見学実習を行うなど，事業所ごとに利用児の障害に応じてプログラムを計画している。学校と事業所との送迎があり，学校との連携も適宜図っている。

2 通級指導教室・特別支援学級

一般の小中学校に設置されており障害のある生徒が利用することができる。障害種別に応じて少人数制のクラスで編成される。

①**通級指導教室**：通常の学級での学習や生活はおおむね可能だが，一部特別な指導を必要とする児童が利用する。月1回～週に3回など児童の状況に応じて利用頻度が計画され，注意欠如・多動症（attention deficit/hyperactivity disorder：AD/HD）や学習障害（learning disorder：LD）等を持つ児童が利用している。在籍する学校に通級指導教室がない場合もあり，その場合はある学校まで通級の時間だけ通うことが必要である。

②**特別支援学級**：主に知的障害対象のクラスと自閉症・情緒障害対象のクラスがあり，そのクラスに在籍し，一定の教科（国語・算数等）の学習を行いながら，一般のクラス（交流学級・協力学級）でも一部の学習（体育，学活など）を行う。ニーズの広がりから多くの学校に設置されており，各学年ごとにある場合も少なくない。学習の遅れがある場合には，下の学年の学習内容を行うことがある。

3 おわりに

本稿では発達障害の子どもたちがよく利用している現物給付の制度を概説している。地域の実情によりそれぞれの特色を出して実践されている部分も多く，不明な点は自院のソーシャルワーカーや障害者基幹相談支援センター等に尋ねるとよいだろう。

■ 第10章：健康の社会的決定要因

157 プライマリ・ケアにおける健康の社会的決定要因

患者の背景にあるSDHを見出す

SUMMARY
患者，そして国民の健康に貢献するプライマリ・ケアでは，健康の社会的決定要因（social determinants of health：SDH）への対応が重要と言われる。ミクロ・メゾ・マクロの3つのレベルでSDHを理解すると，SDHを見出しやすくなる。

KEYWORD
アドボカシー
本来個人が持つ権利を，様々な理由で行使することが難しい状況にある人に代わり，その権利を代弁・擁護し，支援する機能をアドボカシー（advocacy）と呼ぶ。

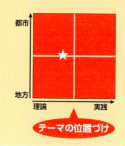
テーマの位置づけ

飯塚玄明[1)2)] 長嶺由衣子[3)]
（1 多摩ファミリークリニック家庭医　2 千葉大学予防医学センター特任研究員　3 東京科学大学公衆衛生学分野）

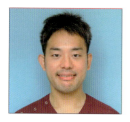

PROFILE
2017年筑波大学医学群医学類卒。2019年聖母病院家庭医療・病院総合診療専門研修プログラムを開始。同年に博士課程に進学。研究テーマは「ソーシャルキャピタルと健康」。（飯塚，写真も）

POLICY・座右の銘
虫の目，鳥の目，魚の目

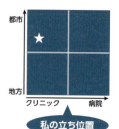
私の立ち位置

1 健康の社会的決定要因（SDH）とは？

生まれた家庭や住む場所，教育や雇用形態，所得，人間関係，利用できる制度など，個人の健康に影響を与える要因を「健康の社会的決定要因」（SDH）と言う[1)]。人が生まれ，成長し，働き，生活し，老いる一連の流れの中で起きる事象で，主に人体の遺伝や免疫などの医学的な要因以外で，個人の力では抗いがたい要因のことを指す[1)]。

プライマリ・ケアは，国民のあらゆる健康上の問題，疾病に対し，総合的・継続的，そして全人的に対応する地域の保健医療福祉機能と言われる。

個人の健康の30～55％はSDHによって規定されることが知られており[2)]，プライマリ・ケアを訪れる患者の半数がSDHについての支援を求めていると言われている[3)]。したがって，必然的にSDHを理解し適切に対応できることがプライマリ・ケアの現場で重要と言える。

2 SDHの構造的な理解

SDHは相互に多層的に関わっているため，ミクロ・メゾ・マクロの3つのレベルに分類して考えると理解しやすい[4)]。ケースを例に，SDHについて考えてみる。
CASE：50歳男性。コントロール不良の糖尿病，肥満，喫煙で不定期通院中。

1 ミクロレベル

ミクロレベルは，個人や家族の要因である。この方は，非正規雇用（雇用者のうち3割以上を占める）であり，毎日働かないと十分な収入が得られず，平日の日中に病院を受診するのが難しい。身近に家族がいないため，良い生活習慣を維持するための協力者はいない。

2 メゾレベル

メゾレベルについては，分類法には様々なものがあるが，ここでは日々の実践の中で，プライマリ・ケアの実践者・多職種の一員として関わり，介入可能な地域や集団をメゾレベルと定義した（図1）[5)]。

職場で喫煙者割合が高いため，禁煙するのは難しい

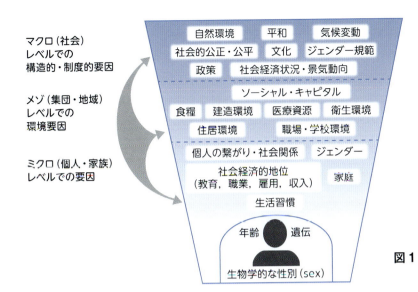

図1 健康に影響を及ぼす多重レベルの要因　　（文献5より改変）

(職場環境)。家の周りは坂道が多く，移動はすべて車を利用している (建造環境)。自分が体調を崩したときに頼れる人が近所にいないため，不安とストレスを感じている (ソーシャル・キャピタル) などがそれにあたる。

3 マクロレベル

マクロレベルは，社会レベルでの要因である。職場での社会保障を利用できないことや（制度），正規雇用をめざしているが採用枠が少なく（景気動向），この方は日々の生活をやりくりするので精一杯である。

○

ミクロ・メゾ・マクロは相互に関連しているだけでなく，たとえば"教育"のようにすべてのレベルに関連している要因もある。教育歴が低いというミクロレベル，学校環境というメゾレベル，教育システムというマクロレベルの要因としてとらえられ，後述する通りそれぞれに対するアプローチは異なる[1]。

3 プライマリ・ケアにおけるSDHへの対応

SDHに対しては重層的な対応が求められており，求められる対応には，①医療機関内や診察場面での取り組み，②地域やコミュニティでの取り組み，③社会での取り組み，が挙げられる[6]。住民の健康に必要な医療以外のニーズに対応すること，さらに住民のニーズに応じて，その人々とともに疾患による生活の不自由さ，本来の希望などを公に代弁するアドボカシーが重要になる[5]。各場面での取り組み例については，本章他稿に譲る。

4 健康格差に対する見解と行動指針

日本プライマリ・ケア連合学会では，2018年3月に「健康格差に対する見解と行動指針」初版を，2022年4月に第2版を公表した[5]。プライマリ・ケアにおけるSDHの活動例等も掲載しているため，文献欄のURL，もしくは右記のQRコードよりご覧頂きたい。

◀文献▶

1) World Health Organization (WHO)：Social determinants of health.
https://www.who.int/health-topics/social-determinants-of-health#tab=tab_1
2) Booske BC, et al：Different Perspectives For Assigning Weights To Determinants Of Health. University of Wisconsin Population Health Institute, 2010.
https://www.countyhealthrankings.org/sites/default/files/differentPerspectivesForAssigningWeightsToDeterminantsOfHealth.pdf
3) Vest JR, et al：Int J Med Inform. 2017；107：101-6.
4) 近藤克則：健康格差社会への処方箋. 医学書院, 2017.
5) 日本プライマリ・ケア連合学会：健康格差に対する見解と行動指針 第2版. 2022.
https://www.primary-care.or.jp/sdh/
6) The college of family physicians of Canada：Best Advice Guide：Social Determinants Of Health. 2015.
http://patientsmedicalhome.ca/files/uploads/BA_SocialD_ENG_WEB.pdf

■第10章：健康の社会的決定要因

158 健康の社会的決定要因のエビデンス

社会関係の欠如は1日15本の喫煙と同程度の早世リスク

SUMMARY
健康の社会的決定要因は，時には喫煙や肥満と同程度の影響を，人の健康に及ぼす可能性が知られている。その影響は一生涯にわたり，あらゆる心身の健康と関連して，健康格差を生じうることが明らかにされている。

KEYWORD
集団寄与危険割合 (population attributable fraction)
疫学用語かつ健康格差指標のひとつ。全員が「最も指標の良い集団と同じ値に到達した」（ある要因への曝露がまったくなくなった）と仮定したときに，ある疾病の有病割合（または発生や死亡）を減らせる割合。

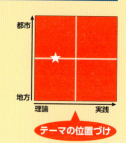
テーマの位置づけ

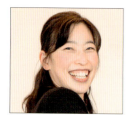

長谷田真帆（京都大学大学院医学研究科社会健康医学系専攻社会疫学分野）

PROFILE
2007年北海道大学卒。札幌で初期研修，長野で後期研修，東京大学で博士号取得。2020年より現職，リモートワークで研究・教育に従事。家庭医療専門医，在宅医療専門医，日本疫学会若手の会代表世話人。一児の母。

POLICY・座右の銘
心は熱く，頭はクールに

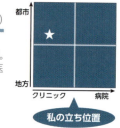
私の立ち位置

　本稿では，健康の社会的決定要因（social determinants of health：SDH）が具体的にどの程度・どのように・どのような心身の健康と関連することが知られているか，簡単に紹介する。

1 SDHと健康との関連の強さ

　比較的大規模のデータを用いることで，SDHと健康との関連を定量的に評価した研究の蓄積が進んでいる。ここでは人と人との繋がりといった社会関係の影響を一例として説明する。
　孤立（家族やコミュニティとほとんど接触がない，客観的な状態）は孤独感（仲間付き合いの欠如・喪失による，主観的な感情）を持ちやすく，不眠，抑うつや自殺のリスクを上げ，さらに心血管系疾患への罹患や認知機能低下などとの関連も指摘されている。あるメタアナリシスによると，個人の社会関係の欠如は1日15本程度の喫煙と同じくらい早世リスクを上げるとされる。さらに孤立や孤独感はどちらも早世リスクを約1.3倍上昇させ，これは肥満による死亡リスク上昇と同程度のインパクトを持つと推計されている[1]。

　日本でも高齢者の孤立が要介護認定や死亡リスクと関連することが知られているが，山梨県などで行われている「無尽」（定期的にメンバーが集まり，お金を出し合いそのとき必要な人が全額受け取るという地域のインフォーマルな金融）活動に参加している高齢者では，3年後の活動能力が1.75倍維持されやすいとされる[2]。ただし，その活動が交流を主目的にしたものでは健康に保護的な作用を持つものの，純粋に金融目的の場合は逆に健康を害する可能性も指摘されている。「強すぎる」社会関係はかえって健康に悪影響をもたらす可能性には注意が必要であり，単純に人と人が繋がれば・繋げれば良い，というものではない。
　なお地域レベルの要因と健康との関連を検討した論文では，推定されるリスク比が比較的小さいことがあるが，だから影響が小さいとは言い切れない。その要因が地域に暮らす住民全体に関わると考えれば，集団寄与危険としては大きくなる場合も少なくない。

2 ライフコースにわたるSDHの影響

　SDHはそのときの健康状態と関連するだけではな

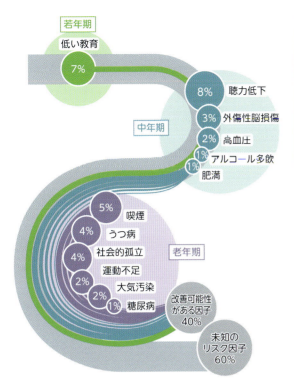

**図1 認知症発症に対して修正できる可能性のある
リスク要因の集団寄与危険割合**
％：この危険因子がなくなった場合の認知症の減少割合
(文献3)より改変)

く，胎児期から一生涯（ライフコース）を通じて影響が蓄積されていくことが知られている．たとえば，認知症発症のリスク要因として，老年期の喫煙や身体活動などの健康行動や糖尿病・抑うつなどの疾患のみではなく，壮年期の健康行動（多量飲酒など）や併存疾患（高血圧や肥満），さらに幼少期の教育歴などが関連することがわかっている（図1）[3]．そのため，患者がどのように生まれ，育ち，仕事をして，どのような人と暮らしてきたのか，といったライフヒストリーを聴取することも，ライフコースにわたるSDHの影響をふまえた診療に繋がる．

現在目の前にいる患者の幼少期の経験を変えることはできないが，その影響を緩和するような介入（人との交流を促すなど）や，また次の世代の人たちにこれから起きうる罹患や死亡を減らすような取り組みを行うことは可能であり，推奨されるべきことである．

3 SDHと多様な健康アウトカムとの関連

SDHと死亡や要介護認定などの全般的な健康状態との関連のみならず，疾患特異的なアウトカムとの関連が明らかにされつつある．たとえば循環器領域では，個人要因として生きがいや楽観主義，レジリエンスなどのポジティブな心理特性に加え，社会的地位の高さ，また近隣要因として建造環境や地域の高い社会的凝集性などが心血管系疾患に保護的に作用することが知られている．逆にストレスや抑うつに加え，低い所得や教育水準・職業階級，孤立や被差別経験などの個人要因や，少ない地域資源などの近隣要因は，心血管系疾患に悪影響を与えることが示されてきた．

これらをふまえて，米国心臓協会（American Heart Association：AHA）が2022年に発表した心血管系の健康状態の構成要因に関する声明でも，心血管系疾患における健康格差縮小のためのSDHへの理解と考慮，近隣地域における介入の取り組みの重要性やライフコースの視点が強調されている[4]．

また近年では，COVID-19のパンデミックが健康格差を浮き彫りにしたという報告も複数出ている．たとえば2021年の日本のデータを用いた研究では，社会経済的に有利な都道府県と比較して，世帯所得が最も低い都道府県ではCOVID-19の罹患率比1.45，死亡率比1.81，失業率の高い都道府県では罹患率比1.56，死亡率比1.85などのように，欧米諸国と同様の格差の存在が観察されている[5]．

そのほか，がんやメンタルヘルス，外傷など，様々な健康アウトカムを用いた健康格差に関するエビデンスの蓄積が進んでいる．また単に「病気がないこと」のみではなく，人のポジティブな感情や生活満足度なども重視するwell-beingや，さらに広く，人生の意味や美徳といった領域も考慮するhuman flourishingなどの概念を用いて多面的に「健康」をとらえ，因果推論の手法を用いてSDHによる影響の評価を試みた研究もみられている．

◀文献▶
1) Holt-Lunstad J, et al：Perspect Psychol Sci. 2015；10(2)：227-37.
2) Sato K, et al：Geriatr Gerontol Int. 2019；19(12)：1268-74.
3) Livingston G, et al：Lancet. 2020；396(10248)：413-46.
4) Lloyd-Jones DM, et al：Circulation. 2022；146(5)：e18-e43.
5) Yoshikawa Y, et al：JAMA Netw Open. 2021；4(7)：e2117060.

■ 第10章：健康の社会的決定要因

159 プライマリ・ケア現場でのSDHアセスメント

プライマリ・ケアの現場でSDHに立ち向かう

SUMMARY
医療現場で患者の抱える健康の社会的決定要因（social determinants of health：SDH）に適切に対応するスキルと資源を持つことが，患者にとっても医療者にとっても重要である。現場で対応するにあたっての障壁を知り，そして乗り越えることが求められる。

KEYWORD
CPMAフレームワーク
SDHに向き合うための具体的な実践の枠組み。良好な患者医療者ならびに多職種コミュニケーションをもとに，院内外で協働しケアを実践し，自身とチームのマネジメントを行いつつ，臨床家として可能なアドボカシー活動を行うことを求めている。

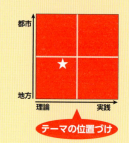
テーマの位置づけ

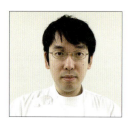

水本潤希 (愛媛生協病院家庭医療科)

PROFILE
愛媛生協病院家庭医療科。慶應義塾大学総合診療教育センター。家庭医として，地域小病院や診療所をフィールドに，外来，訪問診療，救急，教育を行いつつ，家庭医療学，医療者教育学の研究活動を行っている。

POLICY・座右の銘
You must crawl before you walk.

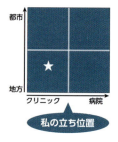
私の立ち位置

1 現場でSDHに向き合うには

医療者は，複雑な健康上・社会上の課題を抱えている患者に向き合う際に，自分の無力さを感じ，欲求不満であるとすら思ってしまうことがある。そして，多くの医療者は医学的な管理と生活習慣の是正に焦点を当てることを好み，患者の抱えるSDHについて尋ねることを避ける[1]。満たされない社会的ニーズを抱えた患者を診療することは，医療者の燃え尽きのリスクを高める。

医療者が患者の社会背景に介入しようとしない理由のひとつとして，自己を守るために逃避行動をとってしまう，つまり，見て見ぬふりをして逃げてしまうことが挙げられる，と筆者は考えている。ほかにも，否認（患者の抱える社会的問題に介入するのは医療者の仕事ではない），投影（患者は医療者に社会的な問題など言いたくないはずだ），合理化（医療者の言うことを聞かない患者が悪い）といった防衛機制は，普段の診療場面で多くみられるのではないだろうか。

プライマリ・ケア従事者がこのような未熟な防衛機制に頼ってしまうと，ケアを必要としている患者にはケアが届かない，という現象（inverse care lawという）が起こってしまう。大事なのは，医療者が燃え尽きず，自己効力感を高めながら，患者を取り巻く社会的状況にアプローチし，医療誘発性の健康格差を是正することである。そのためには，患者の抱えるSDHに対応するスキルと資源を持つことが必要である。

2 レベルに応じた実践

臨床現場で医療者が患者のSDHに向き合うには，様々なレベルが存在する[1]。

1 患者レベル

日々の診療において，患者の隠された社会的課題に気づくことが求められる。そのためには，十分に配慮された医療面接において患者に質問することが第一歩である。

たとえば，喘息の吸入薬や心不全の標準治療薬の中には高価なものがある。「薬局で払うお金はどのくらいですか」と聞くことで，実は節約のために吸入薬の使用を控えていた，という隠された課題が判明することは少なくない。

判明した課題に対応するには，様々な制度や関連団体

表 1　SDHをふまえた診療を行うためのCommunication-Practice-Maintenance-Advocacy（CPMA）フレームワーク

前提：すべての項目は，継続した患者医療者関係のもと，その都度必要に応じて行われる。また，すべての項目は様々な職種・関係者と協働して行われる

1. コミュニケーション Communication	・患者の社会状況を話題にすることができる良好な患者医療者関係を構築する ・患者の行動や判断の背景にある生活上の経験について尋ねる ・患者と意思決定のプロセスを共有する ・患者の置かれた状況をより多角的に理解するために，院内外の多職種ならびに関係者と話し合う ・患者に十分な説明とサポートを提供する
2. ケアの実践 Practice	・患者の健康や行動に影響を与える可能性のあるSDHを同定する ・患者の同意のもと，患者のSDHを記録する ・患者の抱えるSDHに対し，介入の方法や時期を多職種ならびに関係者と検討して決定する ・院内外にある様々な資源に患者を紹介する ・介入の結果を評価し，それに基づき次の計画を立案する
3. 自身とチームのメンテナンス Maintenance	・困難な状況にいる患者を目の当たりにして感じる怒り・悲しみ・無力感といった道徳的苦痛を言語化する ・多職種・関係者とともに診療の内容や感情を振り返る
4. アドボカシー Advocacy	・患者の受診や治療を妨げる医療・介護・福祉ケアシステム内の課題を探求・同定し，可能な限り改善を図る ・患者の健康に影響を与える社会の不公正を探求・同定し，患者に及ぶ影響が弱まるよう，提言・行動に参画する

の力を借りることが多いが，わが国での診療に適したガイド[2]が出版されており，非常に参考になる。

2 医療機関レベル

病院・診療所での取り組みとしては，まずアクセスの改善が挙げられる。母語が非日本語である方に対する「やさしい日本語」の使用や，LGBTQフレンドリーな取り組みは，実際にわが国で行われている取り組みの一例である。また，プライマリ・ケアチーム内に医療ソーシャルワーカーなど患者の社会制度活用を支援するスタッフを確保することも重要である。

チーム内で学びを深めることも取り組みのひとつである。日々の学習と教育については，SDH教育ポータルサイト[3]が開設されているので参照されたい。

3 コミュニティレベル

地域にある様々な団体や機関と連携をとることがまずは求められる。地域包括ケアの取り組みは多くのプライマリ・ケア従事者にとってなじみ深いものであろう。複雑な困難を抱える患者に協働して向き合うという経験を積み重ねることで，強固なパートナーシップが形成されることは多い。

また，アドボカシー（患者の権利を訴える，守るための取り組み）は，医療者が責任をもって果たすべき役割であると認識されるようになっている。

3 具体的な方略

医療者は具体的に現場で何をすればいいのか，という問いに対して，筆者は修正Delphi法による研究を行った[4]。患者や関係者とのコミュニケーション，診療の質を維持するための自身やチームのマネジメント，そしてアドボカシーが，患者にまつわるSDHを考慮した診療の構成要素である。頭文字をとってCPMAフレームワーク（Communication-Practice-Maintenance-Advocacy）と名づけており，教育や実践の参考になると考える（表1）。

◀文献▶

1) Andermann A, et al:CMAJ. 2016;188(17-18):E474-83.
2) 日本HPHネットワーク：「医療・介護スタッフのための経済的支援ツール」・「症例事例集」.
https://www.hphnet.jp/study-data/5185/
3) 武田裕子, 他：健康の社会的決定要因（SDH）教育ポータル.
https://sdhproject.info/
4) Mizumoto J, et al:Med Educ. 2023;57(1):57-65.

■ 第10章：健康の社会的決定要因

160 臨床現場におけるSDHを考慮した診療と学習法

SDHの眼鏡をかけて患者理解を深める

SUMMARY
健康の社会的決定要因（SDH）の存在が見出せると，「病気の原因の原因」に気づくことができ，患者理解が深まる。何が必要か，どのようなアプローチが可能か，多職種さらには地域の支援団体の力を借りて明らかにし，社会的処方につなげよう。

KEYWORD
健康格差
単に標準的な健康統計からの逸脱を指すのではなく，構造的な問題，社会的要因によって生じる健康状態の差。患者の努力ではどうしようもない属性によって生じる不公正な差。

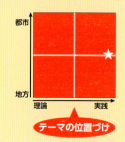
テーマの位置づけ

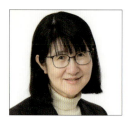

武田裕子（順天堂大学大学院医学研究科医学教育学教授）

PROFILE
専門は，内科/プライマリ・ケア，医学教育，地域医療，国際協力。健康格差をテーマに学生教育に従事。SOGI（性的指向性自認）によらず安心して受診できる病院づくりに取り組む。医療×「やさしい日本語」研究会代表。

POLICY・座右の銘
神は，耐えることのできないような試練には会わせない

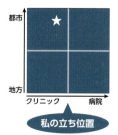
私の立ち位置

1 「困った患者ほど困っている」

　日常診療の中で，予約日に来ない，処方通り薬を飲まない，態度が投げやりといった患者に遭遇したことはないだろうか。そのようなときにSDH（social determinants of health，健康の社会的決定要因）の眼鏡をかけて，健康であるために必要な医療以外のニーズが隠れていないか尋ねてみたい。「支払いが困難なので給料日前は受診を控えている」「薬代を浮かすために量を半分にして内服している」「失業して途方に暮れている」などの困りごとが見えてくる。

　SDHとは，個人の健康に影響する社会的要因，構造的問題のことである。たとえば，就職氷河期世代で非正規雇用の職しか得られず低賃金で医療費もままならないとか，コロナ禍で失業して住まいを失い食事にも事欠くようになって身体を壊したなど。リーマンショックなどの社会経済的環境やコロナ禍のように個人の力ではどうしようもできないことで，医療にアクセスできなかったり，直接，間接に健康に影響を受けてしまう。社会のありようが，健康格差の原因となるのだ。

　飯田市にある健和会病院の和田浩院長は，医療者側にネガティブな感情がわくとき，相手は何らかの困難を抱えており，その背景に貧困があることが多く，「（医師が）困った（と思う）患者ほど困っている」と言う[1]。

　医療機関で経済的事情を相談できると思っている人は少ない。医療者側がSDHの存在に気づくことが患者理解を深め，適切な対応のきっかけとなるだけでなく，医療者の患者に対する陰性感情（嫌な気持ち）からの解放につながる。孤立というSDHの存在が，健康を害して医療機関に運ばれて初めてわかることもある。医療機関は最後のセーフティネットとも言える。適切な診断と治療にとどまらず，「病気の原因の原因」であり治療の妨げともなるSDHに気づきたい。

2 ヘルス・アドボケイトとしての医師の役割

　患者の側に立って，健康に影響する医療以外のニーズ，SDHに気づいて支援する働きかけをヘルス・アドボケイトという。

　カナダの王立内科外科医学会（The Royal College of Physicians and Surgeons of Canada）では，医

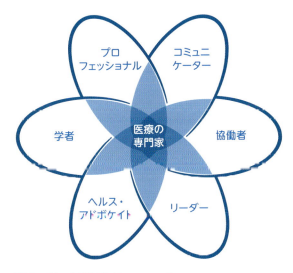

図 1　CanMEDS Framework
医師が備えておくべき能力・果たすべき役割を示す
（文献2より改変）

師が備えておくべき能力・果たすべき役割を7つ挙げた。そのうちの1つがヘルス・アドボケイトである（**図1**）[2]。予約日を調整する，ジェネリック医薬品を処方するなど目の前の患者にすぐに提供できることもあれば，利用可能な手当や助成制度の申請を手助けする，地域の支援団体につなげるなど，ソーシャルワーカーの力を借りることもあるだろう。SDHに気づくのは，医師よりもむしろ看護師や薬剤師，会計窓口の事務職員であったりする。その報告に耳を傾けて，必要な書類を作成するのもSDHへの取り組みと言える。

　中には，制度や法律が変わらなくては根本的な解決は望めないこともある。たとえば，うつ状態の患者から，「長年暮らしているパートナーがいて，仕事の関係で転居が必要だが同性婚が認められないために住まいが借りられない」と打ち明けられたとする。普段の何気ない言葉で傷つけられていること（マイクロアグレッション）がメンタルヘルスを悪化させており，社会制度・法律，文化というSDHへの働きかけが必要である。とても無理と思われるかもしれないが，診療する医療機関の中で受け入れられていると感じる環境をつくる[3]，機会があれば同性婚を支持する発言をするというのもアドボケイトにつながる。

　最前線で患者診療にあたるからこそ気づけるSDHがある。そのような情報を，政策立案者に届くように発信するのもアドボケイトである。社会的に尊敬され，発言が重く受け止められる医師だからできることもある。

③ SDHに取り組む専門性の修得

　日本プライマリ・ケア連合学会では，「新・家庭医療専門医」の資格獲得に必要なポートフォリオに，「健康の社会的決定要因とアドボカシーおよびアクセス」という領域を設けている。学習目標は，「SDH（social determinants of health，健康の社会的決定要因）により健康を脅かされている患者や特定の集団，地域において，健康格差の原因となっているSDHを見出し，多職種の協力を得ながら，格差解消に向けたアドボカシーやプライマリ・ケアへのアクセス改善等の働きかけを行っている」としている。SDHは，医学部教育の中でもようやく取り上げられはじめたところで，アドボケイト，アドボカシーという言葉はまだ十分に浸透しているとは言えない。普段の診療とはあまりにかけ離れていると感じられるかもしれない。しかし，診療の中でどんなに的確に病気の診断と治療が行えても，SDHが放置されていては治療を継続できない，あるいは同じ問題で再受診するということが起こりうる。

　孤軍奮闘するのではなく，診療に関わる多職種や，地域の支援団体，行政の協力を得て，患者の健康に影響しているSDHに対応する。繰り返すことで地域の強みや制度への理解が深まり，同様の困難を抱える患者にも素早い対応が可能になる。これは，よく耳にするようになった「社会的処方」につながる。所属学会や医師会の力を借りて，政策立案者に発信することもできるだろう。

　患者の生活にわけ入って課題を見出し，実践を重ねて専門性を修得したい。医師や医療機関が地域で行っている取り組みも報告されている[1]。SDHの眼鏡をかけて患者の背後にある課題を認識し，できることから始めよう。

◀文献▶
1) 和田 浩：医療機関が行う子どもの貧困支援．格差時代の医療と社会的処方．武田裕子，編著．看護協会出版会，2021，p118-29．
2) The Royal College of Physicians and Surgeons of Canada：CanMEDS framework 2015．
https://www.royalcollege.ca/rcsite/canmeds/canmeds-framework-e
3) 川村章子：多様な性のあり方に配慮した院内環境づくりをめざして．(2022.9.15 アクセス)
https://cococolor.jp/juntendo_220510

■ 第10章：健康の社会的決定要因

161 現代的SDHのトピックと対応法への示唆：社会的孤立

社会的孤立とプライマリ・ケアの質

SUMMARY
社会的孤立状態の患者・住民に対するプライマリ・ケアの質向上（特に継続性，包括性，地域志向性）は，社会的孤立による健康リスクの緩衝に繋がる可能性があり，プライマリ・ケアの役割が大いに期待される。

KEYWORD
社会的孤立
個人が社会的帰属感を欠き，他者との関わりを欠き，社会的接触の頻度が少なく，充実した人間関係が欠如している状態。

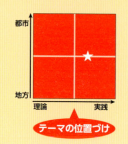

青木拓也
（東京慈恵会医科大学総合医科学研究センター臨床疫学研究部准教授）

PROFILE
日本医療福祉生協連家庭医療学開発センターで総合診療／家庭医療の研鑽を積み，現在はAcademic GPとしてプライマリ・ケア研究に注力している。博士（医学），医療政策学修士，家庭医療専門医，社会医学系専門医，臨床疫学認定専門家。

POLICY・座右の銘
吾唯足知

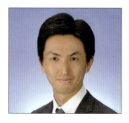
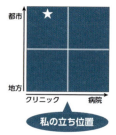

1 はじめに

社会的孤立（social isolation）に明確な定義はないが，一般的に「個人が社会的帰属感を欠き，他者との関わりを欠き，社会的接触の頻度が少なく，充実した人間関係が欠如している状態」を指す[1]。COVID-19パンデミックに伴い，社会的孤立は高齢者を中心に，よりいっそう深刻な国際的課題になっており[2]，わが国でも，2021年に孤独・孤立対策担当室が内閣官房に設置されるなど，政策上の動きがみられる。

これまでの研究によって，社会的孤立は，全死亡，再入院，認知機能低下，自殺などのリスク上昇との関連が指摘されており，医療分野においても，健康の社会的決定要因（social determinants of health：SDH）のひとつとして，重要な課題として認識されている。特に地域と密接なプライマリ・ケアの現場では，このような社会的課題に遭遇する頻度が高く，その対応における役割が期待されているものの，わが国のプライマリ・ケアにおける社会的孤立の実態は，これまで十分に明らかになっていなかった。

そこで我々は，プライマリ・ケアを受診する高齢患者を対象に，社会的孤立の実態，および社会的孤立患者が持つプライマリ・ケアの質に関する経験・認識を明らかにする研究を実施した[3,4]。本稿では，その結果を足がかりとして，プライマリ・ケアにおける社会的孤立への対応について考察したい。なお，社会的孤立の対応策のひとつである社会的処方については，既に79～84で詳しく紹介されているため，本稿では説明を割愛する。

2 研究の概要

本研究は，混合研究法（mixed methods research）を用い，量的研究の手法だけでなく，質的研究の手法も組み合わせることによって，詳細なデータを集める研究デザインを採用した。具体的には，説明的順次デザインと呼ばれる量的研究の結果を，続く質的研究によって，より深化させるデザインを用いた。

多施設共同研究（計28診療所が参加）を実施し，まず量的研究として，プライマリ・ケア医を受診した65歳以上の患者を対象に，社会的孤立（日本語版Lubben Social Network Scale短縮版で評価）と患者視点のプ

ライマリ・ケアの質[Japanese version of Primary Care Assessment Tool (JPCAT)で評価]との関連を多変量解析によって分析した。なお，JPCATはスコアが高いほど質が高いことを意味し，その下位尺度は，近接性，継続性，協調性，包括性，地域志向性といったプライマリ・ケアに特徴的な機能で構成される。

続いて質的研究として，量的研究で社会的孤立状態と評価された患者の一部を合目的的サンプリングで抽出し，社会的孤立状態の患者が持つプライマリ・ケアに対する経験・認識について個別インタビュー（半構造化面接）を行い，テーマ分析を行った。

量的研究の結果として，まず，対象になった高齢患者に占める社会的孤立状態の割合は27.3％に上った。また多変量解析の結果，社会的孤立状態の患者は，そうでない患者と比較し，JPCAT総合スコアが低値だった。下位尺度の中では，特に継続性，包括性，地域志向性のスコアが，社会的孤立状態の患者において低値だった[3]。

続いて質的研究では，社会的孤立状態の患者が持つプライマリ・ケアの質に関する経験・認識として，地域のプライマリ・ケア医に関する情報の制限，行き掛かり上の主治医の決定，主治医との希薄な関係性といったテーマが抽出された（表1）[4]。

表1 社会的孤立状態の患者が持つプライマリ・ケアの質に関する経験・認識

テーマ①	地域のプライマリ・ケア医に関する情報の制限
サブテーマ	コミュニティから情報を入手する機会の制限 主治医が行う地域活動との接点の不足
テーマ②	行き掛かり上の主治医の決定
サブテーマ	実験的な受診による主治医の吟味 受動的な主治医の決定
テーマ③	主治医との希薄な関係性
サブテーマ	主治医の役割の限定化 社会的情報の共有に対する抵抗

（文献4より作成）

3 研究から見えた社会的孤立に関するプライマリ・ケアの課題

本研究によって，社会的孤立状態の患者は，プライマリ・ケアの質を低く認識していること，中でも継続性，包括性，地域志向性に課題があることが示唆された。こうした認識は，患者の受療行動などに影響を及ぼしうる。本研究で抽出されたテーマは，社会的孤立状態の患者に対するプライマリ・ケアの質向上の糸口になる可能性がある。

たとえば，社会的孤立状態の患者は，知人や友人などから，地域のプライマリ・ケア医に関する情報を得る機会が制限されていることを懸念していた。さらに，プライマリ・ケア医の役割を薬剤処方などの生物医学的対応に限定し，そもそも患者の社会的課題の把握や対応を役割として十分に認識しておらず，プライマリ・ケア医との関係性を表面的だとみなす傾向があった。

当然，社会的処方を含め，プライマリ・ケア提供者側の社会的課題への対応能力の向上は必要である。一方，特にプライマリ・ケアにおいては，患者・住民が認識していない潜在的な医療サービスは，実際には提供されないことが多い。そのため，プライマリ・ケア提供者や行政などが，社会的課題への対応といった現状では潜在的なプライマリ・ケア機能について，患者・住民に対して積極的に発信し，機能を顕在化させる必要がある。それによって，患者・住民が持つプライマリ・ケアの包括性に対する認識を拡げ，ひいては対人的継続性（対人関係上の継続性，すなわち強固な患者-医療者関係）の向上に繋げることができる可能性がある。

今後さらなる研究が必要だが，社会的孤立状態の患者・住民に対するプライマリ・ケアの質向上は，社会的孤立による健康リスクの緩衝に繋がる可能性があり，プライマリ・ケアの役割が大いに期待される。

◀文献▶

1) Nicholson NR Jr:J Adv Nurs. 2009;65(6):1342-52.
2) Kim HH, et al:Gerontologist. 2021;61(1):103-13.
3) Aoki T, et al:Ann Fam Med. 2018;16(5):393-8.
4) Aoki T, et al:J Gen Fam Med. 2019;20(5):185-9.

■ 第10章：健康の社会的決定要因

162 多次元的な貧困と健康支援

生活保護利用者のデータをもとに

SUMMARY
貧困は健康に影響を及ぼす社会的要因で，多次元的な困難を示す概念である。生活保護の利用者にも複合的な困難が背景にある。利用者による医療機関への頻繁な受診行動は，利用者の医療に対する援助希求行動の可能性がある。

KEYWORD
貧困
社会福祉学における多次元的な概念で，経済的な困窮を核に，社会関係からの排除，スティグマ，自己肯定感や社会活動の減少，権利の行使が困難なパワーレス・ボイスレスの状態が循環し，複合的な困難となる動的なプロセスを指す。

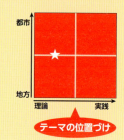
テーマの位置づけ

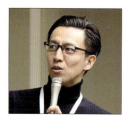

西岡大輔（大阪医科薬科大学総合医学研究センター医療統計室講師／南丹市国民健康保険美山林健センター診療所）

PROFILE
医師，社会福祉士，介護支援専門員。神戸大学医学部医学科卒業（2012年）。東京大学大学院医学系研究科社会医学専攻に進学し博士（医学）を取得（2021年）。2021年4月より現職。日本プライマリ・ケア連合学会認定家庭医療専門医。同学会健康の社会的決定要因検討委員会委員。日本医療ソーシャルワーカー協会理事。

POLICY・座右の銘
「背伸び」をすれば，次第にそれが「身の丈」になる（假屋崎省吾）

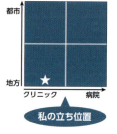
私の立ち位置

1 貧困と健康

貧困は健康に影響を及ぼす重大な社会的要因である。日本国内でも，貧困状態，特に経済的な困難を抱えている人ほど健康状態が好ましくなく，不合理な健康行動をとりやすいといったエビデンスが蓄積されている。たとえば，経済的に困窮している人ほど糖尿病の有病割合は高く，また経済的に困窮している人々では必要な受診を控える受診抑制が生じやすい。

そのような経済的な困難に対する救貧の制度として，日本では生活保護制度が整備されており，その利用者には最低生活費が現金支給され，医療や介護といった必要なサービスが自己負担なく享受できる経済的な生活の保障が実施されている。

2 貧困は動的・多次元的概念（図1）[1]

しかしながら，社会福祉学における貧困の射程は，経済的な困窮にとどまらない。つまり，生活に困窮する人は，食料，衣服，金銭などといった健康な生活のために

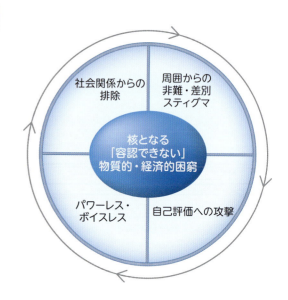

図1 動的・多次元的な生活困窮を表す貧困の概念図 　　（文献1を参考に筆者作成）

必要なものが不足するだけでなく，物質的・経済的な困窮により対人交流や社会活動への参加も困難となり，社会関係から排除される。

そのような中，「自らの責任で生活が苦しいのでは？」「努力が足りないのでは？」と本人が解釈できてしまうような，周囲からの（無意識的な）言葉によって，「どうせ自分なんて……」と自己評価を下げるようなスティグマを負ってしまう。その結果，様々な権利を行使する力や自らの意見を発する力がない，パワーレス・ボイスレスの状態に陥り，ますます社会関係から排除されてしまう[1]。

つまり，経済的に困窮し生活保護を利用した人にも，経済的な困難以外の様々な複合的な困難が背景に存在することが推測される。

3 経済的支援は生活保護利用者の健康を保障するか？

では，そのような動的かつ多次元的な貧困の状態にある困窮者に対する経済的な生活保障は，利用者の健康も同様に保障できるのであろうか。筆者らは，生活に困窮し生活保護を利用している人々の健康状態や健康行動の実態に関心があり，複数の福祉事務所から住民データおよび医療扶助・介護扶助レセプトデータを受領し分析した。ここでは，特に貧困の多次元的な概念が関連するような研究結果を一部紹介する。

2016年1月時点で東京都および大阪府のそれぞれ1自治体で生活保護を利用している成人（6016人）の受診行動を1年間追跡したところ，139人（2.3％）が頻回受診（月15回以上の医療機関受診）を経験していた。統計的な分析の結果，一人暮らしの利用者では2人以上で暮らす利用者と比べて1.58倍，就労していない利用者は就労している利用者と比べて1.73倍，頻回受診を経験しやすかった[2]。

また，生活保護の利用者には糖尿病の罹患者が非利用者と比べて多いことも知られている[3]。上述のデータをさらに活用し，糖尿病と新たに診断されやすい利用者の特徴を分析した。2016年1月時点で生活保護を利用している20～64歳の成人（2698人）から，既に糖尿病の診断を受けている554人を除いた2144人を1年間追跡したところ，269人（12.5％）が新たに糖尿病と診断された。一人暮らしの利用者では2人以上暮らしの利用者と比べて1.15倍，就労していない利用者では就労している利用者と比べて1.20倍，糖尿病の新たな診断に至りやすい傾向がみられた[4]。

一人暮らしの利用者には家庭というコミュニティがなく，就労していない利用者には職場というコミュニティがない。これらの結果は貧困の多次元的な概念が影響している可能性も考えられた。では，そのような多面的な困難を抱える利用者に，私たち医療に関わる専門職は何ができるだろうか。

筆者はかつて，生活保護の利用者の健康支援に関する研究をしていることを紹介した際に，「彼らは医療資源を湯水のように使う」と言われたことがあり，今も心に残っている。私たちは思いがけず，医療機関を頻繁に受診する利用者や医療従事者が困難だと思うような利用者の目立ちやすい一面を，すべての利用者に一般化していないだろうか。

定義上の頻回受診は約2％の利用者にのみ観察される。利用者が医療扶助により自己負担なく医療サービスを享受するためには，福祉事務所で医療券を発行してもらい，医療機関に持参する必要がある。福祉制度の利用に対するスティグマなどの観点からこのプロセスはハードルが高く，逆に必要な受診を控えてしまうケースもある。

利用者による医療機関への頻繁な受診行動は，コミュニティから排除され，パワーレスやボイスレスの状態にある人の医療従事者に対する援助希求行動なのかもしれない。医療従事者にはそのような困難を抱えている利用者を，さらに非難するような無意識の差別・偏見が内在することも知られているため[5]，ぜひ利用者への診療姿勢を振り返り，利用者の理解に努めて頂ければ幸いである。

◀文献▶
1) 岩田正美：企業と法創造. 2009;6(1):11-8.
2) Nishioka D, et al:BMJ Open. 2020;10(10):e038663.
3) Sengoku T, et al:J Epidemiol Community Health. 2022;76(4):391-7.
4) Nishioka D, et al:J Diabetes Investig. 2021;12(6):1104-11.
5) FitzGerald C, et al:BMC Med Ethics. 2017;18(1):1-18.

■ 第10章：健康の社会的決定要因

163 ヘルスケアシステムにおけるプライマリ・ケア機能と健康格差〈前編〉

プライマリ・ケア機能とプライマリ・ヘルス・ケア

SUMMARY
プライマリ・ケア機能は，「すべての人が，どこでも，自分の住む地域で，適切なケアを受ける権利がある」とするプライマリ・ヘルス・ケアをめざすヘルスケアシステムには欠かせない，医療現場における臨床機能である。

KEYWORD
ヘルスケアシステムにおけるプライマリ・ケア
プライマリ・ケア機能がヘルスケアシステムの中でうまく機能した場合に現れる影響，インパクトについて検討，検証することを示す言葉。

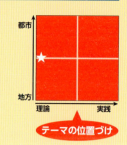
テーマの位置づけ

長嶺由衣子 (東京科学大学公衆衛生学分野)

PROFILE
2009年長崎大学医学部医学科卒。家庭医療専門医。修士（社会疫学），医学博士（公衆衛生学）。多職種連携を得意とし，離島から都市部まで様々なニーズのあるプライマリ・ケアに従事している。

POLICY・座右の銘
早く行きたいなら一人で行け，遠くへ行きたいならみんなで行け（アフリカの諺）

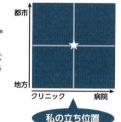
私の立ち位置

　2019年5月，世界銀行やG7の保健相，国際機関の長らが出席する会合にて，G7は閣僚声明を発表し，「プライマリ・ヘルス・ケアを強化することが健康格差縮小のための最もスマートな方法である」ことを強調した[1]。

　本章ではここまで，総論としてプライマリ・ケアにおける健康の社会的決定要因（social determinants of health：SDH）について，そのエビデンス，プライマリ・ケア現場でのアプローチ方法，学習法，例として具体的なトピック2つを取り上げ，対応に対する示唆について述べてきた。本稿では，さらに一歩引いて，ヘルスケアシステムの一部としてプライマリ・ケア機能が効果的に機能している国とそうでない国か，SDHが生み出す健康格差に対し，どのような違いがあるか，についてエビデンスを交えながらまとめる。

　まず前半で，背景にあるプライマリ・ヘルス・ケアの概念とプライマリ・ケア機能の関連について解説を加え，後半でエビデンスレビューに基づいて，プライマリ・ケア機能が健康格差縮小と関連しているか，について述べる。

1 プライマリ・ヘルス・ケアとプライマリ・ケア

　プライマリ・ヘルス・ケアとは，「Health for All（すべての人に健康を）」を達成するため，国の保健システムの中でも個人，家族，地域社会と最初に接するレベルであり，連なる保健活動の第一段階を構成するもの，とされている。1978年のアルマ・アタ宣言に端を発し，ヘルスケアシステムの根幹となる考え方のひとつである。地理的条件や費用面，医療の質などの面ですべての人への医療アクセスの改善を行い，"No one left behind（誰も取り残さない）"をめざすUniversal Health Coverageの概念もこの考え方の延長線上にある。

　プライマリ・ヘルス・ケアの特徴として，生涯を通じて，人の健康ニーズの大部分に対応するものであり，その中には身体的健康，精神的健康，社会的健康，そしてウェルビーイングのすべてが含まれる。病気中心ではなく，人中心であるところも大きな特徴と言える。プライマリ・ヘルス・ケアは，健康増進，疾病予防，治療，リハビリテーション，緩和ケアなどについて，国を含む社会全体で取り組みめざす方向性として示されている[2]。

プライマリ・ヘルス・ケア
国の保健システムの中で，個人，家族，地域社会と最初に接するレベルであり，継続的な保健活動の第一段階を構成するもの

プライマリ・ケア
・主に医療システムと人々との最初の接点
・健康増進，疾病予防，一般的な疾病のケア，継続的な健康問題の管理を行うための医療システムとの最初の接触の場

図1 プライマリ・ヘルス・ケアとプライマリ・ケア（概念図）

プライマリ・ヘルス・ケアとプライマリ・ケアは混同されがちだが，保健活動なども含むより広い概念であるプライマリ・ヘルス・ケアの実現のために，プライマリ・ケアは主に医療の臨床現場における人々との最初の接点と位置づけることができる（図1）。

2 ヘルスケアシステムにおけるプライマリ・ケアの機能と評価の考え方

1992年にスターフィールド氏はその著書「Primary care：Concept, Evaluation, and Policy」の中で，プライマリ・ケアの機能は「健康増進，疾病予防，一般的な疾病のケア，継続的な健康問題の管理を行うための医療システムとの最初の接触の場」であるとした[3]。実際には「最初の接触の場」にとどまらず，臓器横断的な急性・慢性の様々な疾患の治療と継続的なケアとともに，診断されていないあらゆる症状や健康不安に対する相談機能も併せ持つ。

フォローする内容は必ずしも何らかの定義可能なプロブレムや臓器の異常，診断に基づく必要はなく，訪れた患者の主観を大切にしながら様々な職種や地域住民を含むチームで関わり，ともにより良いあり方を探っていく。当然，必要に応じてできる限り最適なタイミングで専門医へのつなぎも行う。さらに，患者として訪れる個人への伴走のみならず，コミュニティに寄り添い，健康増進や予防にも取り組む。必要なときには現場から見えることから，費用対効果の高い公平なケアの在り方についてアドボケイトする[4]。

この機能を医療システムの中に置くことで，住民や国全体の医療費にどのような影響を及ぼすのかを評価するため，現・米国医学アカデミーは，1978年，プライマリ・ケアを一連のサービスや何らかの専門分野の統合体として定義するのではなく，診療環境と認識し，評価することを提案した。この指標は，5つのドメイン：ACCCA：Accessibility（近接性），Comprehensiveness（包括性），Coordination（協調性），Continuity（継続性），Accountability（責任性）から成り立つ。当時，米国でこのような認識が示された背景には，プライマリ・ケアを担っていたのがいわゆる家庭医や総合診療医と言われる医療者のみならず，臓器専門医を標榜している地域の医療者も多かったためであることが指摘されている[5]。

しかし現在では，効果的なヘルスケアシステムを機能・維持させるためには，臓器専門性に基づくケアは，患者の一部のニーズを満たすことはできても，主に包括性の観点で十分条件を満たすものではないことが多いため，あくまでプライマリ・ケアのトレーニングを受けた医療者が患者との継続性の中で治療・ケアのマネジメントを行い，チームの中に臓器専門性の高い医療者を包含していくことが提案されている（米国家庭医療学会）[6]。

◀文献▶

1) Veillard J:Strengthening primary health care is the smartest way to reduce health inequalities. 2019. https://blogs.worldbank.org/health/strengthening-primary-health-care-smartest-way-reduce-health-inequalities
2) WHO:Primary Health Care. https://www.who.int/health-topics/primary-health-care#tab=tab_1
3) Starfield B:Primary care:Concept, Evaluation, and Policy. New York:Oxford University Press, 1992.
4) AAFP:Definition #1 - Primary Care. https://www.aafp.org/about/policies/all/primary-care.html
5) Starfield B:Lancet. 1994;344(8930):1129-33.
6) AAFP:Definition #4 - Non-Primary Care Physicians and Other Clinicians Delivering Primary Care Services. https://www.aafp.org/about/policies/all/primary-care.html

■第10章：健康の社会的決定要因

164 ヘルスケアシステムにおけるプライマリ・ケア機能と健康格差〈後編〉

エビデンスから見るプライマリ・ケア機能と健康格差の関連

SUMMARY
ヘルスケアシステムの中でプライマリ・ケア機能が発揮されると，地域内や地域間における健康格差が縮まる可能性が示されている。評価はまだ不足している。現場で見えたことを評価し，エビデンスとして発信する力をつけるために公衆衛生の学びを。

KEYWORD
ヘルスケアシステムにおけるプライマリ・ケア
プライマリ・ケア機能がヘルスケアシステムの中でうまく機能した場合に現れる影響，インパクトについて検討，検証することを示す言葉。

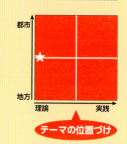
テーマの位置づけ

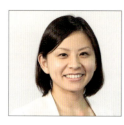

長嶺由衣子 (東京科学大学公衆衛生学分野)

PROFILE
2009年長崎大学医学部医学科卒。家庭医療専門医。修士（社会疫学），医学博士（公衆衛生学）。多職種連携を得意とし，離島から都市部まで様々なニーズのあるプライマリ・ケアに従事している。

POLICY・座右の銘
早く行きたいなら一人で行け，遠くへ行きたいならみんなで行け（アフリカの諺）

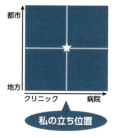
私の立ち位置

1 エビデンスから見るヘルスケアシステムとしてのプライマリ・ケアと健康格差の関連

実際にプライマリ・ケアの実践が健康格差を縮小してきたのか，主に最近のエビデンスを見てみよう（**表1**）。

163 の最後に示したプライマリ・ケアの評価の視点，ACCCA（近接性・包括性・協調性・継続性・責任性）の考えに基づき評価を行った先行研究では，一貫して，都市か農村か，地域レベルの貧困率，教育歴，生活習慣（喫煙や肥満率など）の割合などを調整しても，人口当たりのプライマリ・ケア医の比率が高い地域ほど年齢調整死亡率やがん・心血管疾患による死亡率が低く，平均寿命が長いことが示されている[1)2)]。医療費についても，人口に対するプライマリ・ケア医の比率が高い地域ほど，米国のメディケアを利用している高齢者の医療費が低いことが明らかになっている[3)]。

他にも，米国の50の州のデータで11年間にわたって行われた連続横断研究では，所得が高い地域に比べ，低い地域で脳卒中による死亡率が高い結果が示されたが，人口1万人当たりのプライマリ・ケア医療者（家庭医，総合診療医，総合内科医，総合小児科医を合わせた人数）の比率が高いほど，脳卒中による死亡率が低いことが示された。併せて，所得が低い地域ほど脳卒中の死亡率が高いという関連も，プライマリ・ケア医の人口比が高いことで緩和されうることも示された[4)]。

2000年代半ばから後半にかけて健康格差の縮小を目標のひとつとして意図的に国全体でプライマリ・ケアに投資をしてきた英国のイングランドと，プライマリ・ケアに投資をしてきたものの，特別に健康格差の縮小を目標に掲げていなかったカナダのオンタリオ地域における早期死亡率の差を比較した研究がある[5)]。イングランド約3万2000地域，オンタリオ約1万9000地域について地域レベルで差の差分析を行った結果，イングランドでは，オンタリオに比べ，早期死亡率の減少幅が絶対値でも相対値でも大きかったことが示され，特に，最も貧困な地域でその減少幅が最も大きく観察されたことが報告されている。

最後に，コロンビアの首都ボゴタでの研究を取り上げる。2004年にプライマリ・ケアへのアクセス改善を含むプライマリ・ヘルス・ケア施策が開始されたボゴタで

表1　本稿で紹介した論文のまとめ

執筆者 (発表年)	データ収集時期	国	研究方法	対象者・数	説明変数	目的変数	結果
Shiら (2003)	1985～1995	米国	連続横断研究	50の州	地域の所得レベル 人口1万人当たりのプライマリ・ケア医の割合	脳卒中死亡率	所得が低い地域ほど脳卒中の死亡率が高いという関連も，プライマリ・ケア医の人口比が高いことで緩和されることが示された
Cooksonら (2017)	2004～2011	英国・カナダ	縦断研究	イングランド 3万2000地域 オンタリオ 1万9000地域	国家による意図的な健康格差の縮小を目的としたプライマリ・ケアへの投資	早期死亡率の減少幅 (絶対値・相対値)	イングランドにおいては，オンタリオよりも早期死亡率の減少幅が絶対値でも相対値でも大きかったことが示され，最も貧困な地域でその減少幅が最も大きく観察された
Mosqueraら(2012)	2003～2007	コロンビア	連続横断研究	約700万人の住民を20の地域にわけ，うち16地域	プライマリ・ケアのアクセス保障を含むプライマリ・ヘルス・ケア施策の実施	新生児死亡率 5歳未満死亡率 急性栄養失調発生率 DPTワクチン接種率	施策開始後でそれぞれ新生児死亡率24％，5歳未満死亡率19％，急性栄養失調7％の格差の減少と，DPTワクチン接種率20％の格差改善を認めた

は，施策が始まる前の2003年と後の2007年における新生児死亡率，5歳未満死亡率，急性の栄養失調，DPTワクチン接種率を比較した。施策開始後でそれぞれ新生児死亡率24％，5歳未満死亡率19％，急性栄養失調7％の格差減少と，DPTワクチン接種率20％の格差改善を認めた[6]。

こうしたプライマリ・ケアをヘルスケアシステムの一部としてとらえ，地域レベルの研究で健康格差の推移との関連を示した研究は，2000年代頃からいくつかはみられているものの，少ない現状が続いている。多くの研究が出しづらい背景には，「プライマリ・ケア」または「かかりつけ医」をどのように定義するか，という課題が常にある。前出(163)のスターフィールド氏らが開発したプライマリ・ケアの機能評価をする尺度であるPrimary Care Assessment Tool(PCAT)は日本版も開発されており(https://www.patient-experience.net/jpcat)，今後こうした尺度を利用する，様々なデータを活用した地域レベルの研究を試みる，など，プライマリ・ケア機能と地域内，地域間での様々な健康格差の関連を明らかにする研究が望まれる。

2 おわりに

本章の最後となる本稿では，ヘルスケアシステムにおけるプライマリ・ケア機能と健康格差の関連についてエビデンスを用いながら整理した。

最後に，社会と健康の関係性をより深くとらえ，プライマリ・ケア医としての機能をよりよく果たすために公衆衛生の知識を身につけることをお勧めする。2018年に世界保健機関(WHO)が発行したTechnical series on Primary Health Careのひとつでは，より積極的にプライマリ・ケアを実践していくためには，公衆衛生を学び，実践経験を持つことが大切であると述べられている。地域で医療を行う先生方には釈迦に説法だが，プライマリ・ケアの対象は「受診しにきた患者」のみならず，その医療機関が所在する地域住民であるため，と言える。

公衆衛生は，「社会の組織的な努力によって病気を予防し，寿命を延ばし，健康を増進する科学と技術」と言われている。この視点，研究方法を身につけプライマリ・ケアを実践すると，「病気」だけでなく，「地域」を診る視点が備わるだけでなく，プライマリ・ケア機能のエビデンスを現場から積み上げ，より説得力をもってこの機能の有用性や留意点を示しやすくなる可能性がある。

プライマリ・ケアの現場と公衆衛生の研究は親和性が高い。プライマリ・ケアを実践しながら研究を行うため，公衆衛生の視点や手法を学ぶことも選択肢のひとつだろう。

◀文献▶
1) Shi L : Int J Health Serv. 1994 ; 24(3) : 431-58.
2) Farmer FL, et al : J Rural Health. 1991 ; 7(2) : 153-69.
3) Welch WP, et al : N Engl J Med. 1993 ; 328(9) : 621-7.
4) Shi L, et al : Stroke. 2003 ; 34(8) : 1958-64.
5) Cookson R, et al : PloS one. 2017 ; 12(11) : e0188560.
6) Mosquera PA, et al : Int J Equity Health. 2012 ; 11 : 66.

■第11章：Difficult patient encountersへの対応技法

165 総論

患者中心の医療と医療者自身のケアを向上させるために

SUMMARY

担当医に強い陰性感情を引き起こす患者診療をDifficult patient encountersと言う。医療者が陰性感情を抱くのは決して患者要因だけではない。その要因を同定し，適切な対応技法を実践することで，患者中心の医療の実践のみならず，医療者自身のケアにもつながる。

KEYWORD

陰性感情

アドラー心理学では，我々が抱く感情は，「陰性感情」と「陽性感情」の大きく2つに分類される。陰性感情とは，「嫌だな」「難しそう」「関わりたくない」などの思いを指す[1]。医療者はこの陰性感情についていかに対応するかがキーとなる。

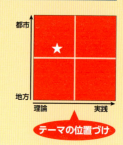

テーマの位置づけ

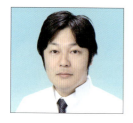

鋪野紀好（千葉大学大学院医学研究院 地域医療教育学特任准教授，千葉大学医学部附属病院総合診療科）

PROFILE
日本内科学会総合内科専門医・指導医，日本プライマリ・ケア連合学会認定医・指導医，日本病院総合診療医学会認定医・特任指導医，千葉大学大学院医学研究科博士課程（医学薬学府先進医療科学専攻）修了，マサチューセッツ総合病院医療者教育学修士課程修了。

POLICY・座右の銘
Where there's a will, there's a way.

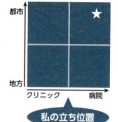

私の立ち位置

---

1 Difficult patient encounters (DPEs) の疫学

Difficult patient encounters (DPEs) とは担当医に強い陰性感情を引き起こす患者診療と定義される[2]。本邦ならびに諸外国のプライマリ・ケア・セッティングにおける疫学調査では，DPEsは外来患者の約15％を占めるとされる[3)4]。本稿ではDPEsへの対応技法の総論について扱い，166〜169では各論となる対処方法について論じる。

2 DPEsがもたらす負の側面

DPEsは臨床の現場に多くの問題をもたらし，本来の診療目的を阻害する[5)6]。患者自身には症状の悪化や満足度の低下を惹起し，医療者にストレスやバーンアウトを生じさせる。そのほかにも，医療機関への受診回数が増加することによる医療コストの増大が挙げられる[7]。さらに，医師がDPEsに抱く陰性感情により，診断エラーが惹起される傾向がある[8]。

3 DPEsの要因は患者のみにあらず

DPEsの要因分析（患者要因，医師要因，状況要因）について**図1**に示す[7]。ここで最も重要となるのは，DPEsの要因は患者要因のみではないということである。たとえば，医師要因であれば，コミュニケーションスキルが不足している，診療技能が未熟である，当直明けで自分自身が疲弊している等がある。

また，状況要因としては，患者が立て込んでいて忙しい，周囲が騒がしい，悪い知らせを伝えなければならない（bad news telling）等が挙げられる。医師要因や状況要因の中には，そうならないように未然に対処可能なものも多い。プロフェッショナルとして，事前の対応策を講じることは，医療者自身のケアという観点でも重要である。

4 自分の陰性感情と向き合うには

どんなに卓越した医療者であったとしても，陰性感情を抱かないというのは非常に困難であろう。重要な

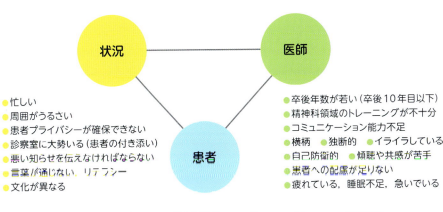

図1　DPEsの要因
(文献7より作成)

は，陰性感情を感じたときに，その感情に対して自分が次にどのような行動を起こせるかである。まず行うべきことは，自分が陰性感情を抱いているという状況をメタ認知（注1）することである。自分の状況を診察室の上から俯瞰して眺めるイメージである。次に，自分が陰性感情を抱いていることを理解したら，その要因が何であるかに思いを馳せる。図1に挙げた医師要因，患者要因，状況要因はしばしば遭遇するものであろう。単独の要因のこともあれば，それらが複合的に相まっているかもしれない。

そして，想定される陰性感情の要因に即した具体的な対応方法を実施する。たとえば，怒っている患者に対しては，怒りの原因を速やかに同定すること，患者の怒りを真摯に受け止め，その解決方法を模索することが挙げられる。これらの陰性感情の要因ごとの対応方法については，166～169の各論で取り上げる。

5 自分の陰性感情を振り返る

陰性感情を抱いた場合，診察後に自分自身で振り返ることは重要である。診察中よりも，より客観的に自分自身を振り返ることができるかもしれない。また，自分自身のDPEsの経験については，同僚や上司と共有するのも良いだろう。これは，陰性感情についてガス抜きをするということを意図しているわけではない。他者に自分の経験を言語化することで，自分の経験をより具体的に振り返ることが可能になるからである。他者も，DPEsの経験を共有してもらうことで経験値を高めることができ

たり，また共有した相手から，自分では想定できていなかったアドバイスをもらえたりするかもしれない。

6 最後に

自分が陰性感情を感じたときに，大切にしていることは「共感」である。ここで意図する共感とは"sympathy"ではなく，"empathy"である。前者が同情という意味に対して，後者は他者の考え方や感じ方を理解することである。医療機関を受診している時点で，平常とは異なる身体・心理状態であることは容易に想像できる。そんな中では，普段と同じ心のゆとりはないだろう。DPEsと感じたときこそ，患者に対する共感をことさら意識すると良い。

◀文献▶

1) 加藤 温：診察室の陰性感情. 金芳堂, 2021.
2) Groves JE：N Engl J Med. 1978;298(16):883-7.
3) Jackson JL, et al：Arch Intern Med. 1999;159(10):1069-75.
4) Shikino K, et al：Intern Med. 2023;62(4):533-7.
5) An PG, et al：Arch Intern Med. 2009;169(4):410-4.
6) Hahn SR：Ann Intern Med. 2001;134(9 Pt 2):897-904.
7) Haas LJ, et al：Am Fam Physician. 2005;72(10):2063-8.
8) Mamede S, et al：BMJ Qual Saf. 2017;26(1):13-8.

注1：メタ認知
認知活動（例：知覚，記憶，思考，判断等）を客観的に理解し，それらの認知活動を客観的に評価し制御すること。

■第11章：Difficult patient encountersへの対応技法

166 怒っている患者への対応

良好な患者-医師関係形成のために

SUMMARY
昨今コロナ蔓延期を数年経験し，発熱外来の受診患者も増えている。それに伴い待ち時間が長くなることで患者が怒ってしまうことや，医師の身体的精神的負担も増えている。医療スタッフも懸命に診療しているが陰性感情のコントロール不足により，患者-医師関係が崩れ誤診を招くことは防ぐべきである。そのため，適切な対応技法を実践することは非常に重要である。

KEYWORD
BATHEテクニック[1]
患者の様々な背景（Background）と，それに対する感情（Affect）を聞き，その中で最も悩んでいること（Trouble）を抽出させ，どのように対処（Handling）しているのか尋ね，最後にその苦労や努力に対して共感（Empathy）を示すだけのシンプルな面接技法。簡単に実施できて日常臨床上，効率的かつ効果的な治療的対話術である。

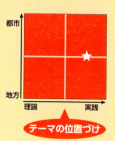
テーマの位置づけ

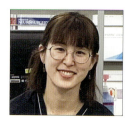

武田慧里子[1]　鋪野紀好[2) 3)]
（1 さんむ医療センター総合診療科　2 千葉大学大学院医学研究院地域医療教育学特任准教授　3 千葉大学医学部附属病院総合診療科）

PROFILE
千葉大学医学部附属病院総合診療科に入局し，現在さんむ医療センター総合診療科で勤務。大学病院と連携し医学生，初期研修医，また総合診療科専攻医の指導を行う。日本内科学会内科認定医・指導医，日本プライマリ・ケア連合学会家庭医療専門医。（武田）

POLICY・座右の銘
なんでもやってみる，人生一度きり楽しむ

私の立ち位置

1 事例

本稿では，「怒っている患者」への対応方法について，事例に基づいて検討していく。

CASE：発熱外来受診
新型コロナウイルス感染症（COVID-19）蔓延期の発熱外来。感染対策のため個人防護具（personal protective equipment：PPE）に身を包みながらの診察。院内での感染拡大防止のため，院外に設置されたコンテナで診療を行う。
患者：50代男性。
主訴：発熱，咳嗽。
現病歴：受診3日前から発熱，咳嗽が出現。発熱が持続するため，かかりつけ医に問い合わせたが，発熱は応需困難とのことで当院発熱外来受診。
既往歴：糖尿病。
内服薬：メトホルミン1500mg/日。
生活：妻と子ども2人と4人暮らし。
職業：会社員（都内まで電車通勤）。

バイタル：体温 38.7℃，脈拍 100回/分，整。血圧 135/78mmHg。呼吸数 19回/分，SpO₂ 98%（room air）。

2 Difficult Patientの要因分析と対応

Difficult Patientと感じる要因について，基本に則り，患者・医師・状況の3つの視点で分析を行い，それぞれの要因に対応した対処法を検討していく。

1 患者要因

Difficult patientといえば，「怒っている患者」を思いつくことが多いだろう。患者の怒りは医師の陰性感情を引き起こす原因となりやすい。

怒っている患者に対しては，その怒りの原因を速やかに同定することが重要である。特に，医師側が原因を「察する」ことが，なお良いだろう。そのためには，頻度が高い怒りの要因を抑えておくことは非常に大事である。想定される要因を表1に挙げる。

怒っている患者への対応で避けるべきは，怒りを無視する，なだめる，怒りに怒りで返すなどが挙げられる。

表1 頻度の高い怒りの要因

①診察の順番が回ってこない
②医療スタッフとのトラブル
③病気や費用に対する怒り
④紹介先でのトラブル
⑤処置や薬物治療による予期せぬ副作用
⑥医師が治療を押しつける
⑦医療サービスとは関係のない問題（仕事や家族関係の衝突など）

　また、患者の怒りの原因を追究せずに早まって患者の感情を正当化してしまうことも避けるべきである。診断が正確にできていないと治療方針が変わってくる診療と同様に、怒りの原因特定が非常に重要になってくる。

　怒っている患者への好ましい対処法は、患者の感情変化を察知し怒りの原因を特定させ、次いで、患者が怒っている感情を正当化し共感することである。医療者側に問題があれば態度を改め謝罪し、そうでないときも理解を示した上で衝突を避けることが重要である。明らかに暴力的で冷静になれない患者に対しては、いったんその場から立ち去ることも必要である。

　また、共感的姿勢を示しつつ、それを癒しにつなげる方法としてBATHE法が広く使われている。これは、背景（Background）、感情（Affect）、悩んでいること（Trouble）、どのような対処をしているか（Handling）、苦労や努力に対しての共感（Empathy）を聴取する面接技法である。この技法を用いることで簡便に状況を把握しつつ共感を示せるため、良好な患者-医師関係を構築しやすくなることが知られている。BATHEテクニックを用いた診療を行うことで患者の満足度が大幅に上がると示されているため、積極的に用いていくことをお勧めする[3]。

2 医師要因

　医師は性質上、依頼された仕事を断りにくいこともあり、オーバーワークによる疲労、睡眠不足などの状況に陥りやすい。また事例でも取り上げたように発熱外来の需要が増えており、発熱した患者に対してCOVID-19かどうかの判断のほか、隔離対応など、患者だけでなく院内への適切な対応を求められる。

　こういったストレス下では患者に対して陰性感情を抱きやすい。陰性感情は診断エラーの一因ともなるため、自身の精神状態をチェックしておかなければならない。また、パターナリズムな医師は個人の価値観を優先しがちであるため、患者への正しい情報提示を妨げる可能性がある。

　対処法としては、オーバーワークのときは休息をとることも必要である。また陰性感情を自身で認識し、相手に対して自身がイライラしている場合はいったん深呼吸をして冷静になることが重要である。アンガーマネジメントでは怒りのピークは6秒以内とされているため、その間に衝動的な行動は控える。

　医療スタッフもひとりの人間であるため、怒っている患者と遭遇した後には少なからず精神的ストレスを感じることがある。それに伴いバーンアウトしてしまうリスクもあることから適切なフォローも必要である。そのため、同僚やチームで症例を共有する場をつくることも重要である。同僚と共有することで、自分ごとを客観的に振り返る機会になるほか、同僚から建設的なコメントをもらえる機会になるかもしれない。

3 状況要因

　発熱外来は、多くの病院で一般外来とは別に屋外の特設された診察場で診療されていることが多い。また、PPEやマスクも必須となっており声も通りにくく、表情も伝わりにくいこともスムーズな診察を妨げる要因となりうる。

　対策としては、接触するタイミングも制限される中、声かけを密にしたり、配慮を積極的にしていくことが大事と考える。PPEの着脱や感染対策のフローの遵守が認知負荷にならないように、極力ルーチンの業務レベルに落とし込むのも良い。

○

　COVID-19という新型のウイルスにより医療スタッフの活躍がこれまで以上に期待され、手探りの中、懸命に日々診療にあたっている状況である。

　発熱外来の受診患者が増えると、待ち時間が長くなり患者が怒ってしまうことや、医師の身体的精神的負担も増えてしまう。ただ、これまでに挙げた要因により、患者-医師関係が崩れ誤診を招くことは防ぐべきである。

　怒っている患者に遭遇した際は、今回学習した対応を思い出し実践して欲しい。

◀文献▶
1) McCulloch J, et al：Am Fam Physician. 1998;57(9):2131-4.
2) 生坂政臣：見逃し症例から学ぶ日常診療のピットフォール. 医学書院, 2003.
3) Leiblum SR, et al：Fam Med. 2008;40(6):407-11.

■第11章：Difficult patient encountersへの対応技法

167 悪い知らせの伝え方

SHAREプロトコルと共感的対応

SUMMARY
患者・家族に悪い知らせを伝える際，効果的な方法としてSHAREプロトコルがある。SHAREプロトコルを実践することで，患者・家族の適切なケアにつながり，医療者自身の精神的負担の軽減にもなるだろう。そして，悪い知らせを伝える面談の中で常に必要なのが，共感的対応である。

KEYWORD
SHAREプロトコル
悪い知らせを伝えられる際，患者が望むコミュニケーション方法。「サポーティブな環境設定 (Supportive environment)」「悪い知らせの伝え方 (How to deliver the bad news)」「付加的な情報 (Additional information)」「安心感と情緒的サポート (Reassurance and Emotional support)」の4要素の頭文字からSHAREと称される。

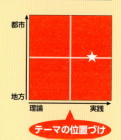
テーマの位置づけ

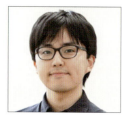

横田雄也[1)2)]　鋪野紀好[3)4)]
〔1 岡山県北西部（新見）総合診療医学講座　2 岡山大学病院総合内科・総合診療科　3 千葉大学大学院医学研究院地域医療教育学特任准教授　4 千葉大学医学部附属病院総合診療科〕

PROFILE
2023年，岡山大学大学院医歯薬学総合研究科総合内科学博士課程を修了。2024年，岡山家庭医療センター総合診療・家庭医療専門研修を修了。2024年5月より上記所属。（横田，写真も）

POLICY・座右の銘
足るを知る者は富み，強めて行う者は志有り

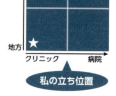
私の立ち位置

　がんの告知といった，患者の将来に多大な影響を与えるような悪い知らせを伝えることは，患者やその家族に精神的負担を強いることとなる。それだけでなく，それを伝える医療者にとっても精神的負担が大きくのしかかる。その意味で，医療者にとってはコミュニケーションの難しさを感じる状況であるだろう。

　患者・家族に悪い知らせを伝える方法のひとつとしてSPIKESモデルが知られているが，海外から提唱されていることもあり，内容の一部が日本の臨床現場にそぐわない部分もある。これを受けて，日本の臨床現場により適した方法として，SHAREプロトコル[1)]が提唱されている。本稿では，SHAREプロトコルについて概説し，それに含まれる共感的対応について取り上げる。

❶ SHAREプロトコル

　がん患者が悪い知らせを伝えられる際，医師に対して望むコミュニケーションについて，42名のがん患者と7名の腫瘍医を対象とした面接調査，および529名のがん患者を対象とした質問紙調査が実施され，内容分析と因子分析が行われた。その結果，がん患者が望むコミュニケーションは，「サポーティブな環境設定 (Supportive environment)」「悪い知らせの伝え方 (How to deliver the bad news)」「付加的な情報 (Additional information)」「安心感と情緒的サポート (Reassurance and Emotional support)」の4要素にまとめられ，頭文字をとってSHAREと称される（**図1**）[1)]。

　SHAREを用いた面談の一連の流れを，面談までの準備から始まってSTEP1～4でまとめたものが以下の通りである（文末に付した英字は，実践しているSHAREの要素を示している）[1)]。

❶ STEP0：面談までに準備する（S，H，RE）

・プライバシーが保たれる静かな場所を確保しておく (S)
・十分な時間を確保しておく (S)
・電話が鳴らないようにするなど，面談が途中で中断されないようにしておく (S)
・面談が重要なものであり，家族など他の人にも同席し

図1 SHAREの4要素 (文献1より改変)

てもらうよう伝える(H)
・身だしなみや挨拶，表情など，基本的な礼節やコミュニケーションを念頭に置く(RE)

2 STEP1：面談を開始する（面談開始から悪い知らせを伝える前まで）(H, RE)
・時候の挨拶や身近な話題などから始め，患者の緊張を和らげる(RE)
・患者の言葉を繰り返す，話を遮らない，アイコンタクトなど，患者の話を聴いているという姿勢を示す(RE)
・病状やこれまでの経過など，患者が自身の病気に対してどのように認識しているのかを把握する(H)
・悪い知らせを聴く心の準備ができているかを把握する(H)

3 STEP2：悪い知らせを伝える(H, RE)
・悪い知らせを伝える前に，患者が心の準備をできるような言葉をかける(RE)
・がんを伝える際には「がん」という言葉を使い，悪い知らせを明確に伝える(H)
・一度明確に悪い知らせを伝えた後は，「あなたの病気」など，適切に言い換えて患者の心理的負担を軽減する(RE)
・沈黙の時間をとることで，患者からの言葉を待ち，思いを受け止める(RE)
・患者だけでなく，家族といった他の同席者にも同様に配慮する(RE)
・実際の写真や検査結果を用いて説明する(H)
・患者の理解度や，説明の速度が適切か，確認しながら進める(H)
・適宜，質問がないか確認する(H)

4 STEP3：治療を含め今後のことを話し合う(A, RE)
・患者の今後の標準的な治療方針，選択肢，治療の危険性や有効性を説明した上で，推奨する治療法を伝える(A)
・患者が希望を持てる情報も伝える(RE)
・患者のこれからの日常生活や仕事についても話し合う(A)
・患者が利用できる社会的サービスやサポートに関する情報を提供する(RE)
・患者の希望があれば，他の専門医にも相談できる（セカンド・オピニオン）ことを伝える(A)

5 STEP4：面談内容をまとめる(H, RE)
・面談の内容の要点をまとめ，患者や同席者の理解度を確認する(H)
・説明に用いた紙を患者に渡す(H)
・今後も責任をもって診療にあたることを伝え，見捨てないことを伝える(RE)
・患者の気持ちを支える言葉をかける(RE)

2 共感的対応を常に心がける

面談の一連の流れをみてもらってもわかるように，「安心感と情緒的サポート(RE)」はどのSTEPでも常に実践が求められる。藤森[2]は「安心感と情緒的サポート」を「共感的対応」という一語で表現し，その重要性を強調している。医療者が患者や家族に共感的な態度を示すということは，患者の置かれている状況に立ち，患者がどのような心の体験をしているのかを推察し，それを理解していることを患者・家族に伝えることである。

特に，患者の見せる反応が，理性的に理解した意識的な思考過程による「認知反応」なのか，無意識的な思考過程により生じた「感情反応」なのか，区別しながら対応することは，悪い知らせを伝える際に役立つ[3]。患者の「感情反応」には共感的に対応することで，患者の思いや価値観の表出の助けとなるだろう。

◀文献▶
1) 内富庸介，他：がん医療におけるコミュニケーション・スキル 悪い知らせをどう伝えるか．医学書院，2007．
2) 藤森麻衣子：総病精医．2015；27(1)：13-7．
3) 伊藤 香，他：緊急ACP VitalTalkに学ぶ悪い知らせの伝え方，大切なことの決め方．バイタルトーク日本版，編．医学書院，2022．

■第11章：Difficult patient encountersへの対応技法

168 ノン・アドヒアランスへの対応

解釈モデル，両価性，社会経済的状況といった隠れた要因

SUMMARY
効果的な治療のためにはアドヒアランス，つまり患者が積極的に治療方針の決定に参加し，治療を受けることが重要である。ノン・アドヒアランスの状況には患者要因のみならず，医師要因や状況要因があることを知ると，様々な対処法に気づける。

KEYWORD
ヘルスリテラシー
自分自身や他人の健康に関連した意思決定や行動に役立つ情報やサービスを見つけ，理解し，利用する能力をどの程度持っているかを意味する（2020年，CDC）。ヘルスリテラシーが高くてもノン・アドヒアランスであることが多々ある。

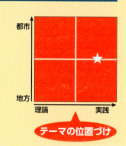
テーマの位置づけ

飯塚玄明[1)2)] 舗野紀好[3)4)]
(1 多摩ファミリークリニック家庭医　2 千葉大学予防医学センター特任研究員
3 千葉大学大学院医学研究院地域医療教育学特任准教授　4 千葉大学医学部附属病院総合診療科)

PROFILE
2017年筑波大学医学群医学類卒。2019年聖母病院家庭医療・病院総合診療専門研修プログラムを開始。同年に博士課程に進学。研究テーマは「ソーシャルキャピタルと健康」。（飯塚，写真も）

POLICY・座右の銘
悲観主義は気分だが，楽観主義は意志である

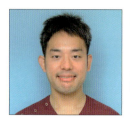
私の立ち位置

1 アドヒアランスとは？

患者が積極的に治療方針の決定に参加し，その決定に従って治療を受けることをアドヒアランスと言い，効果的な治療に不可欠である[1)]。アドヒアランスは薬物療法に関して評価されることが最も一般的だが，セルフケア，食事，運動，ライフスタイルの変化などの行動特性に関する医療従事者の推奨にも当てはまる[1)]。検査や治療を希望しない，生活習慣を改善してくれないといったノン・アドヒアランス患者に対しては，「扱いにくい」，「ヘルスリテラシーが低い」といった陰性感情を医師が抱くことが知られる[2)]。

ノン・アドヒアランスな状況での医師要因，患者要因，状況要因について図1に示した[2)3)]。本稿では，その中でも特に重要な視点について述べる。

2 医師要因

ヘルスリテラシーが高いほど医師の指示を意図的に守らない傾向があることが知られており[4)]，ノン・アドヒアランス患者に対して「ヘルスリテラシーが低い」といった陰性感情を抱いたり，一概にレッテル貼りをしたりすると解決策は見えにくくなる。高血圧症などの生活習慣病の診療においては，自覚症状の緩和が治療目的ではないため，医療者と患者とで疾患の理解や解釈モデルは大きく異なることが知られている[5)]。疾患や薬剤についての十分な説明がなければ，薬を飲まないという選択は起こりうる。

3 患者要因

ノン・アドヒアランスの状況では，患者は必ずしも生活習慣を変えたくない，検査を受けたくないと思っているわけではなく，両価性を持っている[6)]。すなわち，何か変化があるときに「変わりたい，でも変わりたくない」と思う気持ちであり，たとえば「将来のためにも薬は飲んだほうが良い，ただ仕事が忙しく薬ばかりに気を取られるわけにはいかない」といった天使と悪魔が綱引きを

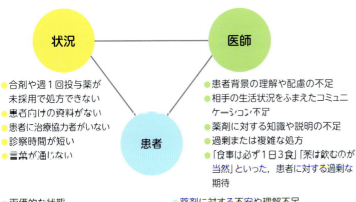

図1 ノン・アドヒアランスな状況となる要因　（文献2, 3より作成）

4 状況要因

現在の患者の生活習慣や治療方針の選択は，自分自身の置かれた状況や，過去に行った選択や決定の積み重ねによって決まっていると考えられる。すなわち，アドヒアランスが良好かは，患者の社会経済的状況や医療アクセスといった，患者自身によらない状況要因によっても決定されていることが知られている[1]。たとえば，治療について相談にのってくれる家族や友人がいない場合には，アドヒアランスが良くない可能性が高い[7]。患者の置かれた状況に応じて，良好なアドヒアランスを築くための対応が必要である。

5 ノン・アドヒアランスへの対処法

ノン・アドヒアランスの状況では，まずは認知症やうつ病などの意思決定能力を損なう疾患がないかを鑑別する。そして，医師が薬や疾患，その治療を選ばなかった場合のリスクについて十分な説明ができているかを振り返る。特に慢性疾患では患者に説明を十分に伝えられたかが重要である。具体的な方法としてteach back法が知られており，「今の説明内容をご家族に伝えるとしたら，どんな風に話しますか？」といったフレーズを用いる。その上で，患者と信頼関係を築き治療へのアドヒアランスを向上させるためには，共感的な傾聴スキルと，偏見のない思いやりのある態度が必要である[2]。患者のアドヒアランスな思いとノン・アドヒアランスな思いを聴き，その思いがどのような生活背景から生まれたのかを思い描くことが大事である。両価性に気づければ，動機づけ面接が有効なため，ぜひ文献[6]を参照頂きたい。

「I message」を用いて，「私ならこの検査を受けます」といったように主語を「私」に置き換えることで，相手にとって命令されている感覚を減らすこともできる。ノン・アドヒアランスになりやすい状況要因があれば，多職種で共有し，時にはその患者に普段以上の時間をかけて対応する必要がある。

以上より，ノン・アドヒアランスの状況ではpatient-centered medicineを実践することが適切な対応であると考えられる[8]。

6 最後に

ノン・アドヒアランスの状況では，医師要因，患者要因，状況要因を考えることで冷静に対処することができ，より有効な治療効果が期待できる。ノン・アドヒアランスの状況に出会ったときこそ，プライマリ・ケア医の腕の見せ所と考え，臨んで欲しい。

◀文献▶

1) Miller TA：Patient Educ Couns. 2016；99(7)：1079-86.
2) Lorenzetti RC, et al：Am Fam Physician. 2013；87(6)：419-25.
3) 鋪野紀好：しくじり症例から学ぶ！ Difficult Patient対応技法. 日本医事新報社, 2021, p2-9.
4) Lindquist LA, et al：J Gen Intern Med. 2012；27(2)：173-8.
5) 西村誠一郎, 他：血圧. 2018；25(5)：364-76.
6) Rubak S, et al：Br J Gen Pract. 2005；55(513)：305-12.
7) DiMatteo MR：Health Psychol. 2004；23(2)：207-18.
8) Lowes R：Fam Pract Manag. 1998；5(3)：46-57.

■第11章：Difficult patient encountersへの対応技法

169 発達障害の傾向のある患者とのコミュニケーション

コミュニケーションが困難な理由に疑問を持ち，問いかけよう

SUMMARY
発達障害の（傾向のある）患者とのコミュニケーションでは，一文を短く，はっきりと具体的にすることが有用である。何よりも，どの点でコミュニケーションに困難を抱えているのか，本人と話し合うことが重要である。

KEYWORD
発達障害
自閉スペクトラム症，注意欠如・多動症，学習障害などを含み，それぞれに診断基準はあるが，その特徴は患者個人個人によって濃淡があり合併も少なくない。

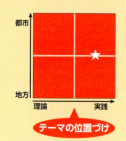
テーマの位置づけ

鎌田 雄[1]　鋪野紀好[2) 3)]
（1同和会千葉病院精神科　2千葉大学大学院医学研究院地域医療教育学特任准教授　3千葉大学医学部附属病院総合診療科）

PROFILE
初期研修修了後，千葉県内の医療機関で経験を積み，千葉大学で学生や初期研修医，若手精神科医への指導を担当した。現在は千葉大学地域医療教育学教室にて，医師偏在に教育の立場から取り組んでいる。（鎌田，写真も）

POLICY・座右の銘
ポレポレ

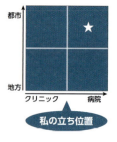
私の立ち位置

1 はじめに

発達障害圏の患者や，診断されないまでも発達障害の傾向のある方の世界の感じ方，とらえ方は独特で，こちらが表現を間違うと上手く伝わらない。しかし，その感じ方，とらえ方を理解すれば，伝え方がわかってくる。そしてこの伝え方は発達障害の有無にかかわらず伝わりやすい表現になっていることに気づくだろう。子どもや高齢者，外国人にも応用が利くかもしれないし，普段よりもわかりやすい表現ができるかもしれない。

日常診療の中で，あらゆる患者にわかりやすく伝えられるよう，本稿が役立つことを願っている。

2 発達障害は多様である

発達障害圏と表現したが，発達障害はとても多様である（図1）[1)]。発達障害には自閉スペクトラム症（autism spectrum disorder：ASD），注意欠如・多動症（attention-deficit/hyperactivity disorder：AD/HD），学習障害（learning disorder：LD）などが含まれる。

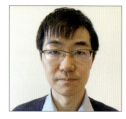

・言葉の発達の遅れ
・コミュニケーションの障害
・対人関係・社会性の障害
・パターン化した行動，こだわり

知的な遅れを伴うこともある

自閉症
広汎性発達障害
アスペルガー症候群

・基本的に，言葉の発達の遅れはない
・コミュニケーションの障害
・対人関係・社会性の障害

注意欠如・多動症（AD/HD）
・不注意（集中できない）
・多動（じっとしていられない）
・衝動的に行動する（考えるよりも先に動く）

学習障害（LD）
・「読む」「書く」「計算する」などの能力が，全体的な知的発達に比べて極端に苦手

・パターン化した行動，興味・関心の偏り
・不器用（言語発達に比べて）

図1　発達障害の概念図　　（文献1より改変）

一般的には，ASDの方はコミュニケーションが苦手だとか，AD/HDの人は落ち着きがなく待つのが苦手ということはご存知の方も少なくないだろう。

しかし，これらの特徴は人によって濃淡があり，コミュニケーションはさほど苦手でないけれど衝動性が高かったり，落ち着きのなさはそれほどではないけれど不注意傾向が強い人もいる。時には，ASDと診断されていても，AD/HDの特徴を持つ人もいる。さらに，診断閾値以下の特徴を持つ「発達障害の傾向のある人」も多くいる。

そこで，次の項では障害別ではなく，特徴をいくつか挙げて簡単に説明を加え，対応の仕方の例を挙げていくことにする。

3 コミュニケーションに困難を抱えるパターン

1 表情やジェスチャーなど非言語的コミュニケーションが苦手

ASDに特徴的だが，表情や身振り手振り，仕草などから情報を読み取ることが苦手な方がいる。こういった方は，非言語的コミュニケーションと言語的コミュニケーションが解離する場面で困難が生じやすい。皮肉が通じなかったり，「ふざけるなよ（笑）」とくだけた雰囲気を作ろうとしても，言語情報だけが伝わって，「ふざけていません」と真顔で返されることもあるかもしれない。伝えたいことを直接的な表現で言語化すると伝わりやすいだろう。

2 「適当」の見当がつかない

「適当」の匙加減がわからず，過剰または過少となってしまう方がいる。「症状に合わせて適当に頓服を使ってください」と言ってしまうと，結局使い方がわからず使えない，もしくは，症状が重いときに適正用量を超えて何度も頓服薬を使ってしまうこともありうる。「23時に眠れていなければ，この薬を5mg使います」など，具体的な数字を用いた指示は誤解を生みにくい。指示を聞いた百人が百人，同じ行動をとるような表現を考えてみると良いだろう。

3 他人に立場を置き換えるのが苦手

ASDに特徴的だが，「あの人の気持ちになって」考えることが苦手な方がいる。たとえば，不運な出来事が起こった人の，怒ったり悲しんだりしている感情を，「情緒的に」とらえることが難しく，慰めたりなだめたりすべきところを，いわゆる空気の読めない言葉がけをして逆撫でしてしまうことがある。「こういう出来事があったらこういう気持ちになる」ということを「論理的に」とらえることはできるが，感覚的にとらえることが苦手なので，他者との複雑な関係性の中では，生きづらさを感じることが多い。「普通ならわかるでしょ」と感じたときには上記を考慮し，何がわからないかを丁寧に聞き取り，具体的な行動や言葉を考えるのが良いだろう。

4 注意を維持するのが苦手

AD/HDの方に多い特徴だが，一定の物事に注意を向け，これを維持することが苦手な人たちもいる。医療の情報は複雑であり，かつ，正確に伝える必要があり，つい長い説明になってしまうことはないだろうか。「この処置は○○の目的で行うけれど，まず△△をして次に□□をして最後に●●します。うまくいけば▲▲だけれど，■■や★★という合併症が起こる可能性があり，合併症を防ぐために…」といった説明は必要であっても頭に入りにくいので，できるだけ短く，はっきりと伝え，情報量が多いときは書面などで振り返れるようにすると良いだろう。

また，文字に色がついていたりすると注意が引きつけられやすいので，多くの色を複数箇所に使うよりは，本当に大事なところだけを赤くするなどの工夫も良いだろう。

5 文字を読むのが苦手

LDの傾向のある方の中には，文字から情報を得るのが苦手な方がいる。同じ情報を見る場合でも，絵や図，写真を多く利用したり，ピクトグラムなどを利用するのも良いだろう。聴覚から情報を得られるのであれば，最近ではスマートフォンのボイスメモなどを利用するのも一案である。

4 まとめ

得意，苦手なコミュニケーションの方法は人それぞれだが，共通して言えることとして，一文を短く，はっきり，具体的にすることや，聴覚だけに頼らず，文字を書いたり図を書いたりと複数の知覚を用いることは役に立つ。

そして何より大切なことは，話をしていてうまく伝わらないと感じたときに，なぜ伝わらないかを考え，患者本人と相談してみることだ。何とか正しい情報を伝えたいんだと伝え，その姿勢を持って診療にあたって頂けると，どうコミュニケーションを取れば良いかがわかってくるだろう。

◀文献▶
1) 政府広報オンライン：発達障害って，なんだろう？
https://www.gov-online.go.jp/featured/201104/index.html

■ 第12章：診療所における教育

170 遠隔教育（離島の医師同士による学習ネットワーク構築）

遠隔振り返りによる離島医師の学びの円滑化

SUMMARY
慢性疾患から救急まで全科診療を行う離島医療は、プライマリ・ケア実践の重要な場である。離島医師同士の振り返りネットワークは、医師の経験学習・省察的実践の要となり、島民の健康を支えている。

KEYWORD
省察的実践
専門家が実践の中で、直面する問題を分析し、理論を見つけ、その後の実践に理論を生かしていくことを繰り返し、成長していくさま。

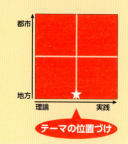
テーマの位置づけ

黒田 萌[1)2)] 黒田 格[1)3)] 太田龍一[4)]
(1 富山大学附属病院総合診療科　2 SUNY Upstate Medical University, Master of Public Health Program　3 SUNY Upstate Medical University, Department of Family Medicine　4 雲南市立病院地域ケア科)

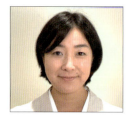

PROFILE
2013年宮崎大学卒。沖縄県立中部病院，沖縄県立南部医療センター・こども医療センター附属北大東診療所，座間味診療所を経て現職。2021年8月より米国に留学中。（黒田 萌，写真も）

POLICY・座右の銘
理想を現実に

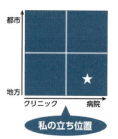
私の立ち位置

1 離島医師とは

「離島医師」の働く環境は多様であり，求められる医療ニーズも離島によって異なる。どのような離島であっても，医療保健福祉・人的資源に限りがあり，全科対応できる能力が求められる[1)2)]。

離島医師の学習機会は非常に重要だが，離島を離れての勉強会や学会参加も，天候や代診医の確保などの条件が必要であり容易ではない。そこで重要な役割を果たすのが，クラウドやオンライン会議を用いた遠隔教育システムである[3)]。本稿では沖縄県立病院附属の離島の医師1人体制診療所をつなぐネットワークを例にとり，その重要性について述べる。

2 離島医師同士の学習ネットワークの例

沖縄県立病院附属の離島診療所では島医者養成プログラムに所属する専攻医が多く赴任していることもあり，緊急時のコンサルトはもちろん，日常診療の振り返り，制度的な面での相談，ポートフォリオ（port folio: PF）作成，臨床研究支援など，多くの面において医師同士のネットワークは不可欠である。診療所医師間の連携に加え，基幹病院，プログラム内外の繋がり等がある。これらのネットワークを基盤としたオンラインでの振り返り・勉強会の例を**表1**に示す。各会は月例各1時間単位で行われており，診療所医師は毎週1回以上の振り返りや勉強会に参加することが多い。

オンライン会議はCOVID-19パンデミックを経て全国的にも一般化したが，離島教育の場面では個人情報の扱いに配慮の上，以前から活用されていた。離島外の関係者も交えた教育システムとしてはさらに多様であり，本島の病院からの定期的な勉強会の配信，搬送先となる大規模離島の総合病院医師との緊急搬送症例振り返り等も行われている。またクラウドを介した教育支援として，PF添削や本島医師によるボランティアでの遠隔相談システム（皮膚科，整形外科等）などがある。

3 学習ネットワークの効果

診療の深まり：離島以外でも言えることだが，ソロ・

表1　離島医師間のオンライン教育ネットワークの例

プログラム内	縦割りグループ振り返り	プログラム内で卒後年数ごとに各1～2名をグループわけし，グループごとに行う月例振り返り．離島赴任者が中心となり運営し，専攻医1年目～指導医複数名にて振り返り・PF作成支援を行う．現役離島医師，将来の離島医師，県内外の指導医などで構成され，参加者全員が離島経験者である．離島という特殊な文脈が共有されており，プログラムの中心的な省察の場のひとつとなっている
	ポートフォリオ勉強会	全離島赴任者が集まり，持ち回りでPFの原案となる事例，もしくは既に作成した事例を発表する毎月の勉強会
有志による勉強会	赴任年度同期医師での振り返り	離島赴任の時期が同じ医師同士でざっくばらんに症例検討や共有を行う．現役離島医師のみで行う場合も，本島の指導医に参加してもらう場合もある
	近隣離島医師間での振り返り	地形・気候や緊急搬送条件が同じ近隣離島同士での振り返り．離島を離任した直後の医師が指導医として参加することもある
	臨床研究勉強会	プログラム卒業生を指導医に迎えた臨床研究やEBMについての勉強会．基礎知識の講義から研究相談，共同研究の計画など多様で，学会・論文発表などの実績につながっている

プラクティスでは第三者の目がない．さらに忙しさが重なると，相談や知識のアップデート機会を逃し，エビデンスに基づいた診療から逸れてしまうことがある．ネットワークに基づいた定期的な省察・学習の機会があることで，自身の診療を磨き，より良い医療を患者に，地域に届けることができる．

医療「人」としての成長：医師1人体制診療所の良さとして，全科診療のやりがい，島の生活に浸かり医療を行うプライマリ・ケアの醍醐味，多職種連携の風通しの良さ，自分の介入のアウトカムのわかりやすさなど，挙げるときりがない．これを同じ離島経験者と振り返ることで自律性を持ちながらスーパービジョンを得て，効率的な経験学習・省察的実践を繰り返すことができる．さらに，参加者同士が文脈を共有しているからこそ，共感や的確な助言によって，陰性感情のコントロールにもつながる[4]．また振り返りで不安を言語化し，若手医師のうちにメタ認知を繰り返すことがプロフェッショナル育成につながると考えられる[5]．

心強さ：病院と違い，多くの決断を1人で行う．夜間緊急時にも頼れる，学習ネットワークを基盤としたリアルタイムでのコンサルトや情報収集は，医療面でも，そして心理面でも心強い[3]．

4 遠隔ネットワークの困難さと今後の可能性

離島医師を支える遠隔ネットワークであるが，振り返りの内容がどうしても本人の問題抽出力に依存してしまい，指導医からの客観的な指摘を得られにくいこと，診療でのコミュニケーションや緊急時の手技への指導が難しいこと等の限界もある．オンラインで充実した振り返りを行うためには，もともとの医師間の信頼関係や，時には対面での指導も重要だ．コミュニケーションスキルの振り返りや手技の実習等にも，ビデオシステムを取り入れる等ネットワークを活用することが可能になれば，さらに離島医師のスキルアップにつながると考えられる．

5 最後に

筆者が離島赴任中，先輩に言われた「その島の医療は自分の医療レベル」という言葉が常に頭に響いていた．"優しいヤブ医者"になるのを恐れ，総合病院にいたときよりも多くの本を買い，論文を探し，そして多くの人に相談した．その相談の主な場は医師同士のオンライン会議であった．離島を離れた現在も，卒業生として離島医師らの振り返りに参加している．プライマリ・ケアを提供しながら島民の暮らしを支える離島医療を，教育面から支援し，より充実したものにするために医師同士のネットワークは重要である．

◀文献▶

1) 長嶺由衣子，他：へき地・離島医療における家庭医の役割．新・総合診療医学 家庭医療学編．第2版．藤沼康樹，編．カイ書林，2015，p145-51．
2) 平良亘，他：島医者は島が育てる―離島診療所で学ぶ家庭医療．みんなでシェア！ 総合診療Tips，羊土社．https://www.yodosha.co.jp/webg/contents/gtips/vol5.html
3) 本村和久：日プライマリケア連会誌．2012；35(2)：165-7．
4) Ohta R, et al：J Rural Med. 2017；12(2)：91-7．
5) Kuroda K, et al：J Gen Fam Med. 2021；23(2)：128-32．

■第12章：診療所における教育

171 初期臨床研修

診療所での初期臨床研修で大切なこと

SUMMARY
診療所での初期臨床研修では，研修医のニーズと周囲からのサポートのバランスをとりつつ，チームの一員として診療に参加してもらうこと，経験と振り返りを繰り返すことが学びにつながる。

KEYWORD
workplace-based learning
学習者が実際の現場で，指導者の監督下に専門的な役割を担うことで学ぶ学習経験。学習者のニーズと周囲からのサポートを一致させる足場づくり，チームの一員としての参加，経験と振り返りが大切。

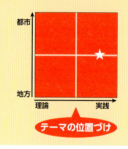
テーマの位置づけ

藤原和成（大曲診療所）

PROFILE
出雲家庭医療学センターで家庭医療を学び，現在は島根県出雲市の大曲診療所勤務。日本プライマリ・ケア連合学会認定家庭医療専門医・指導医，日本在宅医療連合学会認定専門医。

POLICY・座右の銘
あぁ，生まれてきて良かったな，って思うことが何べんかあるんじゃない。そのために生きてんじゃねえか

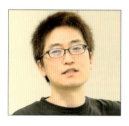

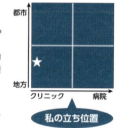
私の立ち位置

　本稿では当院での実践をふまえ，診療所での初期臨床研修について述べる。

　大切なのは，①学習者を十分に支援しつつ，徐々にその支援を減らしていく足場づくり[1]と，②学習者の診療所の一員としての参加，③経験と振り返り，の3点である。

1 研修前

　準備には目標設定や職員への周知，研修協力のお願いの掲示，デスクや書籍，Web環境の整備などがある。

　研修の3週前頃に面談で事前評価と個別目標設定を行う。1週前には研修ガイドを研修医に送り，目を通してもらう。ガイドには，研修目標，学習機会と評価，感染予防，ルール，スケジュール，連絡先などを記す。初日のオリエンテーションでは診療所規則，患者動線や診療の手順，発熱外来手順，電子カルテ使用法，戸締り，駐車場などについて説明する。

2 外来研修

　隣接する診察室の一方で指導医，他方で研修医が診療を行う。当院へは主に2年目研修医が来るため，医療面接や診察，診断推論がまったくできない学習者はほぼいないが，習熟の差を考慮し，開始時は厚めに支援する。

　まずスタッフが患者を選択し，研修医による診療の合意を得る。研修医は，事前に鑑別や診療プランを考え，指導医と相談した上で，医療面接と診察を行う。診察には看護師が同席し，指導医は陰から観察することで，患者と指導医が研修医を飛び越して話すことを防ぐ。

　診察後，隣室などで研修医は指導医に症例プレゼンを行い，診断やマネジメントについて議論する。診療所研修では診断推論に加え，現在の環境で症状やプロブレムをどうマネジメントするかという正解のない意思決定も重要な学びとなる。その後，指導医による診療を行う。検査や高次医療機関への紹介を要する際は，研修医が検査プランや紹介状を作成し，指導医が確認する。

　これを基礎型とし，研修医の成長に合わせて支援を徐々に減らしていく。次の段階では，指導医と交代せず，報告と相談で患者を帰宅させる。その次は，診療前の確認を不要とする。次は，症例により報告や相談なしで帰宅させることも認める。もちろん看護師が同席し，必要

に応じて指導医への相談や交代ができる環境を維持する。この過程を通して，症例もより複雑で困難な患者に広げていく。

注意点は，患者が必要な医療を安全に受けているか，研修医の力量に合った支援ができているか，の2点である。

3 訪問診療と外部研修

研修医，指導医，看護師の3人で訪問を行う。半日で2～3名を訪問患者から選んで担当させる。初回は患者や家族への挨拶と見学，血圧測定などが主となる。訪問後に病状と問題点の確認を指導医と行う。2回目以降は事前に診療の計画などを指導医と相談し，訪問時は医療面接と診察，処方や説明を指導医とともに行う。指導医のサポート範囲は状況により変化する。フィードバックと議論は患家を出てから行う。

可能な範囲でオンコール研修を行う。コールがあれば指導医とともに臨時往診し，協力して患者の問題解決にあたる。搬送を要する場合の高次病院への連絡，救急要請などは研修医が行う。紹介状は時間的制約もあり指導医が作成することが多い。研修医の救急車同乗は状況による。

希望に応じて高齢者施設，訪問看護，訪問リハ，病院連携室などでの外部研修を行う。外部研修終了時に研修内容と学びを所定の用紙にまとめ，先方の指導者のコメントとサインをもらい，翌日，指導医と振り返りをする。

4 振り返りと評価，研修後

毎日の診療終了後に研修医が診療した全患者と，その日1日の振り返りを行う。経験学習では，具体的経験を振り返って知識を創出する過程を学習ととらえる。得られた知識はさらなる経験により再形成・修正される（**図1**）[2]。

患者振り返りでは，症例プレゼン，研修医の自己評価，診断とプロブレム，治療目標や今後の計画，予防やさらなる介入，「もし糖尿病を合併していたら」といった仮定に基づいた診療，などをカルテを参照しつつ議論する。

1日の振り返りでは，その日できたことやできなかったこと，自分の感情，今後の課題を所定の用紙に書いてもらい，それをもとに対話を行う。患者の心理社会的側面や研修医の葛藤などを考察することもある。

また，生じた疑問に対し学習課題を出すこともある。文献を調べてまとめをつくり，発表させる。まとめは今後の診療に有用な形とし，発表は昼にランチを食べながら20分程度で行う。

研修中盤には360度評価を行う。結果は指導医が集約して指導に活用する。研修最後に，スタッフ全員を対象に研修中の経験，感じたこと，学びなどを振り返って発表してもらい，フィードバックやコメントをもらう。

終了後，研修医に研修を評価してもらい，指導医間で振り返って改善点を話し合う。また，研修医を評価してオンライン評価システムに入力する。

5 チームの一員として

研修医は知識に加えて，地域の中の医療者としての振る舞いや価値観，多職種や患者・家族との関係性なども学ぶ。これは臨床現場で周囲の支援を受けながら医師としての役割を期待され，それを果たそうとする中で身についていくものだと考える。したがって，研修医には振る舞いや価値観も含む，チームの一員としてのアイデンティティを持ってもらうことが肝要となる。チームで協力し，指導医を観察し，メンバーと話す中で，現場の価値観を内面化していく。採血やルート確保，処置などを通した貢献感も参加の上で重要である。ゆえに，指導医自身やチーム全体の医療者としての姿勢が重要となる。

臨床教育は楽ではないが，後進育成は地域の医療者の責務であり，また喜びでもある。自身や診療所が得るものも多い。ぜひ初期研修教育に取り組んでほしい。

◀文献▶
1) 菊川誠, 他：医教育. 2013;44(4):243-52.
2) Spencer J：臨床現場における学習と教育. 医学教育ABC―学び方, 考え方. Cantillon P, 他, 編. 吉田一郎, 監訳. 篠原出版社, 2004, p100.

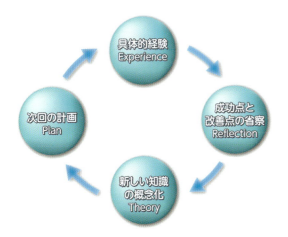

図1 経験的学習サイクル　　　（文献2より改変）

■第12章：診療所における教育

172 卒前高学年（長期滞在型臨床実習）

地域での教育こそ地域医療の鍵である

SUMMARY
卒前医学教育においてプライマリ・ケアへの学びを深め，地域で活躍できる医師を育てるには，地域基盤型医学教育が重要である。長期滞在型臨床実習は医学生の実践的臨床能力を伸ばすとともに，臨床現場にとってもプラスの効果を持たせうる。

KEYWORD
地域基盤型医学教育
ある地域において，地域の文脈の中で，医療・保健・福祉を包括的かつ継続的に学ぶことをコンセプトとする教育。プライマリ・ケアに関する知識や技能，態度について学びを深めやすい。

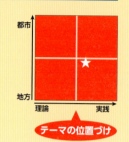
テーマの位置づけ

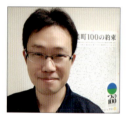

桐ケ谷大淳（宮崎大学医学部地域包括ケア・総合診療医学講座准教授）

PROFILE
地域志向型臨床研修を行い，その後は地域医療をベースに地域から求められることを考えながら働いている。現在，都農町国民健康保険病院院長を兼任。日本プライマリ・ケア連合学会認定医・指導医，日本在宅医療連合学会認定専門医・指導医，公衆衛生学修士。

POLICY・座右の銘
為せば成る，為さねば成らぬ何事も，成らぬは人の為さぬなりけり

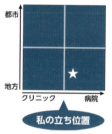
私の立ち位置

1 地域医療教育と長期滞在型臨床実習（LIC）

卒前医学教育において臨床実習は，地域医療や地域包括ケアシステムも含めた内容へと変わってきている。その中で，地域に出て，その地域の文脈の中で，地域医療やプライマリ・ケアに関する知識や技能，態度について学ぶ地域基盤型医学教育（community-based medical education：CBME）が注目されている。さらには，地域社会への参加や貢献をしながら，地域のことを学ぶ地域参加型医学教育（community-engaged medical education：CEME）へと概念は広がってきている。

未来の社会や地域を見据え，多様な場や人をつなぎ活躍できる医療人の養成のためには，高度急性期病院だけでなく，プライマリ・ケアを行う医療機関での臨床実習も重要である。来院した原因の病気や影響している病態だけでなく，家族背景や心理社会的因子，地域の医療システム，地域特性，行政との連携など，プライマリ・ケアに踏み込むことが地域医療実習では重要であり，診療所や地域の中小病院ではそれを行いやすい。

長期滞在型臨床実習（longitudinal integrated clerkship：LIC）では，地域の医療機関において複数の診療科を同時進行で，できるだけ長期間の実習を行う。1970年代から始まった実習方法で，日本でも採用する医学部が少しずつ出てきている。継続性や包括性を持ちつつ，様々な医療者と関わりながら実習することで，医学知識や基本的診療能力が身につくだけでなく，患者対応や多職種連携能力が向上するという結果が示されている[1]。

2 長期滞在型臨床実習（LIC）の実際

当院ではTsuno First Programという名前で，2020年度より12週間連続の実習を受け入れている。地域医療の現場での臨床実習は，実習受け入れ側の負担感が強いという声を聞くが，長期間滞在して実習することにより，学生の「できる」が増えていき，最終的にはチームの一員にまでなっているのを実感している。

実習修了時のアウトカム設定は，「医師臨床研修指導ガイドライン 2020年度版」に基づいて，"一般外来診療や地域医療において，指導医のもとであればひと通りの対応はできる"ことを目安にしている。RIMEモデルから初期研修医～専攻医へのマイルストーンをイメージ

表1 RIMEモデルと各レベルの到達状態

レベル	特徴		状態
Reporter	報告できる	自分が得た情報を，指導医に正しく報告できる	鑑別診断を考えながらしっかりとしたS・Oを記載，患者背景も含めて網羅的に把握する
Interpreter	解釈できる	自分が得た情報に適切な解釈を加えて，指導医に報告できる	介入が必要な問題点を漏れなく列挙し，鑑別診断は重みづけと根拠の明示を習慣づけ，A Pまでしっかり記載
Manager	統括できる	自分で解釈したことを，具体的に実践することができる	治療・診断・説明・予防・介護福祉など網羅的に具体的な計画を行い，多職種と連携し業務を進める
Educator	指導できる	自分で実践できることを，他者に教育することができる	担当患者を自らマネジメントしながら，下の学年の研修医や医学生の指導にも関わる

カルテ記載のフレームワークSOAP
S（subjective）：主観的情報，O（objective）：客観的情報，A（assessment）：評価，P（plan）：計画（検査や治療など）（文献2より作成）

してもらい，実習修了までにReporter、Interpreterとしての役割を果たせることを目標にしている（**表1**)[2]。

総合診療科医師を中心とした指導医の下で，医学生が実施可能な医行為に準拠した中で，医師0年目を合言葉に，卒業後の医師人生にもつながる実習を意識してカリキュラムづくりをしている。12週を3タームにわけて，以下の内容を盛り込んでいる。

・第1ターム（1～4週）：多診療科外来，多職種連携，地域連携，外来や病棟業務の基本を学ぶ
・第2ターム（5～8週）：多様な診療現場（外来・救急・病棟・在宅）で初期対応＋主治医的な対応を学ぶ
・第3ターム（9～12週）：検査や点滴オーダー，エコー評価など含めて，患者マネジメントにひと通り関わる，緊急性の判断，対応ができるようになる

初診外来では患者の同意が得られれば初期対応をしてもらい，指導医が適宜サポートしながら鑑別診断や検査・治療プランまで考えてもらっている。12週間で経験する初診患者数は100人近くになる。最初は鑑別診断もなかなか上がらない状態でも，最後の頃には主要症候についてはある程度の評価や，今後の計画を立てることができるようになっている。

実習開始前には，プロフィールや学習経験，今回の実習目標を書いてもらう。プロフィールは院内掲示して，多職種や患者にも実習に協力してもらうようお願いをしている。効果的学習のFAIR原則（**表2**)[3]というのがあるが，表中の4つを満たしていると実習満足度は上がりやすい。まずは実習生自身のことをよく知ることから始めたい。

毎日の実習終了後には，「振り返りシート」に，うま

表2 効果的な学習のFAIR原則

F	Feedback（フィードバック）	タイミングよく，建設的で効果的なフィードバックをする
A	Activity（能動性）	受動的学習より能動的学習（双方向性のものが良い）
I	Individualization（個別化）	個々の学習者のニーズと学習内容をすり合わせる
R	Relevance（関連性）	学習者のキャリア目標に学習を関連づける

（文献3より作成）

くいったことや改善すべきこと，そのときの感情，さらなる学びへの課題を記載してもらっている。漫然と実習をするのではなく，様々な経験や学習に対して振り返りの記録をすることにより，経験を自分の中に落とし込むことができ（概念化と一般化），別の状況で応用ができるようになる（経験学習）。

地域医療の実情をよく知るためには，①その地域を知る，②その地域に生きる人を知る，③その地域の医療を知る，の3点が大切である。地域や住民のことを知ってもらうため，保健・介護現場，住民活動への参加といった医療機関外での実習機会もなるべくつくっている。生活者の視点から医療をとらえ直す良いきっかけになり，医師に対して地域社会から求められることへの理解が進む。その地域ならではの経験を実習に盛り込みたい。

◀文献▶
1) Brown ME, et al: J Med Educ Curric Dev. 2019;6: 2382120519849409.
2) Pangaro L: Acad Med. 1999;74(11):1203-7.
3) Harden RM, et al: Med Teach. 2013;35(1):27-31.

■ 第12章：診療所における教育

173 卒前中学年（地域包括ケアシステムの事例を通したフィールド実習）

ケースとコミュニティの両方の目線を育むインタビュー調査

SUMMARY
地域包括ケアシステムに関する具体的なテーマと事例を選定し，地域のフィールドに滞在しながら，直接ケアに関わる多職種や制度を担っている行政の方々にインタビューを行い，その内容から気づきや発見をまとめる実習を提供している。

KEYWORD
地域包括ケアシステム
地域で自分らしい暮らしを続けるための，住まい・医療・介護・予防・生活支援について日常生活圏域で行われる連携ケアシステム。当初は高齢者が対象だったが，近年ではすべての住民を対象とし，地域共生社会という概念とリンクした。

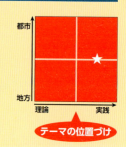
テーマの位置づけ

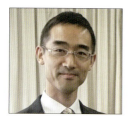

松井善典（浅井東診療所所長／北海道家庭医療学センター理事）

PROFILE
北海道家庭医療学センターで後期研修とフェローシップを終え，地元の浅井東診療所の所長に。関西家庭医療学センターのプログラム統括責任者，また滋賀医科大学の非常勤講師として，家庭医療の卒前教育から専門医育成を担う。

POLICY・座右の銘
温故知新

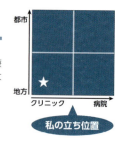
私の立ち位置

1 卒前の家庭医療学教育に足りていないもの

医学部のカリキュラムにおいて，医学知識についてはその中心ではあるが，事例と医療システムを同時に学ぶ機会は少ない。加えて医療や介護の制度について学び，さらには多職種へのインタビューを通して生きた事例や多職種連携から学ぶ機会はそれ以上に少ない。

今回報告するフィールド実習では，「地域医療構想」と「地域包括ケアシステム」の2つを軸に，事例ごとにどのように関連し病診連携や多職種協働が行われているかを伝える試みも含めた。

卒前高学年の臨床実習では急性期の病院が主流となり，介護保険制度や地域包括ケアシステムを学ぶ機会は少ない実態がある。また卒前低学年では医療現場の早期曝露や見学型実習が多く，地域の具体的な事例を通してどのような職種がどんな役割を持って働いているのかというインタビュー経験は，卒前中学年の臨床実習前だからこそ取り組めるテーマであると考えた。今回は滋賀医科大学のフィールド実習の1テーマに，地域包括ケアシステムの理解と合わせた多職種インタビューの教育機会を加え，3年間提供した内容を報告する。

2 滋賀医科大学で担当している地域包括ケアシステムを学ぶフィールド実習

滋賀医大では社会医学フィールド実習と称し，医学部4年生を対象に「地域，職域や学校で生活する人々の健康保持と増進を実現するための医学専門家としての能力を，実社会の中での実践活動を通じて身につける」ことを目標に，それぞれ10～11ほどのグループにわけ，職域での健康調査や健康増進活動などの様々なテーマとフィールドで実習が行われている。

2020年から「事例を通して地域包括ケアシステムを学ぶ」が追加テーマとなり，私が担当教員となった。これは市町村という行政をフィールドに，実際の地域包括ケアシステムがどのように機能しているかを現場で学ぶ試みとなった。

1 フィールド実習前：事例選定と事前学習

まずは事前に外来や在宅の事例で，地域包括ケアシステムを具体的に学びやすい「健康推進・健康企画」「地域医療」「高齢福祉介護」「障害福祉」「子育て支援」などの

テーマを選定し，実際の老老介護世帯，障害を持つ独居高齢者，医療的ケア児の家族ケアなどの事例を準備した。それらを概説・プレゼンし，最終的に2つの事例を学生グループに選択してもらった。そしてフィールド実習を始めるまでの準備期間で，選択した事例について疾患から関連する制度について幅広くグループ学習し，インタビュー実施に向けた事前準備を行う。

2 フィールド実習中：インタビュー調査と討論

毎年6～7名の医学生が診療所の実習用の寮に滞在し，3～5日間ほどの期間で事例に関わる多職種へのインタビューを実施している。インタビューでは1名1時間ほどかけ，実際の事例のケアにおける苦労や工夫，制度の実態，また地域包括ケアシステムの可能性や限界について様々な意見を聴取してくる。1日4～6名ほどインタビューを行い，その後，発表に向けて討論や考察を同時並行で行っていく。2020年はコロナ禍の影響でZOOMでの遠隔インタビューとなったが，2021年，2022年は現地のフィールド調査が実施できた。現地・現場の様子も垣間見ることで，市民生活や医療を支えている様々なフィールドや関連施設があることも学びとっていた。

3 フィールド実習後

フィールド実習にはグループごとの実践や学習を報告する報告会が設定されている。このアウトプットの場に向けて，「何を学んだのか？」「実習に取り組んだことでどんな発見があったのか？」を常に問いかけ，みんなで悩みながら，これまでの資料やインタビューのメモから学んだことをまとめる作業がある。発表では事例ごとの連携や制度の実際，そして地域包括ケアシステムの重要性と，その制度の限界や今後の可能性についても議論を行った結果をまとめる（図1）。

また毎年どのグループも「このような医師になってほしい」という声を聞いてくるため，地域包括ケアシステムの中のプレイヤーとしての医師に求められている役割や，社会に求められる医師像についても，最後に同級生へのメッセージとして発表してくれる。

3 学習経験の結果，今後の可能性，さらに広げるために

令和4年度改訂版の医学教育モデル・コア・カリキュラム[1]で，新たな資質・能力として「総合的に患者・生活者をみる姿勢」が追加された。その資質・能力の構成要素として「全人的な視点とアプローチ」「地域の視点とアプローチ」「人生の視点とアプローチ」「社会の視点とアプローチ」の4つの視点が提示された。

今回のフィールド実習では，事例を通して「全人的な視点」と「人生の視点」を学びつつ，多職種と関係者のインタビュー調査で「地域の視点」を同時に学んでいることが特徴であると言える。卒前中学年において，医療の要となる地域包括ケアシステムをこのような形式で複数の視点で学べることが，その後の「社会の視点」を育成するためにも必要なステップにもなる。

今後，どの地域でもこのような滞在型の地域包括ケアシステムを学ぶ実習が広がればと願っている。事例を選定してインタビューをコーディネートするのは指導医の負担だが，その指導医が普段から連携している多職種だからこそ，インタビューを依頼できる人脈や関係性があるため，日常臨床の場が医学教育の場にそのままなる。コーディネートについては，インタビューの予約や現地までの移動がハードルになるため，移動費用の補助や事務局のサポートもあったほうが望ましい。

2 事例から見えた3つの課題

① 患者さんやそのライフステージによって，多種多様な課題を抱えている
→ケア側の人手不足

② 困難な課題ほど，熱意ある専門家のインフォーマルなネットワークに支えられている
→持続可能なシステムが必要

③ 当事者のadvocator（代弁者）が必要
→本人の意思が尊重されてこそ本当のケア

図1 フィールド実習報告会のスライドから

◀文献▶

1) 文部科学省：医学教育モデル・コア・カリキュラム（令和4年度改訂版），歯学教育モデル・コア・カリキュラム（令和4年度改訂版）の公表について．（令和4年12月18日）
https://www.mext.go.jp/b_menu/shingi/chousa/koutou/116/toushin/mext_01280.html

■ 第13章：学生の活動との関わり

174 大学と学生サークル ── 序文・総論

将来の仲間を増やすために！

SUMMARY
学生に医療系学生サークルに参加してもらい、低学年からプライマリ・ケア領域に関心を持ち続けてもらうことが、将来の仲間を増やすためにも、心豊かで優秀な医療人育成のためにも重要である。彼らの活動を見守るだけでなく、積極的に関わることが社会からも求められつつある。

KEYWORD
教育パイプライン
最終的にプライマリ・ケア領域で働く医師をガソリン、その原油が眠る油田を地域または学校（小中高）と例えたもの。油田から製油所をつなぐパイプラインには学校教諭、親、大学教員、指導医、教育の接続など、多くの要素があることを示している。

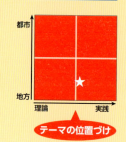
テーマの位置づけ

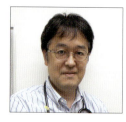

吉村 学（宮崎大学医学部地域医療・総合診療医学講座教授）

PROFILE
総合診療医（家庭医）。鹿児島県出身、宮崎医大卒。自治医大地域医療学講座で学び、群馬・栃木・岐阜での地域医療およびユニークな教育活動（ごちゃまぜ・置き去り・お泊まり実習等）を経て、2015年より母校に戻り現職。FMIG宮崎顧問。

POLICY・座右の銘
継続は力なり

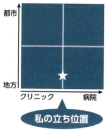
私の立ち位置

1 はじめに

学生サークルといえば、野球や弓道など体育会系や、室内楽など文化系が主流であるが、医学部では数は少ないが医療系サークルも存在する。正式な届出・認可の有無も大学によって管理されている。本稿では、プライマリ・ケア領域での医療系学生サークル（医学生だけでなく保健医療福祉系学生もメンバーで、基本的には単独の医学部とする）で正式認可されているものに限定して論を進める。

2 なぜ重要なのか？

2022年に発表された医学教育モデル・コア・カリキュラム改訂版では「未来の社会や地域を見据え、多様な場や人をつなぎ活躍できる医療人の養成」が謳われている[1]。これはコロナ禍の情勢や、急速に変化している高齢化社会に対応できる医療体制の構築と密接に連動している。また、米国で25年ぶりに再定義された「質の高いプライマリ・ケア（high quality primary care）」（**表1**）では、その特徴のひとつとして"across settings"、つまり多

表1 質の高いプライマリ・ケアの定義

High-quality primary care is the provision of whole-person, integrated, accessible, and equitable health care by interprofessional teams that are accountable for addressing the majority of an individual's health and wellness needs across settings and through sustained relationships with patients, families, and communities.
（質の高いプライマリ・ケアとは、患者、家族、地域との継続的な関係を通じて、様々な場で個人の健康とウェルネスのニーズの大部分に対処する責任を負う多職種チームによる、全人的で、統合された、利用しやすく、公平なヘルスケアの提供である）

（文献2より改変）

様な場で働くことができることが強調されている[2]。
わが国の現状の卒前教育ではこうした場の経験は不足しており、特にプライマリ・ケア領域では顕著である。カリキュラム改革のスピードが追いついていないのである。その寄与効果は少ないかもしれないが、学生の自主的な課外活動であるサークル活動により、そのギャップ

を補完することが期待される。

医学部での学びは学年ごとが基本であり，臨床実習も同級生とグループを形成して学ぶ。つまり横のつながりで医学生のみの集団である。そこに1〜6年生までの縦の関係が加わり，看護学生や卒業生医師などと混ざりながら学べるとすれば，コミュニケーション能力の向上にも役立つかもしれない。

3 学会・職能団体との関わり

医療系の各学会は，将来の人材確保の戦略の一環として学生会員の設定や学生向けの各種セミナーなどを提供して，彼らの関心を喚起して維持すべく努力している。日本プライマリ・ケア連合学会でも学生・研修医部会があり，学生向けの支援を行っている。また各大学医学部に対してこの分野の学びを促進するための支援プロジェクトを展開しており，大きな成果を上げてきている。既存の各大学サークルの交流会や質的な分析を行ったりもしている[3]。

4 海外の動向——think globally

米国では，オバマケアなどに伴う慢性的な家庭医不足があり，学会を挙げて家庭医確保に取り組んでいる。様々な方策の中のひとつに，学生サークル（Family Medicine Interest Group：FMIG）の支援がある。

医学部卒業生のうち家庭医を専攻する割合を2030年までに25％に上げるといった具体的なキャンペーン（25X2030）も展開している[4]。年に1回，全米のFMIGが一堂に会して交流して競い合う集会もあり，活動の質向上に貢献している。学会としても将来の人材獲得のために教育パイプラインとして全体像をイメージして，それぞれのステークホルダーに対しても分析や支援を行っている。

5 サークル活動の充実のために

FMIG運営に関して米国の例で見ると，教員の関わりが日本よりも踏み込んでいる。学生の主体性，自主性が基本であるが，その内容についてのアドバイスや講義，ハンズオンセミナーなどについても，運営に関わっている割合が大きいと感じている。指導医のための学会では医学生教育のための学術集会があり，毎年FMIG運営支援についてのワークショップが開催され，熱い議論がなされている。

わが国でも学生が関心を掘り下げて学びを深めて，その先の具体的なキャリア選択につながるように，教員自らもっと踏み込んでよいのではないかと思っている。地域社会からの要請としても，総合診療医・家庭医の数をもっと増やすことが求められているからだ。

6 地元とつながる——act locally

各種資料や動画などで学びを深めるだけの座学では不十分である。自分たちにとっての地元，入学周辺でもよいし，臨床実習を受け入れている病院のある地域でもよいので，学生にはぜひ現地の医療関係者ともつながりを作るように「地域デビュー」をしてほしい。教員のつてでよいし，地域医師会でもよい。とにかく行動してみてつながることはたくさんあるのでチャレンジしてほしい。

7 間口は広く——Have a fun！

いろいろと述べてきたが，サークルの活動内容として楽しくなければ活動を継続することはできず，人も集まらない。サークルに入る間口は可能な限り広くして，新規参入を増やし，学年が上がるにつれて離脱するメンバーもいるかもしれないが，あまり気にすることなく継続できるとよい。コアなメンバーが残って活動をつなぐだろう。また魅力的な形で伝わるような広報戦略も必要だろう。SNSも活用して，様々なアイデアを若い力で捻り出して発信して頂きたい。

彼らの活動を見守る立場である現職の医療職の皆様も，ぜひ近くで関わって頂けるとありがたい。コロナ禍で本当に今の学生たちはリアルな経験の機会が激減している。それを補完する意味でも，またプライマリ・ケアの楽しさを実感してもらうためにも，学生たちとの接点を皆様からも一歩前進して作って頂ければ幸いである。

◀文献▶
1) 文部科学省：医学/歯学教育モデル・コア・カリキュラム（令和4年度改訂版），2022.
2) National Academies of Sciences, Engineering, and Medicine：Implementing High-Quality Primary Care：Rebuilding the Foundation of Health Care. The National Academies Press, 2021.
3) 平田まりの，他：日プライマリ・ケア連会誌．2017；40(4)：195-8.
4) Kelly C, et al：Fam Med. 2019；51(2)：149-58.

■ 第13章：学生の活動との関わり

175 大学と学生サークル──現在進行形

もっと教員，もっと地域の関わりを！

SUMMARY
公式の教育カリキュラムを補完する形で学生の学びをサポートする学生サークルの成功には，教員のバックアップと地元関係者との連携が欠かせない。地元にこだわりつつも，グローバルに考える機会もあるとさらに良い。

KEYWORD
インタレストグループ
米国の医学部には，医学生のキャリア支援の一環として，将来の診療科専攻につながるインタレストグループ（小児科・外科・救急など）が複数存在する。プライマリ・ケア領域では家庭医療が代表格である。関連学会も全面的にバックアップしている。

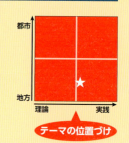
テーマの位置づけ

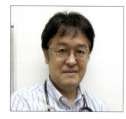

吉村 学（宮崎大学医学部地域医療・総合診療医学講座教授）

PROFILE
総合診療医（家庭医）。鹿児島県出身，宮崎医大卒。自治医大地域医療学講座で学び，群馬・栃木・岐阜での地域医療およびユニークな教育活動（ごちゃまぜ・置き去り・お泊まり実習等）を経て，2015年より母校に戻り現職。FMIG宮崎顧問。

POLICY・座右の銘
継続は力なり

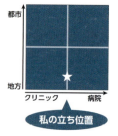
私の立ち位置

1 はじめに

プライマリ・ケア，とりわけ総合診療医・家庭医についての学生の関心をなんとか盛り上げて，そのまま卒業後の進路に選んでもらいたいという筆者の思いから，2015年の春に筆者が着任してすぐに学生サークルを設立した。呼びかけに賛同した学生らと相談して，名称は米国のモデルに倣い，Family Medicine Interest Group（FMIG）宮崎とした[1]。シンボルマークも学生らで作成した（図1）。

2 FMIG（通称：エフミグ）宮崎

メンバーシップは宮崎大学の医学生，看護学生として，現在104名を数える。顧問は筆者で，部長1名（任期は1年・指名にて決定），幹部学生（比較的余裕のある2～3年生が主体）10名程度で運営している。大学に正式届出をして認証されており，運営予算は同窓会から数万円（1年当たり）が支給されている。メンバー内の連絡は基本的にLINEを使用している。

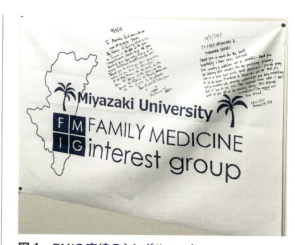

図1 FMIG宮崎のシンボルマーク

3 具体的な活動内容

定期的活動としては毎週水曜日の昼休みに勉強会（30分程度）を開催している。テーマは自由で，学生が自分たちで立案する。上級生が下級生に教えるスタイルが多いが，顧問や卒業生が話題を提供することもある。

不定期のものとしては、顧問が休日当番医を担当した際に併せて開催される参加型の体験実習「むちゃぶり道場」がある。サークルのメンバーのみならず、医学部をめざしている中高生にも門戸を開放しているため、人気の企画である。コロナ禍になって開催頻度は減少しているが、これまでに39回開催している。現在の1～2年生には、かつてこの道場に参加して無事本学に入学した学生が数名出てきている。

また、幼稚園児を対象にした「おもちゃ病院」の企画も、不定期開催ではあるが好評である。

4 大学教員の役割

基本線は学生の自主性を尊重しながら、サークルの活動内容やその方向性について定期的に意見交換して相談に乗っている。活動の範囲が学外団体(他大学や地元医療機関など)になる場合には、先方との連絡調整の後ろ盾として支援している。関連する学会、時に日本プライマリ・ケア連合学会の学術大会への参加の支援も行っている[2]。

学外団体への参加は活動報告や研究発表の側面もあるが、純粋に参加を楽しむことを主目的としている。教員も随行して参加するため、参加する学生には交通費などの支援を行い、設立以来毎年10名(累計で50名以上)を送り込んでいる。可能な範囲内で「みやざき犬」の被り物を着用することを推奨しての参加ではあるが、参加後の感想としては「楽しかった」「学会のイメージが変わった」「家庭医についてもっと知りたいと思いました」「他大学の医学生たちが頑張っているのをみてすごいと思いました」と、おおむねポジティブなものが多くなっていた。

5 海外FMIGとの交流

筆者の前職のご縁から、コロナ前は米国の2大学(オレゴン健康科学大学とハワイ大学)のFMIGとの交流(宮崎に来てもらう)を年1回行っていた。FMIGの歴史が長い米国では実に様々な仕掛けをしており、お互いの内容や悩みを直接意見交換できるのは宮崎の学生や教員にとても大きなインパクトを残した。また教員の交流もあったので、学生たちとの距離のとり方やサポートのノウハウ(「学生の参加率を上げるにはfree drink & free foodだ!」等)も教えて頂いた。

6 地元の関係者との交流

FMIG宮崎では、プライマリ・ケア領域に関わっている地元の皆様との接点を増やすべく働きかけている。前述の「むちゃぶり道場」のときには、患者が受診している間はその見学が主になるが、休憩時間などを利用して多職種の皆さん(例：医療事務・薬剤師・検査技師・看護師など)にインタビューをしたり、現場の見学をさせて頂いている。また、地域で不定期開催される多職種連携のための現職向け研修会に筆者が講師で参加する場合に、主催者の許可を得てサークルの学生たちをオブザーバーとして参加させたこともある。また、訪問診療の現場や介護福祉施設での連携を学ぶ機会の創出にも苦心している。

読者の皆様も、ぜひ地元医学部の学生サークルの関係者に声をかけて頂くと、接点ができてお互いにwin-winの関係になること請け合いである。

7 サークル卒業生とのつながり

在学中はサークル活動にとても熱心であったのに、初期研修に移るといつの間にか関心(interest)が低下して、2年後の専攻医で総合診療医を選択しなかった医学生をこれまで何人も経験している。とても残念な状況である。いくつかの要因が指摘されているが、対策としては学生サークルとして卒業生とのつながりを意図的に維持するのが良いのではないかと考えている。たとえば、オンライン勉強会でのゲストスピーカーとして招聘する、卒業生の動向を定期的に確認する意味でサークルOB・OGの集いを開催する、などはどうだろうか。

8 おわりに

教員主導で立ち上がったFMIG宮崎であるが、現在では学生の努力により本来の学生主体の活動を多彩に展開しており、今後も楽しみである。

◀文献▶
1) 古谷空也：日州医事.2017;820:66-7.
2) 佐藤愛結, 他：日州医事.2018;828:92-3.

■第13章：学生の活動との関わり

176 大学と学生サークル──スタートアップ

学生発 地域のほけんしつ活動

SUMMARY
地域住民の健康に対する意識の向上を目的として，健康相談の場を提供するために「ひよっこドクターのほけんしつ」プロジェクトが新潟大学医学部の学生を中心に結成された。

KEYWORD
継続性
大学生活は有限であり，経時的にサークルが衰退することが危惧される。学生主体のプロジェクトにおいて，我々教員は温かく見守る立場であるとともに，サークルの勧誘活動やプロジェクトの方向性を見失わないように振り返りを促していく必要がある。

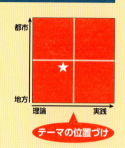
テーマの位置づけ

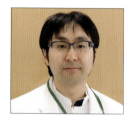

今西 明（新潟大学大学院医歯学総合研究科地域医療確保・地域医療課題解決支援講座地域医療分野）

PROFILE
上越総合病院で後期研修修了。現在は，大学病院で病棟と外来，約130床の地域の医療機関で外来，豪雪地帯の診療所で訪問診療を行いつつ，学生と一緒に地域医療学を学ぶ教員。日本プライマリ・ケア連合学会認定家庭医療専門医・指導医。

POLICY・座右の銘
感謝，感謝，感謝

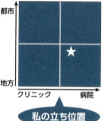
私の立ち位置

1 経緯

筆者は2021年8月，無印良品では初めてとなる地域住民に対する保健活動「まちの保健室」が，無印良品直江津店で展開されることを知った。直江津は筆者の地元でもあることから，何らかの形で自分自身もこの保健室活動に協力したいと思い，特にプランはなかったが，さっそく挨拶に伺った。ほぼ時を同じくして，当大学医学部医学科の学生である中島寛音さん（当時3年生）が野村総研の小論文コンテストで決勝に進出した。中島さんは小論文の中で，「Student doctor（地域住民にも親しんでもらえるよう『ひよっこドクター』と呼称）が地域住民に対して健康相談を行うことが，地域住民の健康に対する意識変容につながり，学生も地域に愛着を持つきっかけになりうる。また，地域の医療機関に勤務する指導医がひよっこドクターの指導を行うことにより，指導経験が増える」ことを述べた。中島さんはこのひよっこドクターのほけんしつプロジェクト（以下，ほけんしつ）の実現のため，当教室を訪れたのだった。

新潟県は医師偏在指標が全国最下位であり[1]，医師の確保が急務である。このほけんしつの活動により，学生が新潟県に愛着を感じるのではないかと期待し，ほけんしつのコアメンバーを学生から募り，これまで**表1**のような活動を行ってきた。

2 活動内容

現在のコロナ禍において，地域住民と対面で交流することは容易ではない。また，新潟県は全国5位の広大な面積を誇ることから，学生の移動にも困難を極める。そこで，ICTを利用することにした。健康相談の会場は，当面は地域医療実習でお世話になる魚沼市立小出病院，津南町，そして無印良品直江津店の3箇所としたが，今後拡大する予定である。また，健康相談の導入として，1つのテーマに沿ったロールプレイを行うこととした（**図1**）。

1 ほけんしつコアメンバーの活動
コアメンバーは年間に3～4回，地域住民と対面での健康相談を行う。

2 地域医療実習のカリキュラム化
当教室が担当する地域医療実習の中で，オンライン

表1 「ひよっこドクターのほけんしつ」の活動変遷

年月	出来事
2021.8	無印良品直江津店で「まちの保健室」活動が開始される 筆者，無印良品直江津店店長と初めての面会
2021.9	中島寛音さんがNRI学生小論文コンテスト2021で決勝進出 中島寛音さんが当教室に初めて来室
2021.12	中島寛音さん，NRI学生小論文コンテスト2021で入賞受賞
2022.1	コアメンバー募集開始
2022.3	魚沼市立小出病院にて一般市民に対して活動趣旨説明
2022.5	第13回日本プライマリ・ケア連合学会学術大会ポスター発表
2022.11	無印良品直江津店にて健康相談のトライアルを行う テーマ：みんなで救う心肺蘇生
2023.1	地域医療実習の一環として，ひよっこドクターのほけんしつがカリキュラム化

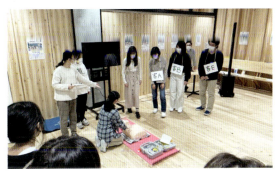

図1 「ひよっこドクターのほけんしつ」無印良品直江津店におけるロールプレイ風景

で地域住民に対して健康相談を行っている。

臨床実習は21班で構成されており，それぞれが各科をローテートしているが，全班が地域医療実習を行うことから，年間で21回健康相談が行われることになる。

3 課題

1 継続性

学生サークルの課題として，最も重要な問題は継続性である。キーとなる学生が卒業するタイミングでサークルが衰退することが多々ある。現在のコアメンバーは中島さんと同学年が多く，彼女たちが卒業するとともにサークルが衰退することが危惧されるため，勧誘は随時行っている。また，地域枠の学生など，新潟大学外の新潟に縁がある学生の勧誘も行っている。

2 モチベーションの維持

①地域住民の側面：健康相談に参加してもらう地域住民が少ないことは活動のモチベーションの低下につながることから，協力して頂く会場とともに集客に努める。今後，健康相談の開催回数が増えることにより，常連となる参加者も出てくると思われる。常連の参加者の出現により新規の参加者の妨げとならないような工夫を今後は検討していく必要がある。

②学生の側面：プロジェクトが拡大するにつれ，ステークホルダーが増えていく。活動の主体はあくまでも学生であり，ステークホルダーの利害にとらわれず，コアメンバーがめざすべき方向性を見失うことのないように，指導医が保護をしつつ，目標と活動の照らし合わせを学生とこまめに行っていく必要がある。

③両方の側面：医学的知識を有するコアメンバーが伝えたい医学的なトピックスが，必ずしも地域住民のニーズと一致しているわけではない。そこで，コアメンバーは伝えたいトピックスを「医療従事者にとって重要なもの」「地域住民が考える重要なもの」の2軸で分布してみた。地域医療実習中の学生には「医療従事者・地域住民ともに重要だと感じているトピックス」を選択させ，コアメンバーには「医療従事者にとって重要だと感じているが，地域住民にはその重要性がいまいち理解されていないと思われるトピックス」を選択させることで，コアメンバーに対しては難易度を上げてみた。

4 今後の展望

これまでも医療従事者が健康相談の場を地域住民に対して提供することは多々あったが，学生自らが声を上げて健康相談を行うことは稀である。地域住民の健康増進はめざすべきアウトカムのひとつではあるが，それ以上に学生には，自分たちで作り上げたものを実行することの達成感を味わってもらいたいと思う。試行錯誤を重ねながら，プロジェクトが成功するよう，志高き学生たちを温かく見守っていきたい。

◀文献▶

1) 厚生労働省：新潟県の医師不足の状況等について.
https://www.mhlw.go.jp/content/10800000/000818143.pdf

■第13章：学生の活動との関わり

177 地域診療所と学生サークル──再始動

サークル活動の効果と要点

SUMMARY
学生との勉強会は自身の学びになるとともに、リクルートや宣伝の場としても大きな意味を持つ。学生には一定のニーズがあり、実践のチャンスはある。

KEYWORD
サークル活動
サークル活動は学生の学びになるだけではなく、将来のキャリア形成にも影響を与える。また、講師自身の成長にもつながる。

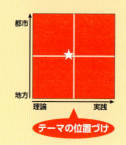
テーマの位置づけ

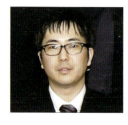

藤谷直明
（よつばファミリークリニック院長／大分大学医学部総合診療・総合内科学講座）

PROFILE
岡山家庭医療センターにて家庭医療を学び、現在は大分県大分市のクリニックで院長をしている。日本プライマリ・ケア連合学会認定家庭医療専門医・指導医。

POLICY・座右の銘
七転び八起き

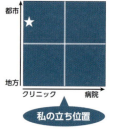
私の立ち位置

1 活動の変遷

表1に学生サークルとの関わりの変遷を提示する。

2 学生活動の効果

大分大学医学部総合診療・総合内科学講座だけでも6名もの方が、家庭医療サークルである大分大学医学部プライマリ・ケア勉強会（OMPS）の卒業生であり、サークル活動は彼らのキャリアに一定の影響を与えている可能性がある。また、専攻医に学生との勉強会でレクチャーなどをしてもらうことで、専攻医らの成長を促進する作用もあると考えている。

3 実施にあたり必要なこと

サークル活動への関わりは学生にとっても教える側にとってもメリットの大きな活動であったと考えるが、これができた背景としては、私が所属していた岡山家庭医療センターの、学生への活動が評価される文化、交通費などへの支援制度がある。また、日本プライマリ・ケア連合学会（JPCA）の「ジェネラリスト80人学行脚プロジェクト」が開始されてからは、JPCAもその役割を担ってくれた。もし所属組織がこのような活動に理解をしてくれず、自腹で交通費などを払うとなると、活動のハードルは非常に高くなり、講師を集めることも困難であっただろう。そのような点において、私は非常に恵まれた環境にいた。

また、コアとなる学生が非常に重要であり、そのような方と出会えるかどうかがカギとなる。私の場合は、大分大学医学部総合診療・総合内科学講座の先生方に相談して、OMPSの初代代表となる堀之内さんを紹介して頂いた。彼らの活躍がなくてはとてもこのような大きな活動にはならなかったと思われる。そして、私たちの立場では部員や参加メンバー全員に継続的な影響を与え続けるのは難しい。結局、普段の活動を支えているのはコアとなる学生であり、彼らをいかに支援するかが重要である。具体的には、勉強会の開催にあたっては、指示するだけでなく自己決定権をしっかりと持ってもらうことや、適宜必要な助言を行い、学びがあるように関わること、学会などのイベントがあるときは声をかけたりすること、などが挙げられる。

表1 学生サークルとの関わりの変遷

	活動	自分の立場
2011年	・大分で大分家庭医療ワークショップ開催（図1）（2015年まで，年1回開催） ・学生による家庭医療サークル「OMPS」の発足 ・日本プライマリ・ケア連合学会（JPCA）による「ジェネラリスト80大学行脚プロジェクト」開始	岡山家庭医療センター専攻医2年目
2014年	・九州・山口を対象とした「九州山口家庭医療・総合診療セミナー」をOMPSメンバーらが開催 ・その後，年1回開催し，JPCA九州支部の活動に移行	
2015年	OMPS立ち上げメンバーが専攻医世代となり，大分大学総合内科・総合診療科にも入局	
2016年	OMPSメンバーと合同で勉強会の開催（1～2カ月に1回）	・地元である大分県に戻り，岩崎医院で勤務開始 ・JPCA大分県支部事務局として活動
2018年	JPCA大分県支部の立ち上げ。学生も世話人の1人として参加	
2019年	JPCA第15回九州支部総会・学術大会にて学生企画の実施をサポート	
2020年	OMPSがメンバーの卒業と同時に解散	
2021年		よつばファミリークリニック院長に就任
2022年	JPCA大分県支部の企画として学生・多職種を対象につながるカンファレンスという勉強会も開催。その後，学生参加者でメーリングリストを作成し，学生が開催する「ふかめるカフェ（ITA）」のサポートを行う	

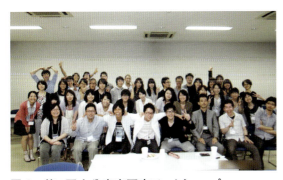

図1 第1回大分家庭医療ワークショップ

　OMPSが解散に至った原因としては，年1回の大きな会を開催しなくなっていたことが大きな要因ではないかと思っている。大分に移住し，サークルで勉強会を1～2カ月に1回の頻度で行ったが，逆に年1回の大きな会を開催しなくなった。定期的な会はコアメンバーには喜ばれるが，新たなメンバーを集める力は弱く，どうしてもコアメンバーの親しい人のみになっていった。年1回でよいので，大がかりな集客力のある企画を行うことで，新たなメンバーに参加してもらうことが活動の継続には必要だったのではないかと考える。

　以上をまとめると，学生とのサークル活動などにおいては以下が重要になると考える。
・所属組織の理解と支援
・コアメンバーとなる学生の発掘と支援
・定期の活動と別の，集客力のある企画を行うことで，新メンバーを集めること

4 現在と今後

　現在，大分大学医学部医学科5年生の西郡さんのお陰で，新たな活動が始まっている。今後も年1回の大きな企画で新メンバーを集めながら，継続的にサポートしていきたい。

■第13章：学生の活動との関わり

178 学校を越えた出会いと学び—サードプレイスIPE/IPL

アイデンティティーと出会いの時間軸

SUMMARY
地域共生社会の実現には分野や属性の壁を越えた多職種協働実践（IPCP）が必要不可欠であり，学生時代からの継続的な多職種連携教育/学習（IPE/IPL）が重要である．筆者は多様な専門性を持つ学生・実務者・教員等とともに，「サードプレイスIPE」を実践している．

KEYWORD
多職種連携教育/学習（IPE/IPL）

IPEは，IPCPに必要な能力の獲得と維持のための教育方法のひとつであり，「複数の領域の専門職者が同じ場所でともに学びお互いからお互いのことを学ぶこと」と定義されている．より能動的な学習をIPLと表現する．

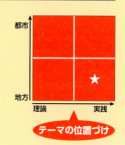
テーマの位置づけ

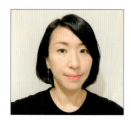

大村裕佳子（金城大学看護学部看護学科基礎看護学領域）

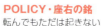

PROFILE
富山県立中央病院看護師→富山県立総合衛生学院専任教員，IPEに出会う→石川県立こころの病院看護師，2018年いしかわ多職種連携教育プロジェクト"あいまいぴー"を結成，20年多職種連携・協働学びあい"まいぷるプロジェクト"を結成→現職．

POLICY・座右の銘
転んでもただは起きない

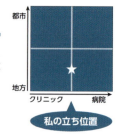
私の立ち位置

1 "とやまいぴー"との出会い

富山大学富山プライマリ・ケア講座が創設した"とやまいぴー"は，所属や専門分野の異なる人々が集うサードプレイスIPE/IPL（interprofessional education/learning，多職種連携教育/学習）である．2014年の第1回開催当時，看護学校の新任教員だった筆者は「教える」ことに強い恐怖心を持っていた．しかし，学生とともに学びあう過程で，教育とは共育であり，"いち学習者"でよいのだと救われた気持ちになった．

その後筆者は，約30回の学生主体のサードプレイスIPE/IPLイベントと，100回以上の交流会やミーティングの開催に携わってきた．その中で少しずつ見えてきた，学校を越えた学生活動による職種間の越境の可能性と，継続性の課題について考察する．

多職種協働実践（interprofessional collaborative practice：IPCP）のための継続的なIPEの必要性については，造詣の深い先生方の著書や論文にゆだねる[1〜3]．

協働を阻害する一因であるヒエラルキー（権威勾配）は，どのコミュニティにおいても多少なりとも存在す

る．特に医師や看護師など医療職の多くは，自らの専門領域に特化した思考や行動をとりやすく，時として他者に対して排他的となる（サイロ化）と言われている[4]．どれだけ専門性を磨いても，その能力を必要な時と場で発揮できなくては，ただの自己満足となりかねない．

専門職としてのアイデンティティーの獲得は卒前から緩やかに始まり，職場風土において強化される．専門職間の社会化（interprofessional socialization）には，次の3つのステージがあると提唱されている[5]．

・Stage 1：単一職種アイデンティティーの崩壊
・Stage 2：職種の価値観や役割の学び
・Stage 3：二重のアイデンティティーの発達—「自職種」と「保健医療福祉専門職のコミュニティ」への所属感

自職種と他職種の理解は，他者との相互作用の中で往還しながら深化する．個人の視野を広げ，協働を俯瞰する二重のアイデンティティーの獲得は職種間の越境の鍵であり，学生時代からの多様な出会いと学びが重要である．

2 "あいまいぴー"の発足

2018年には，金沢大学の学生団体といしかわ多職種

連携教育プロジェクト"あいまいぴー"を発足した。精神科で勤務し，院内外の多職種との連携・協働の重要性を痛感していた頃である。入院の長期化により，患者自身が「本人の望む生活」をイメージしにくい場合もあった。カンファレンスや社会資源の見学を重ねるうちに，少しずつ「こうありたい」という言葉が聞かれ，人間の思いや合意形成は揺らぎ変化するものだと感じた。このような経験が，後述する「あいまいぴー方式」の基盤となっている。

あいまいぴーは，学生の持つ学びのニーズや生活上のインタビューを軸に，事業の見学や交流会，イベントの開催を通して学びを深める「あいまいぴー方式」をとっている。筆者の立ち位置は，学生の問いに共鳴し，場や人から学ぶ機会を提案し，ともにイベントを作り上げる"メンバー"だ。これまでに選定したテーマは，高齢者の退院支援，子育て，リハビリテーション，精神科生活支援，子どもを取り巻く環境，マルチモビディティなどである。イベントの定員は20～50名で，医師，栄養士/管理栄養士，介護福祉士，看護師，作業療法士，歯科衛生士，助産師，診療放射線技師，保育士，保健師，薬剤師，理学療法士，臨床検査技師，臨床工学技士，臨床心理士/公認心理師をめざす学生，実務者や教員等のべ300名以上が学びあってきた。基本的には緩やかに，時に強い凝集性と熱量をもって活動しており，チームの結束が高まっていく様子は，まさにIPE/IPLでありIPCPだと感じている。

3 "まいぷるプロジェクト"の結成

2020年には，とやまいぴー，あいまいぴー，島根県の医療系学生団体SiPSによって，多職種連携・協働学びあい"まいぷるプロジェクト"を結成した。COVID-19により対面のイベントは困難となったが，Webツールの活用によって学びの輪は広がり続けている。

筆者は，より楽しく効果的なIPE/IPLの実践をめざして2019年に大学院に入学した。しかし，学べば学ぶほど，沼に沈んでいくような感覚に陥った。多職種連携に関する理論は多くの学問分野から成り立っており，実践への援用が難しいためである（**図1**）[6]。

修士論文では，学生時代にとやまいぴーの運営に携わった多職種12名にインタビューを行った。その結果，全員がIPCPに必要な能力を学び，就職後にもIPEに携

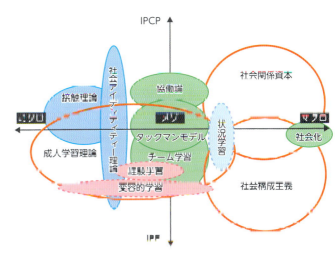

図1 多職種連携に関する理論の俯瞰 （文献6より作成）

わったり，IPEで出会った仲間と協働したりと，地域のIPCPの促進につながっていた。しかし，卒前に学んだ理想のIPCPと現場との差異に葛藤し，現任IPEとIPCPに満足していない者が約半数いた。したがって，卒前および現任IPEの内容と現場のIPCPの状況を整える必要があると考える。また，サードプレイスIPE/IPLの運営においては，メンバーが無理なく携わりながら実践知を継承し，卒業後も参加できる「学びの情緒」をいかにして生み出すかが課題である。

筆者の願いは，あらゆる場において，誰もが頼り頼られ，楽しく学び続けられる風土が醸成されることである。何より，サードプレイスに公私ともに救われているのは筆者自身であり，ありのままでいられる居場所と仲間に心から感謝している。

◀文献▶

1) 厚生労働省：「地域共生社会」の実現に向けて．
https://www.mhlw.go.jp/stf/seisakunitsuite/bunya/0000184346.html
2) Gilbert JHV, et al: J Allied Health. 2010; 39 Suppl 1: 196-7.
3) CAIPE: Centre For The Advancement Of Interprofessional Education.
https://www.caipe.org/about
4) 小林利彦：IPW入門テキスト．洋學社，2021, p13-4.
5) Khalili H, et al: J Interprof Care. 2013; 27(6): 448-53.
6) 春田淳志，他：医学教育．2014; 45(3): 121-34.

■第14章:小児虐待

179 子ども虐待の今

子どもの心身の安全と権利を守り，決して取り残さない

SUMMARY
子ども虐待は日本の喫緊の課題のひとつである。少子高齢化の中，子ども虐待報告件数は増加の一途をたどる。子ども虐待を緊急性の高い社会問題として認識し，総力戦で子どもの未来を守る必要がある。

KEYWORD
子どものアドボケイト
声を挙げることができない子どもたちの声を代弁する人のこと。子どもたちに関わる医療者像として重要な考え方。

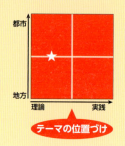
テーマの位置づけ

丸山大地（福岡大学病院総合周産期母子医療センター）

PROFILE
北海道家庭医療学センターで家庭医療を学び，その後福岡大学筑紫病院小児科，福岡大学病院総合周産期母子医療センター勤務。家庭医療専門医・指導医。Harvard Medical School FCR卒業。Johns Hopkins Bloomberg School of Public Health在学。

POLICY・座右の銘
優しくいる，誠実でいる，優秀でいる

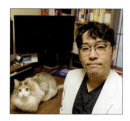
私の立ち位置

1 子ども虐待の定義と現状

日本の子ども虐待の歴史は第二次世界大戦前まで遡る。1933年に貧困問題を背景に制定された「児童虐待防止法」は，戦争で親を亡くしてしまった戦争孤児が社会問題となっていたこともあり，戦後間もなく「児童福祉法」にその形を変えた。その後は高度経済成長の中で，子ども虐待は特殊な少数の家庭問題としてとらえられてきた。

しばらくして，1989年に「児童の権利に関する条約」が国連で採択されると，日本も1994年に批准し，2000年11月に「児童虐待の防止等に関する法律（以下，児童虐待防止法）」が施行された。児童虐待防止法では虐待を「保護者（同居人を含む）」がその「監護する児童」に対して行うものと定義し，虐待行為を**表1**のように心理的虐待，ネグレクト，身体的虐待，性的虐待の4類型に分類した[1]。通告義務が規定されたこともあり，この頃から社会問題として強く認識されるようになる。

実臨床では必ずしも4類型にこだわる必要はなく，法律上の分類であることも知っておいて頂きたい。

表1 児童虐待の分類

▶心理的虐待	言葉による脅し，無視，きょうだい間での差別的扱い，子どもの面前で家族に対して暴力をふるう（ドメスティック・バイオレンス：DV），きょうだいに虐待行為を行う　など
▶ネグレクト	家に閉じ込める，食事を与えない，ひどく不潔にする，自動車の中に放置する，重い病気になっても病院に連れて行かない　など
▶身体的虐待	子どもの身体に外傷が生じ，または生じる恐れのある暴行を加えること。殴る，蹴る，叩く，投げ落とす，激しく揺さぶる，火傷を負わせる，溺れさせる，首を締める，縄などにより一室に拘束する　など
▶性的虐待	子どもへの性的行為，性的行為を見せる，性器を触るまたは触らせる，ポルノグラフィの被写体にする　など

（文献1より改変）

また，年間の子ども虐待件数がどれほどか想像できるだろうか。痛ましい子ども虐待の報道があるたびに胸が締めつけられるが，これは氷山の一角である。児童相談所における児童虐待相談対応件数は増加の一途をたどり，

図1 児童相談所での虐待相談の内容別件数

（文献2より作成）

令和3（2021）年度は20万7660件であった（図1）[2]。ここで忘れてはならないのが，市町村にも児童虐待を担当する部署が存在することである。令和3年度に市町村の児童虐待担当部署が対応した件数は16万2884件であった[3]。児童相談所と重複して対応する場合があることを考慮しても，全国で約30万件の虐待件数が報告されていることになる。これは相談窓口が普及したことによる親類や知人からの相談増加が一因として挙げられているが[2]，いまだに潜在化している子ども虐待の存在を示唆するものでもある。内訳は多い順に心理的虐待，身体的虐待，ネグレクト，性的虐待となっており，虐待者のほとんどは実父母であることも知っておいて頂きたい[2]。

加えて，相談経路として最も多いのが近隣知人からの13.5％で，医療機関から通告されるのはわずか1.7％である[2]。海外と一概に比較できるものではないが，米国（12.2％）[4]と比較してもその認知度が低いのは明らかである。そのため，厚生労働省は「医師臨床研修指導ガイドライン2020年度版」に医療機関向けの虐待対応プログラムなどの受講を新しく義務づけ，小児科医に限らない医師への認知を進めている。

2 虐待を受けた子どもの将来への影響

被虐待児の長期的な影響について，Normanらは虐待経験がない群と比較して，身体的虐待経験がある群ではうつ病，不安障害，摂食障害，薬物使用のリスクが高く，肥満，糖尿病といった生活習慣病のリスクさえも高くなることを示した[5]。心理的虐待，ネグレクトにおいても不安障害，うつ病などとの関連が示されている[5]。一時的な虐待であったとしてもその将来に対する影響は計り知れず，私たちが守っているのは子どもたちの未来であることを知っておかなければならない。

3 最後に

子ども虐待は決して誰1人取り残してはならない。これは小児科医だけではなく，子どもの権利を守るための社会全体の総力戦なのである。本章ではプライマリ・ケアの現場で働く医師を対象に，どのように虐待診療を進めるのかについて，医療機関対象の虐待対応プログラムBEAMSに基づいた考えを紹介する[6]。

◀文献▶

1) 厚生労働省：児童虐待の定義と現状．(2023.4.4アクセス)
https://www.mhlw.go.jp/stf/seisakunitsuite/bunya/kodomo/kodomo_kosodate/dv/about.html
2) 厚生労働省：令和3年度 児童相談所での児童虐待相談対応件数．(2023.4.4アクセス)
https://www.mhlw.go.jp/content/001040752.pdf
3) 総務省統計局（e-Stat）：福祉行政報告例／令和3年度 福祉行政報告例 児童福祉／市町村における児童虐待相談の対応件数,児童虐待相談の相談種別×児童虐待相談の経路別．(2023.4.4アクセス)
4) Child Maltreatment 2021. (2023.4.4アクセス)
https://www.acf.hhs.gov/sites/default/files/documents/cb/cm2021.pdf
5) Norman RE, et al：PLoS Med. 2012;9(11):e1001349.
6) BEAMS 虐待対応プログラム．(2023.4.4アクセス)
https://beams.childfirst.or.jp

■第14章：小児虐待

180 子ども虐待を疑う際のTips

虐待対応の第一歩は，子ども虐待に気づくこと

SUMMARY
子ども虐待対応の第一歩は虐待に気づくことである。まずは子ども虐待を疾患としてとらえ，身体所見および周辺状況から虐待の可能性を判断する。偶発的に遭遇するため，日頃から丁寧な診察を心がける。

KEYWORD
sentinel injury
警告的損傷と呼ばれる乳児期の比較的軽症な表在性損傷のこと。重度な子ども虐待へとつながる可能性が示されており，プライマリ・ケアでのsentinel injury発見時の対応が大変重要である。

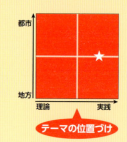
テーマの位置づけ

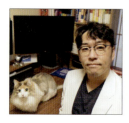

丸山大地（福岡大学病院総合周産期母子医療センター）

PROFILE
北海道家庭医療学センターで家庭医療を学び，その後福岡大学筑紫病院小児科，福岡大学病院総合周産期母子医療センター勤務。家庭医療専門医・指導医。Harvard Medical School FCR卒業。Johns Hopkins Bloomberg School of Public Health在学。

POLICY・座右の銘
優しくいる，誠実でいる，優秀でいる

私の立ち位置

1 虐待は疾患ととらえる

「子ども虐待」は子どもに携わる医療者にとって「鑑別疾患」ととらえると理解しやすい。その有病率は高く，見逃した場合の重症化，致死率も高い。次世代に垂直感染（伝播）することも知られており，自然寛解しにくいことが特徴である[1]。プライマリ・ケアの現場でこのような疾患を見逃さないことがいかに重要かは想像にたやすい。

2 プライマリ・ケアを担う医師が行うべき虐待診療

プライマリ・ケアを担う医師が虐待診療を行う際には以下の3つのステップが必要である。
①虐待を疑う
②重症度を見極める
③適切な関係機関につなぐ

本稿では，その1つ目にあたる「虐待を疑う」に着目する。

3 虐待を疑う

虐待診療の第一歩は虐待に気づくことである。実際には身体症状，**表1**[1]に示すような周辺状況から虐待の可能性を推測する。

1 身体症状

子ども虐待の受傷部位は顔，首，耳，頭，体幹，臀部，腕が多いことが報告されており[2]，その多くは被覆部である。さらに，自分で動くことのできない乳児であれば，どのような挫傷であっても虐待を疑う必要がある。また，Sheetsらは「まだ自分で動き回ることのできない乳児期に虐待の疑いがあると記録された外傷」を「sentinel injury」と呼び，その後の深刻な身体的虐待の予兆であることを示した[3]。これは乳児期に虐待の徴候を見つけることができれば，その後の深刻な虐待を防げることを示唆している。

虐待を疑う身体所見を認識したら，スケール（**図1**）を用いた写真で記録を残すことが望ましい。写真を撮る際には全身写真，部位写真，拡大写真と画角の違う写真を残し，後々部位の特定が可能なようにしておく。「傷

表1 周辺状況

Care delay（受療行動の遅れ）	損傷が生じてから受診までの時間軸に不自然なところがないか？
HIstory（問診上の矛盾）	語る人により受傷機序等の医学ヒストリーが異なっていないか？ 一貫性はあるか？ 現症と合致しているか？
Injury of past（損傷の既往）	短期間で繰り返しケガで受診していないか？ カルテが各科別の医療機関は特に要注意
Lack of nursing（ネグレクトによる事故・発育障害）	何が，いつ，どこで，どのように起きたか，を語れるか？ 誰が一緒にいたか？ 定期受診は？ 健診は？
Development（発達段階との矛盾）	「ハイハイをしない子に，挫傷や骨折は起こり得ない」ㅤおおよその目安：寝返り5カ月，ハイハイ9カ月，始歩13カ月
Attitude（養育者・子どもの態度）	養育者の，子どもや医療スタッフへの反応や，子どもの，養育者に対する反応に気になる点はないか？
Behavior（子どもの行動特性）	緊張度がきわめて高い，攻撃的な言動が多い，過度になれなれしい，落ち着きがまったくない，性化行動 など
Unexplainable（ケガの説明がない・できない）	ケガの説明がない場合，虐待/ネグレクトの両面を考慮．話のできる年齢の子どもが"わからない"という場合は要注意
Sibling（きょうだいが加害したとの訴え）	虐待・複数箇所のケガが幼い小児が加えることはきわめて稀．幼いきょうだいがいる場合，言い訳として最も汎用される
Environment（環境上のリスクの存在）	家族リスク：社会的孤立，経済的要因，複雑家庭等．子どものリスク：望まぬ出生，育てにくい子ども

（文献1より作成）

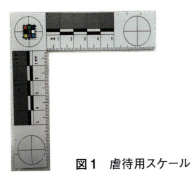

図1 虐待用スケール

の経過を記録するため」と説明し家族の前で撮影する場合もあるが，実際には被覆部の挫傷が偶発的に発見される場合もあるため，親子を分離して撮影することが多い．その際，「身長・体重を測る，処置をする」などの名目で親子を分離する．また，写真撮影が子どもにとって

心理的負担になることも予想されるため，必ず看護師に同席してもらうなど2名以上で対応するとよい．ここで重要なのは，両親の同意のない子どもの個人情報の通告は児童虐待防止法で守秘義務違反や個人情報保護に関する法令違反にはあたらない旨が明記されている点で，そういった心配を背景に虐待スクリーニングがおろそかになってはいけない[4]．その他，低体重・体重増加不良は栄養ネグレクトの重要な所見となるため，子どもの診察前に必ず身長，体重を測定する癖をつけておく必要がある．

❷ 周辺状況

問診もまた重要なポイントである．おおよそ2歳半であれば虐待の中核である「誰が」「何を」について語ることができるが，子どもは親の話すケガの説明を聞くと，親の言った通りに説明し本当のことを話せない場合がある．そのため，子どもと親は別々に問診をすることが望ましい．実際，いざ診察が始まると親子分離が難しくなるため，診察前の身長・体重測定の際に子どもに確認するようにしている．ここでは親に子どもが話した内容を明かさないようにすることも大切である．親に問診するときは「これはどうされましたか？」とオープンクエスチョンを心がけ，言ったままをカルテに記載することが重要である．診察開始時の説明が時間とともに変化する場合もあるため，詳細な記録が必要である．

❹ 最後に

本稿では「虐待を疑う」をテーマにまとめたが，虐待はその真偽を確かめることが難しい．そのため，白か黒かを明らかにしようとせず，可能性があるかどうかで判断することが重要である．繰り返しにはなるが，虐待を疾患でとらえるとよい．プライマリ・ケアの現場で「面倒である」「親への罪悪感」を理由に子どもの疾患を見逃すことはあってはならない．

◀文献▶

1) BEAMS 虐待対応プログラム．(2023.4.4アクセス)
   https://beams.childfirst.or.jp
2) Maguire S, et al：Evid Based Child Health. 2013；8(2)：255-63.
3) Sheets LK, et al：Pediatrics. 2013；131(4)：701-7.
4) 厚生労働省：児童虐待の防止等に関する法律．(2023.4.12アクセス)
   https://www.mhlw.go.jp/bunya/kodomo/dv22/01.html

■第14章：小児虐待

181 子ども虐待を疑った後の対応

気づいた後は，関係機関につなぐ

SUMMARY
子ども虐待を疑った場合，まず重症度について評価する。その後は重症度に応じて市町村，児童相談所，警察等の機関につなぐ。そのため，家族，地域背景をふまえた連携が大変重要である。

KEYWORD
児童福祉司
児童相談所で中心的役割を担う公務員で，子どもや保護者の相談に乗り，抱えている問題の解決をサポートする。

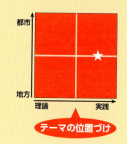
テーマの位置づけ

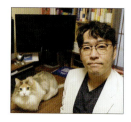

丸山大地（福岡大学病院総合周産期母子医療センター）

PROFILE
北海道家庭医療学センターで家庭医療を学び，その後福岡大学筑紫病院小児科，福岡大学病院総合周産期母子医療センター勤務。家庭医療専門医・指導医。Harvard Medical School FCR卒業。Johns Hopkins Bloomberg School of Public Health在学。

POLICY・座右の銘
優しくいる，誠実でいる，優秀でいる

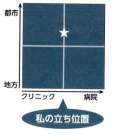
私の立ち位置

1 重症度を評価する

子ども虐待が疑われるケースと遭遇した場合，**表1**[1]を参考に重症度を評価する。ここでのポイントは医学的重症度だけでなく，子どもの安全を担保できているのかを評価しなければならない点である。重度の虐待を疑った場合に，入院可能な医療機関への搬送を判断することは難しくないだろう。一方，医学的重症度が軽度～中等度であっても，安全を担保できない場合がある。その判断のためには，家族や地域といった患者を取り巻く背景について十分に理解しておく必要がある。プライマリ・ケアにおけるACCCA（近接性，継続性，包括性，協調性，責任性）[2]が虐待診療には大変重要である。

2 代表的な関係機関

関係機関として代表的な3つの機関を下記に示す。

1 児童相談所

18歳未満の子どもの家庭や学校での問題に関する専門機関で，都道府県，政令指定都市等に設置されている。児童相談所運営指針では援助，相談，保護，措置の4つの機能が示されており，強制力を有した介入・対応が可能な専門機関である[3]。

2 児童家庭支援センター

児童家庭支援センターは，児童相談所が遠方で身近な援助が困難な場合を想定して創設された相談機関で，2022年6月時点で全国に167箇所開設されている。地域密着型の機関で，児童虐待の発生予防的な対応を主としながらも，児童相談所からの支援・委託を受け虐待対応することもある[4]。

重度・最重度の事例に対応するのが児童相談所であるならば，軽度・中等度の事例に対応するのが児童家庭支援センターと考えると理解しやすいが，地域によっては役割に大きな差があるため，そのコンテクストを十分に把握しておく必要がある。

3 市町村

子ども虐待におけるその役割は，児童家庭支援センターと区分が曖昧な部分も多い。一方で，その自治体に居住する住民の基本的な生活を支えるという点では，より包括的な対応が可能である。各種の市民サービスを提供する部署との連携は，虐待の初期対応で大きな効果を

表1 虐待の重症度

重症度	種別	内容
最重度	身体的虐待	・頭部・腹部意図的外傷の可能性 ・意図的窒息の可能性 ・心中企図
	ネグレクト	・脱水症状や低栄養で衰弱 ・重度の急性・慢性疾患等を放置（障害児の受診拒否に注意）
重度	性的虐待	・性的行動化，性器外傷，性的虐待の告白（性的虐待の対応は，原則分離保護）
	身体的虐待	・医療を必要とする外傷 ・外傷の重症度は高くないが，子どもが執拗に傷つけられる
	ネグレクト	・（器質的疾患によらない）著明な成長障害，発達の遅れ ・家に監禁（登校禁止） ・必要な衣食住が保証されていない
	心理的虐待	・医療ケアを要する精神症状
中等度	身体的虐待	・外傷を負う可能性のある暴力
	ネグレクト	・大人の監護がない状況で長時間放置 ・生活環境，育児条件がきわめて不良で改善が望めない
軽度	身体的虐待	・外傷にならない暴力
	ネグレクト	・健康問題を起こすほどではないネグレクト
	心理的虐待	・家庭内にDVあり ・顕著なきょうだい間差別 ・暴言，罵倒，脅迫 ・長期にわたり情緒的ケアを受けていない

（文献1をもとに作成）

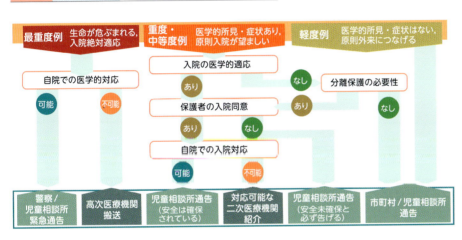

図1　虐待のトリアージチャート

（文献1をもとに作成）

発揮する。そのため，現在の虐待対応の第一線は市町村を中心に展開される。

3 関係機関につなぐ

図1[1]を参考に，重症度に応じた入院対応可能な医療機関，市町村，児童相談所などに通告する。ただし，実際には，関係機関の役割や互いの関係性に地域差がある。そのため，該当する地域で，被虐待児の対応が可能な医療機関や行政担当部署とのスムーズな連携のために，必要な準備をしておくことが重要である。

4 最後に

本章では「子ども虐待」をテーマにまとめた。繰り返しにはなるが，これは子どもの権利を守るための社会全体の総力戦である。私たちの手が届くところで，当たり前の幸せがない子どもたちが増えている事実から目を背けてはならない。

◀文献▶

1) BEAMS 虐待対応プログラム．(2023.4.4アクセス)
https://beams.childfirst.or.jp
2) Institute of medicine：A Manpower Policy for Primary Health Care：Report of a Study. National Academy of Sciences, 1978. (2023.4.18アクセス)
https://nap.nationalacademies.org/read/9932/chapter/1
3) 厚生労働省：児童相談所の概要．(2023.4.18アクセス)
https://www.mhlw.go.jp/bunya/kodomo/dv11/01-01.html
4) 厚生労働省：社会的養護の施設等について．(2023.4.18アクセス)
https://www.mhlw.go.jp/bunya/kodomo/syakaiteki_yougo/01.html

第15章：プライマリ・ケアとオンライン診療

182 オンライン診療でプライマリ・ケアを実践するための，6つの問いかけ

オンライン診療の，最新の提供ルールのまとめ

SUMMARY
オンライン診療でプライマリ・ケアを提供するためには，医師-患者関係の構築，オンライン診療支援者または看護師の存在，初診か再診か，患者の症状，処方ルール，そして次回以降の受診形態，について問いかける必要がある。

KEYWORD
プライマリ・ケア的なオンライン診療
オンライン診療の特長のうち，①近接性（対面受診と比較して患者の時間的・空間的・心理的な負担を軽減できる），②継続性（感染リスクを気にして診療を中止・延期する必要がない），③包括性（患者の生活情報をスクリーン越しに確認して診療ができる），を活用してかかりつけの患者や家族に提供すること。

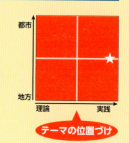
テーマの位置づけ

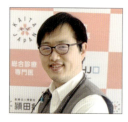

吉田 伸（飯塚病院・頴田病院総合診療科）

PROFILE
名古屋市立大学医学部卒業，麻生飯塚病院初期研修修了。飯塚・頴田総合診療専門研修プログラム副責任者。日本プライマリ・ケア連合学会理事，ICT診療委員会委員長。

POLICY・座右の銘
悠々として急げ

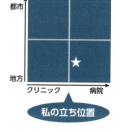
私の立ち位置

本章では，プライマリ・ケアの理論に沿ったオンライン診療の実践についてご紹介する。

本稿では，これらのメリットを引き出すために必要な，以下の6つの問いかけについて解説する。

❶Q1. 医師-患者関係が構築されているか？

厚生労働省の「オンライン診療の適切な実施に関する指針」（以下，指針）[1]によれば，オンライン診療は，「患者が医師に対して，心身の状態に関する情報を伝えることとなることから，医師と患者が相互に信頼関係を構築した上で行われるべき」とある。また，これに付随して，診療計画も含めた双方の合意と，医師側の都合で行うものではなく，患者側からの求めがあって成立するものとされている。

さらに2022年の指針改訂では，後述する初診からのオンライン診療については，日頃より対面診療を重ねている等，患者と直接的な関係が既に存在する，「かかりつけの医師」が原則として行うこととされている。

❷Q2. オンライン診療支援者または看護師等が現場にいるか？

患者が情報通信機器の取り扱いに慣れていない場合，現地の家族らに接続方法やコミュニケーションを支援してもらえるか確認しておく必要がある。また，現場に看護師や補助看護師がいる場合，医師の指示によりこれら情報通信機器の取り扱いだけでなく，治療行為や検査も実施できるようになる。これをD to P with Nといい，へき地・離島や医師少数区域での活用が期待される。

❸Q3. オンライン診療上の初診か再診か？

初診からのオンライン診療には色々と制限が設けられており，その定義は保険診療のルールとは若干異なる。つまり，同一医療機関への受診が2度目以降であっても新たな症状・疾患について受診する場合は「初診」，他の医療機関に受診し診断・処方を受けている場合であっても，当該医療機関への受診が初めての場合は「初診」とされている。

また，初診からのオンライン診療を実施した医療機関

は、その実施状況を所在地の都道府県に毎月報告することが求められている。2023年には報告書式が改訂され、プルダウンで患者情報を選べるようになり、だいぶ記載しやすくなった。

◢Q4. 症状は急性か慢性か？ 軽症か重症か？

現行のオンライン診療では、身体診察や検査で得られる情報が制限され、投薬以外の治療を行うことはできず、さらにその投薬も自宅への配達に時間を要する。したがって、重篤な新規症状や、既知の慢性疾患の増悪を察知したら、迅速に対面診療への受診を促す必要がある。「オンライン診療の初診に適さない症状」ならびに「オンライン診療での初診での投与について十分に検討が必要な薬剤」については、2021年に日本医学会連合より発表された提言[2]をご覧頂きたい。

◢Q5. 初診の処方ルールに則っているか？

処方制限について、患者のなりすましや虚偽報告による濫用・転売の防止が困難であるため、初診からのオンライン診療では麻薬や向精神薬（睡眠薬）の処方はできない。

また、当該患者の診療情報がない場合は、薬剤管理指導料「1」に該当する薬剤の処方はできず、8日分以上の処方もできない。この処方制限と、処方薬の目的外使用や転売目的処方については、厚労省から継続的に注意喚起がなされている。

◢Q6. 次回以降の受診はどうするか？

初診と再診で場合わけされる。初診の場合、症状の緊急性や、検査や処置の必要を感じた場合は、速やかに直接の対面診療を実施する。自院への受診案内が一番スムーズであろうが、もし病状や地理等の理由でそれが困難であれば、オンライン診療を行った医師自身がより適切な医療機関に自ら連絡して紹介することが求められる[1]。この対面診療への切り替えは、オンライン診療中のみならず、次回予約までの間に急変した場合も含む。したがって、オンライン診療の提供医療機関と、救急告示病院などの連携体制も用意しておく必要がある。

再診については、2022年の診療報酬改定により、情報通信機器を用いた再診料と医学管理料が新たに設定されたが、以前に存在した対面診療とオンライン診療の間隔や頻度についての要件はなくなった。ただし、指針のほうでは、事前の対面診療による評価に基づき作成し、2年間の保存が求められる「診療計画」の項目として、オ

表1 電話やオンラインによる診療を行う場合の診療報酬（新型コロナウイルス感染症）

	2023年7月31日まで	2023年8月1日以降
指針に沿ったオンライン診療		【初診】・251点（対面の場合288点） 【再診】・再診料 情報通信機器を用いた場合 73点 ・外来診療料 情報通信機器を用いた場合 73点
時限的・特例的な取り扱いに基づく電話・オンライン診療	【初診】・214点（A000 初診料の注2） 【再診】・73点（電話等再診料） ・74点（外来診療料）	

2023年8月以降に情報通信機器を用いた診療を行い点数を算定する場合は、2023年7月31日までに施設基準を届け出て、指針に沿った診療を行う必要がある
再診時の各種医学管理料については、別途、情報通信機器を用いた医学管理料に係る評価として対面診療の87％の診療報酬が設定されている
（文献3より作成）

ンライン診療と直接の対面診療、検査の組み合わせに関する事項（頻度やタイミング等）[1]とあるため、患者ごとに取り決めをしておいたほうがよい。

2020年4月10日に厚労省より発出された、新型コロナの時限的・特例的な取り扱いに伴う診療報酬の取り扱いが、2023年7月31日に終了するという（**表1**）[3]。これにより、いわゆる平時のオンライン診療と時限的・特例的措置が併存していた状態から、今後はオンライン診療の実施に関しては指針[1]を、算定要件に関しては2022年度の診療報酬改定を基準とする体系に、とうとう一本化されることになる。新体系でのオンライン診療の実施にあたっては、施設基準を所在地の地方厚生局長に届け出る必要があるため、読者の皆様で実施を検討されている方は、移行のための準備を始めて頂ければと思う。

◂文献▸
1) 厚生労働省：オンライン診療の適切な実施に関する指針. 2018（一部改訂, 2023）.
https://www.mhlw.go.jp/content/12601000/000901835.pdf
2) 日本医学会連合：オンライン診療の初診に関する提言. 2021年6月1日版. 2021.
https://www.jmsf.or.jp/uploads/media/2021/06/20210603172150.pdf
3) 厚生労働省：新型コロナウイルス感染症への対応について.
https://www.mhlw.go.jp/content/001085159.pdf

■ 第15章：プライマリ・ケアとオンライン診療

183 オンライン診療で，うまく診察・診断するコツ

患者と一緒に見せ方・映り方を工夫しよう！

SUMMARY
オンライン診療のコツは，事前問診を活用した具体的な情報収集から始まる。さらに視診を重視した患者の状況把握，デバイスを活用したバイタルサイン確認を行うが，いずれも丁寧な指示を行うことが重要である。

KEYWORD
視診
オンライン診療では直接触れられないため，視診が基本。患者の様子や表情から症状を読み取り，適切な角度・距離で画面越しに確認する。

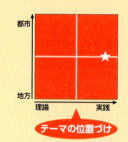
テーマの位置づけ

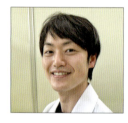

堀越 健（堀越内科クリニック副院長）

PROFILE
川崎市立多摩病院を経て多摩ファミリークリニックで家庭医療を学び，2022年から地元，群馬県高崎市で堀越内科クリニック副院長として従事。日本プライマリ・ケア連合学会認定家庭医療専門医・指導医。

POLICY・座右の銘
人間五十年　下天の内をくらぶれば，夢幻のごとくなり

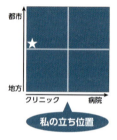
私の立ち位置

　近年，オンライン診療が急速に普及し，医療のアクセス性と効率性が向上しているが，オンライン診療に自信を持てない医療者も決して少なくない。オンライン診療は，単に対面診療や電話対応をリアルタイムのビデオ通話に置き換えたものではなく，独自の環境と可能性を持った新しい診療形態と言える。本稿では，明日の日常診療で活用できることを目標に，オンライン診療での具体的な診察と診断を行うためのポイントを解説していく。

1 受付から事前問診まで

　現状のデジタル環境では，オンライン診療が適していない症状・症候がまだ多く存在する（図1）[1]。まずは主訴や受診理由を確認し，オンライン診療に適切な状況かどうか判断することが重要である。対面診療や緊急受診が望ましいと判断された場合は，速やかにその旨を伝え，受診を促すことになる。その場合に自施設への受診がよいのか，他の医療機関を紹介すべきかなど，受付段階から，事務や看護師など医師以外の職種の役割が重要であり，事前に不適切な相談があった場合の対応方法を相談しておくことが望ましい。

　事前問診でオンライン診療の適応を判断するためには，できるだけ具体的な情報が必要となる。たとえば，「咳があるか」「喉が痛むか」「だるさはあるか」といった質問では，緊急性の有無を判断することは難しい。いつもの対面診療であればそのまま直接本人の様子を確認することができるため，直感的に重症度・緊急度を把握することにつながるが，オンライン診療ではまだ難しい。そこで，「息が苦しいと感じるか」「水分が飲み込めないほどの咽頭痛があるか」「直接医療機関への受診が困難なほどだるくなっていないか」といった，重篤な疾患や緊急性の高い疾患が隠れている可能性を考慮した事前問診が求められる。

2 問診・身体診察のコツ

　対面診療と同様で，診察の導入には患者から広く話を聞く姿勢が重要である。その後，事前問診で得た情報や不足していた内容を具体的に確認していく。事前問診でオンライン診療が適切であると判断していた場合でも，実際の問診と診察を行いながら，常にオンライン診療を行うことが適切かを意識する必要がある。

腹部／尿路症状
- □ 腹痛：重度または急性発症
- □ 血尿または血便
- □ 吐血
- □ 突然の腸管／膀胱機能の消失
- □ 嘔吐または下痢：重度または持続する長期、口渇、意識障害を伴う場合
- □ 水分摂取量減少または尿量減少

呼吸器症状
- □ 喀血
- □ 息苦しさまたは呼吸困難感
- □ 強い湿性咳嗽
- □ 両面越しに聴こえるほどの喘鳴

心症状
- □ 随伴症状を伴う血圧上昇
- □ 胸痛または胸部絞扼感

婦人科
- □ 性器出血
- □ 帯下
- □ 腹痛または腰痛／子宮収縮

精神科
- □ 希死念慮
- □ 虐待を疑う場合
- □ 新規の抑うつ，不安，パニック発作

眼科
- □ 眼球外傷
- □ 視力障害
- □ 複視
- □ 突然の視覚変化

神経症状
- □ 12時間以内のてんかん発作様運動
- □ 感覚脱失・異常感覚／身体の麻痺
- □ 失神
- □ 顔面下垂
- □ 発語または嚥下困難
- □ 過去最悪の頭痛
- □ 突然のめまい
- □ 意識障害

その他
- □ アレルギー反応
- □ 止血できない出血
- □ 術後出血
- □ 発熱
- □ 強い倦怠感
- □ 嗅覚・味覚異常
- □ 突然の重篤な痛み
- □ 薬物過量内服／中毒
- □ 頭部，頚部または背部の外傷

図1　オンライン診療に適していない症状リスト
(文献1より改変)

オンライン診療では，直接患者に触れることができないため，「視診」が基本となる。患者の様子や表情，言動から症状や状態を読み取り，適切な角度や距離で画面越しに身体の状況を確認していく。ここでは感冒症状を疑う主訴を想定して解説していく。

③ バイタルサインの確認方法

体温計やパルスオキシメーターなど家庭にあるデバイスを最大限に活用する。ただし，デバイスが自宅にあっても使い慣れていないと情報を得られない。たとえば，パルスオキシメーターが正しく使用できないと，低いSpO_2が表示され，それを理由に不必要な救急受診を求めてしまうことにもつながる。「爪を上に，指を奥まで差し込む」「動くと測定できないので，じっとする」「手先が冷たいと測定できないので，温めておく」「数値が低くてもじっと待てば上がるので焦らない」といったように，ここでも具体性のある指示が必要である。

④ 呼吸状態・咽頭所見の確認

患者に首や鎖骨を見せるように襟元を開かせ，自然なペースで呼吸を続けさせる。鎖骨周囲の上下動を観察することで，呼吸回数や速度，呼吸補助筋の動きを確認していく。

カメラ操作や指示に習熟が必要だが，広角カメラ・照明機能を持つスマートフォンを活用することで，咽頭所見を確認することは可能となる。試しに自分のデバイスのカメラを自分に向け，30cmほど離した位置から撮影してみるとよい。手持ちのデバイスでどのような写り方をするのか，実際に体験してみることをお勧めする。

ほかにも，指示のもと患者に歩行させる，顔面や四肢の動きから神経症状の有無を確認するなど，目的を持った指示により情報を集めることが可能である。ただし，皮疹や外見上の変化については，患者側のデバイスの画質に左右されてしまうため，オンライン診療を行う上では，必要に応じてより高画質の画像の提出を依頼するなど，工夫を必要とする。

医師と患者が1対1で行うことが多いが，在宅療養中の高齢者など自力でオンライン診療を行う環境を構築できない場合に，医療スタッフが訪問してオンライン診療をサポートしてもらう場面も存在する。この場合は医師が現地の医療者へ直接指示を伝え，情報を集め処置を実施させることが可能となる。

⑤ まとめ

オンライン診療の独自の環境へ対応するための実践的なポイントを提案した。具体的で丁寧な説明と指示によって，現在はオンライン診療では確認が難しい身体所見も，デジタルデバイスの進歩によって状況は変わっていくものと思われる。今後もオンライン診療の進化に対応した診察技法を編み出し，皆さんと研鑽を続けていきたい。

◀文献▶
1) Schmidt JM：NEJM Catalyst. 2020；March 25.

【参考】
- ▶ プライマリ・ケアにおけるオンライン診療ガイド．
https://www.pc-covid19.jp/files/guidance/online_guidance-2.pdf.pdf
- ▶ オンライン診療診断学ことはじめ．※実際に診療する様子を紹介している。ぜひ参考にして頂きたい。
https://www.pc-covid19.jp/telemedicine-diagnosis.htm
- ▶ 黒木春郎：オンライン診療を始める前に読む本．中外医学社，2021．

■第15章：プライマリ・ケアとオンライン診療

184 オンライン診療のトラブルシューティングとリスクマネジメント

オンライン診療を安全・適切に行うために

SUMMARY
オンライン診療を安全・適切に行うためには，医療側・患者側双方において，適切な環境整備，情報漏洩対策を行う。医療側はWeb画面での診療技術を習得する。患者側は医療を受けるのに適切な環境を整備する。

KEYWORD
リスクマネジメント
リスクを事前に予測して対策を講じることを主に意味する。さらに，問題の原因を解析して取り除くトラブルシューティングも併せて危機管理と考える。

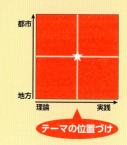
テーマの位置づけ

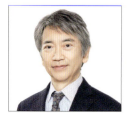

黒木春郎(医療法人社団嗣業の会こどもとおとなのクリニックパウルーム)

PROFILE
医学博士／千葉大学医学部臨床教授／公認心理師／臨床発達心理士。1984年千葉大学医学部卒業。2023年日本小児科学会小児保健賞受賞。主な著書：『駆け抜けた17年』(幻冬舎，2022)，『オンライン診療を始める前に読む本』(中外医学社，2021)。

POLICY・座右の銘
野の花を見よ　空の鳥を見よ

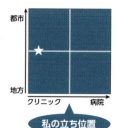
私の立ち位置

　オンライン診療に伴うトラブルとリスクは，主に診療の質とセキュリティ対策にあるだろう。本稿ではこの2点に関して，今年3月に改訂された厚生労働省の指針[1]をふまえて，それぞれ医療側・患者側・オンライン診療システムを提供する事業者側にわけて紹介する。

1 医療側

　医療側がオンライン診療を行う前にまず行うことは，医師の研修である[2]。この研修を受けることでオンライン診療のこれまでの議論の蓄積と，診療の実際を学ぶ。オンライン診療における診療の質を確保するには，対面診療とは異なる技術が必要である。日本プライマリ・ケア連合学会では，オンライン診療の実際のビデオを模擬患者の協力を得て作成している[3]ので参照されたい。日本遠隔医療学会でもオンライン診療研修を例年行っている。

　Web画面上での意思疎通では，時にカメラを見て相手と視線を合わせ，時に画面を見て自身の表情を自然にするとよい。対面しているときの無意識なしぐさ，表情は画面上では伝わりにくいので，そうした点の意識化が必要である。画面上での重症度の判断には，PAT (pediatric assessment triangle) を活用する (**図1**)[4]。これは外観・呼吸状態・皮膚色による重症度の評価であり，画面上で判断可能である。処置が必要な場合の後方病院の確保は前提である。また，こうしたオンライン診療の特性と限界は，診療開始前に患者に説明し同意を得ておく。診療前には，オンライン診療による診療計画をあらかじめ作成して，患者に説明する。説明文書は患者がアクセス可能にしておくことが求められている。

　セキュリティ対策については，専用システムを利用する場合と汎用システムを医師自ら活用する場合とで若干異なる。いずれにせよ機密情報の漏洩，不正アクセス，データの改竄，サービスの停止等への対策といった点もふまえた診療計画を作成しておく必要がある。

　専用システム使用の場合，事業者と医療者の責任分界点を明確にしておく。また汎用システムを医師自身で使用する場合は情報漏洩などのリスクは高くなる。通常の汎用システムは日常生活の中での意思疎通には有用であるが，医療情報を扱うことに特化はされていないことに留意する。また情報漏洩などの際，責任は使用している側にあることに注意する。

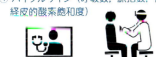
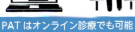
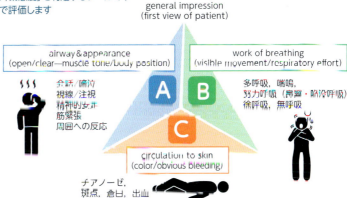

① PAT (pediatric assessment triangle) は患者の「緊急度」を判定するツールです
② 必ずしも直接診察する必要はなく，A-B-Cの3要素で評価します
　A：appearance（外観）
　B：work of breathing（呼吸状態）
　C：circulation to skin（皮膚色）
③ 小項目に異常があるかどうかを判断し，1つでも異常がある場合には「PATの異常」として，対面診療や入院診療への切り替えを含め，緊急に準じた対応をします
④ バイタルサイン（呼吸数，脈拍数，体温，経皮的酸素飽和度）

PATはオンライン診療でも可能

図1　PAT (pediatric assessment triangle)

（文献4)より作成）

実際にオンライン診療を行うPCは，電子カルテとオンライン診療のみに使用することが望ましいだろう。メールその他，診療に使用する以外のアプリは開いている間にウイルス感染する可能性を考慮し，使用を控えたほうがよい。使用後は電源をオフとする。先の指針[1]では，オンライン診療でのセキュリティ対策などを医療側から患者へ説明できるよう準備することを求めている。

以上，医療側としてなすべきことは，事前の研修・オンライン診療の特性と限界をふまえた患者への説明・セキュリティ対策・診療計画の作成である。

2 患者側

患者側には，オンライン診療中にそれ以外のアプリの利用はしないよう注意する。患者が使用している端末に多くのアプリが入っていると，オンライン診療中にほかのアプリを開いてしまう可能性があり危険であることを医療側から注意喚起しておく。

なお，当然であるがオンライン診療を受ける際にはプライベートな環境であることが前提である。医療を受診しているという意識は常に持ってもらい，周囲に他人がいる環境でのアクセスは避けてもらう。また，電波環境・採光も良好でありたい。

患者は医療側の了解なく，ビデオ通話を録音・録画・撮影してはならない。医師のアカウントなど診療に関わりのない情報は，第三者に提供してはならない。また，患者から医師へ他のURLへの誘導も行わないよう求める。汎用システムを使用する際は，患者側からは発信しない。

3 事業者側

事業者側は，セキュリティ対策を使用者（医療側）に十分説明し，起こりうる事態に対しての対策を案内しておく。指針[1]では，「事業者は，医療機関に対して，医療機関が十分に理解できるまで，オンライン診療システムのセキュリティ等（患者および医療機関がシステムを利用する際の権利，義務，情報漏洩・不正アクセス等のセキュリティリスク，医療機関・患者双方のセキュリティ対策の内容，患者への影響等）に関する説明を行うこと」と記載されている。セキュリティ対策に関して，医療側との責任分界点を明確にして合意する。また指針では，セキュリティリスク発生時の善管注意義務にも言及している。

○

以上，オンライン診療の質の確保とセキュリティ対策に関して，医療側・患者側・事業者側から概説した。同じ対策を三者の視点から見ていると言える。具体的詳細は厚労省の指針[1]を参照されたい。

◀文献▶

1) 厚生労働省：オンライン診療の適切な実施に関する指針．平成30年3月（令和5年3月一部改訂）．
https://www.mhlw.go.jp/content/10800000/001233212.pdf

2) 厚生労働省：オンライン診療研修実施概要．
https://telemed-training.jp/entry

3) 日本プライマリ・ケア連合学会：プライマリなオンライン診療とICT．
https://www.primarycare-japan.com/theme-detail.php?thid=15

4) 日本小児科学会社会保険委員会オンライン診療検討ワーキンググループ：自宅ならびにホテル療養中の新型コロナウイルス感染小児患者（COVID-19小児）に対するオンライン診療活用の提言 別紙．(2021年9月27日)

■第15章：プライマリ・ケアとオンライン診療

185 オンラインでつながる診療と服薬指導のニューノーマル

想定すべき薬局・薬剤師のニューノーマル

SUMMARY
対面が義務づけられてきた診療や服薬指導がオンライン化されることに加え，紙で運用されていた処方箋は電子化される。そのことにより，これまで薬局は立地で選ばれてきたり，薬を渡すまでに専念してきたりしたが，これからは機能で選ばれ，薬を飲んだ後までフォローする時代になるだろう。

KEYWORD
立地から機能へ
2015年の「患者のための薬局ビジョン」にて登場。医療機関からアクセスがしやすい「立地」が，患者が薬局を選ぶ条件であったが，患者の受療行動が変わることにより，薬局が患者に提供できる「機能」によって選ばれる時代が到来しつつある。

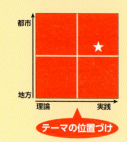
テーマの位置づけ

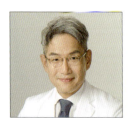

狭間研至（ファルメディコ株式会社代表取締役社長）

PROFILE
1995年大阪大学医学部卒業後，第一外科入局。外科，呼吸器外科診療や研究に従事した後，2004年に実家のハザマ薬局を継承し現職。医師として地域医療の現場で診療を行うとともに，薬剤師教育や薬学教育にも取り組んでいる。医学博士・日本医師会認定産業医。

POLICY・座右の銘
動機善なりや，私心なかりしか

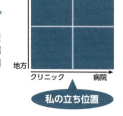
私の立ち位置

1 「調剤薬局」というビジネスモデル

　わが国では1974年に始まったとされる「医薬分業」は，薬害や薬漬け医療を回避することが目的であったそうである。しかし，それから50年近くが経っても「ポリファーマシー」と言う用語で同様の現象が残っていることから，その意義については議論が絶えない。その一方で，「調剤薬局」という形態が成長を続けてきたのは，医師が対面で診療した後，発行した紙の処方箋を，患者が最もアクセスの良い薬局に持ち込み，薬剤師が調剤し対面で服薬指導するということを効率的に行うことができれば利益を確保できる，というシンプルなビジネスモデルであったからである。

　こういった現状に対して，2015年3月に内閣府規制改革会議で「医薬分業」が取り上げられ，現在の形骸化した医薬分業を，患者本位の医薬分業に戻すべきという結論に達し，同年10月には，「立地から機能へ」「対物業務から対人業務へ」「バラバラから一つへ」という3つの大きな方針が示された[1]。

　この後，2021年8月には，医薬品医療機器等法が改正され，薬剤師が調剤・服薬指導を行った後もフォローし，継続的かつ的確に患者の状態を把握して薬学的なアセスメントを施行し，必要に応じてこの内容を医師にフィードバックすることが薬剤師の業務として明記された。また，2022年の調剤報酬改定では，医薬品の取り揃え業務の評価が下がり，薬剤師による薬学的な管理や指導の評価が上がるなど，「調剤薬局」のあり方は着実に変わりつつあるものの，その影響は限定的である。

2 オンライン診療・服薬指導がもたらす影響

　このような状況を打破していくきっかけになるのが，本稿のテーマでもある「オンライン診療・服薬指導」である。まず，オンライン診療が普及していけば，医療機関をリアルに受診する患者は少なくなるが，これは同時に近接する「調剤薬局」に訪れる患者も少なくなることを意味する。また，紙の処方箋を受け取る必要があれば患者は医療機関を受診するが，認知度向上や健康保険証との統合によりマイナンバーカードが普及し処方箋の電子化が進めば，さらに医療機関をリアルに受診する患者数は激減する。このことによって，医療機関に近接してい

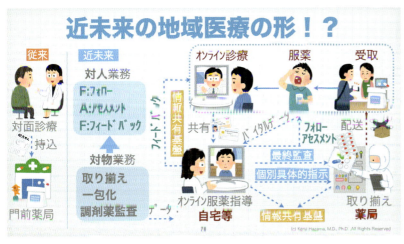

図1 近未来の薬局・薬剤師のあり方

ても薬局には今までほど患者が訪れなくなる。

さらに、電子処方箋では、処方箋の原本を患者が医療機関で受け取ったり、薬局に渡したりする必要がないので、オンラインでの服薬指導もいっそう進んでいくことが予想される。オンライン服薬指導は、薬剤師が薬を渡した後も、患者に指導を行うことを容易にさせる。また、2022年9月からは、薬剤師は自宅等、薬局ではない場所からもオンライン服薬指導を行うことが可能になっており、従来とは異なる薬局や薬剤師のあり方が求められるようになってきている。

折しも、2024年に予定されている調剤報酬改定では、さらに医薬品の取り揃え業務への評価が下がり、薬剤師による患者への専門的な関わりや指導が評価される方向であることが見込まれており、従来通りの「調剤薬局」のあり方では、顧客数も確保できず、調剤報酬も従来ほど算定できないことになり、採算性が大きく損なわれる可能性が高くなるだろう。

このように、顧客の流れ、薬剤師の職能、薬局経営のいずれの観点からも、「調剤薬局」というあり方が本格的に変わるきっかけになるのが、オンライン診療・服薬指導の導入や拡大だと考えられる。

3 近未来の薬局・薬剤師のあり方

このような観点をふまえて、近未来の薬局・薬剤師のあり方を図1に示す。患者はオンラインで診療を受けた後、その処方内容を電子的に自分が指定する薬局に送信する。薬剤師はその内容とオンライン資格確認によって得られる情報、さらには、病名や医師のカルテ内容もふまえて、自宅等からオンライン服薬指導を実施する。一方、薬局薬剤師は電子薬歴などで自宅等にいる薬剤師と情報を共有しながら、調剤の指示と確認を実施する。それらの薬剤はドローン等で患者が指定する近隣のコンビニエンスストアなどに輸送され、患者はそこでマイナンバーカードを提示して医薬品を受け取る。そして服用後の状態は、様々なウェアラブルバイタルサインセンサーを駆使して採集し、薬局薬剤師がモニタリングする。そこで、効果の発現や副作用の有無をチェックしながら得られた薬学的評価を医師にフィードバックする。それらの情報をもとに、医師はオンラインで当該患者を診療するという流れになることも想定しておかなければならない。

また、このような業務を行う際には、「業務的には重要だが薬学的専門性がない」業務を薬剤師以外のスタッフが担える体制を作り、薬剤師に従来にはなかった業務を行う「時間・気力・体力」を確保する仕組みが必要である。また、機械化やICT化を進め、このような非薬剤師人材を活用するとともに、一包化等を中心に調剤業務の一部外部委託を進め、中小の薬局でも過大な設備投資をすることなく、対人業務の充実が可能になるような体制を、薬局ごとに構築することが不可欠である。

これらの薬局や薬剤師のあり方は、従来の対面診療、紙の処方箋持ち込み、対面での医薬品調製と服薬指導を行っていたときとは大きく異なるものであるが、薬局や薬剤師のニューノーマルの形として認識しておく必要があるだろう。

◀文献▶

1) 厚生労働省：患者のための薬局ビジョン．
https://www.mhlw.go.jp/stf/houdou/0000102179.html

■第15章：プライマリ・ケアとオンライン診療

186 第4の診療形態を得て、家族に広がるプライマリ・ケア

効率化だけではないオンライン診療の利点とは？

SUMMARY
オンライン診療は、効率化のためのツールとして強調されるが、プライマリ・ケアの現場では、新たに加わったコミュニケーションの手段として理解したい。正しく用いることで、信頼関係をより強固にすることができる。

KEYWORD
第4の診療形態
オンライン診療は、従来の外来・入院・在宅に新たに加わった重要な診療形態として位置づけられている。かかりつけ医が安全性・信頼性を担保して、対面診療と適切に組み合わせることによって、診療の幅を広げることができる。

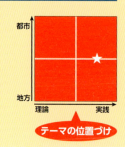
テーマの位置づけ

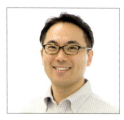

大橋博樹（多摩ファミリークリニック院長）

PROFILE
2000年獨協医科大学卒業。武蔵野赤十字病院で初期研修の後、筑波大学附属病院総合診療科、亀田総合病院家庭医診療科で研修。川崎市立多摩病院総合診療科医長。2010年多摩ファミリークリニックを開業。東京科学大学臨床教授。

POLICY・座右の銘
優しいヤブ医者にはなるな

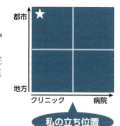
私の立ち位置

1 効率化だけではないオンライン診療の利点

オンライン診療は、診療を効率化するためのツールというイメージが強い。もちろんそれは利点のひとつであるが、「オンライン診療ですぐに処方」という、コミュニケーションを省略する手段として用いられるのは、安全性、信頼性を考えると問題が多い。

むしろ筆者は、主治医と患者や家族のコミュニケーションをより強固にするための「第4の診療形態」であると考えている（**図1**）。何らかの事情で通院が困難となった際も、オンライン診療であれば受診が可能となり、薬局でOTC医薬品を購入するには不安があるものの、わざわざ対面受診をするほどの症状ではないときも、気軽にオンライン診療を受けることで安心が提供される。プライマリ・ケアにおいて、オンライン診療は、かかりつけ医と患者や家族との信頼関係をより強固にするための重要なツールとなりうる。

オンライン診療はかかりつけ医が適切に用いることで、これまで以上に診療の幅を拡げ、患者や家族とより強固な信頼関係を築くことが可能となる。本稿では、特

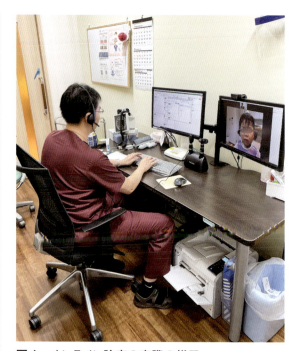
図1　オンライン診療の実際の様子

徴的な3つの事例を通して，オンライン診療ならではの利点や魅力について考えてみたい。

2 4歳の男の子

CASE 1：4歳の男子。乳児期発症の気管支喘息のため，当院に定期通院している

　吸入ステロイド薬（inhaled corticosterolds：ICS）/長時間作用性$β_2$刺激薬（long-acting $β_2$ agonist：LABA）の吸入にて比較的落ち着いていたものの，季節の変わり目等に小発作を起こすことがあった。5カ月前に妹が生まれたため，定期通院が困難となることもあり，オンライン診療を適宜併用することとなった。

　オンライン診療では，診察室とは異なり，自宅でのリラックスした表情を見ることができる。この日は，ちょうどおやつの時間であった。乳児期には卵アレルギーで除去食を食べていたが，現在では全卵入りのホットケーキを美味しそうに食べていた。聴診はできないものの，呼吸数も呼吸形式も安定しているように見えた。

　また，自宅の様子も垣間見ることができた。ペンギンが大好きで，ペンギンのぬいぐるみがあちこちに置いてあり，その間をネコが走り回っていた。ネコを飼っていることは把握していたものの，同じ部屋で近くを走り回っていることまでは想像できなかった。彼にはネコ上皮のアレルギーがあるため，お母さんにネコの移動範囲を区切るなどして長時間の接触は控えることと，適度な換気をお願いした。

3 36歳の父

CASE 2：36歳の父。男の子の父親で，高血圧症にて当院に定期通院している

　平日は仕事で帰宅が遅いため，通院は土曜日の午前中と決まっている。平日に来院が難しい30～60歳代の患者は多く，土曜日の外来の混雑は常態化していた。せっかくの休日の半日を受診に費やすのはもったいないということもあり，対面診療は3カ月に1回とし，その間に2回のオンライン診療を行うこととなった。

　オンライン診療は平日の昼間に，プライバシーが保たれていることを確認した上で，会社の会議室からログインすることが多かった。血圧手帳を画面越しに確認することは十分可能で，随伴症状がないことを確認できれば，オンライン診療でも継続処方を行うことは難しくなかった。睡眠の状況や，食事が不規則になっていないか等を，ビデオ通話を通して尋ねていったところ，彼の後ろの壁に，営業成績のグラフが模造紙に大きく描かれているのが見えた。彼にグラフのことを聞くと，現在チームリーダーを任されており，成績を上げることと若手の社員を育成することの狭間でストレスも多いとのことであった。

　いつもは，休みの日のラフな姿しか見ない患者であったが，スーツ姿の彼についても支援する必要な対象であることに気づくことができた。

4 90歳の曽祖母

CASE 3：90歳の曽祖母。男の子の曽祖母は，男の子の自宅から車で10分の有料老人ホームに入所している

　脊柱管狭窄症と骨粗鬆症で車椅子生活ではあるが，認知機能も年齢相応で穏やかに過ごしている。当院から月2回のペースで訪問診療を行っていたが，新型コロナウイルス感染症の流行により，外部との接触を控えるために，月2回の訪問を1回に減らし，その間にオンライン診療を併用することとなった。当然，自身でスマートフォンやタブレットを操作することはできなかったが，施設の職員が操作を行うことで，問題なく接続することができた。

　彼女もビデオ通話に最初は戸惑いがあったもののすぐに慣れ，体調や最近の出来事などを対面診療の際と変わらずに話してくれた。施設職員からは，臀部の皮膚に発赤があることを指摘され，タブレットのカメラを通してNPUAP分類ステージⅠの褥瘡であることを確認し，フィルムでの処置を指示することもできた。

　施設入所者には，状態変化へのきめ細やかな対応が求められるが，施設職員からの電話での状況説明のみでは病状を把握することは難しい。しかし，オンライン診療を行うことによって，的確な指示を行うことが可能となり，緊急往診を減らすことにもつながる可能性がある。

○

　本稿では，4世代で通院している家族の様子を紹介したが，オンライン診療は対面診療以上に気軽に相談できることで，家族全体に安心と優しさを届けることができるのである。

【参考】
▶ 日本プライマリ・ケア連合学会，編：プライマリ・ケアにおけるオンライン診療ガイド．2021．
https://www.pc-covid19.jp/files/guidance/guidance-2-1.pdf

■ 第15章：プライマリ・ケアとオンライン診療

187 へき地・離島のオンライン診療

島全体にプライマリ・ケアを届けるために

SUMMARY
山口県立総合医療センターへき地医療支援センターは，へき地・離島における医療アクセスの課題に対処するため，ICTを使った診療支援を広げている。へき地・離島においてもプライマリ・ケア，専門医療の提供が可能となり，医療資源不足への対策となることが期待される。ただし，対面診療との適切な組み合わせが重要である。

KEYWORD
D to P with N (doctor to patient with nurse)
オンライン診療を実施する際に，患者の側に看護師同伴のもと診療を実施すること。事前トリアージ，検査・処置が可能となり，コミュニケーションを円滑に進めるのにも有用である。

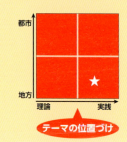
テーマの位置づけ

陣内聡太郎[1)]　原田昌範[2)]
(1 山口県立総合医療センターへき地医療支援部副部長　2 同診療部長)

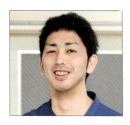

PROFILE
自治医科大学卒。山口県立総合医療センターで初期研修。長州総合診療プログラムにエントリーし，総合診療専門医，新家庭医療専門医を取得 (陣内，写真も)。

POLICY・座右の銘
医療の谷間に灯をともす

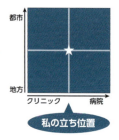
私の立ち位置

　山口県の人口10万人当たりの医師数(2020年)は260.1人で，全国平均(256.6人)を上回り，中位レベルにあるが，全国平均を上回っている二次医療圏は，8圏域のうち2圏域のみである。また，県内でも地域間の格差があり，その解消が課題となっている。へき地・離島の状況はより深刻で，法律で定められる「へき地」は，面積にして県土の60%を占め，約20万人の方が暮らしている。本州最多の21の有人離島や中山間地域を含むその多くは，既に高齢化率が50%を超え，高齢者の生活を支える若い世代も減り，十分な医療・保健・福祉が届いているとは言いがたい状況である。

　医療資源が不足するへき地・離島における医療アクセスを改善する目的で，山口県立総合医療センターへき地医療支援センター(Support Center for Rural Medicine：SCRUM)は，ICTの活用に積極的に取り組んできた。取り組みのひとつとして，へき地・離島の巡回診療先にクラウド型電子カルテを導入し，他の医療機関の診療情報をSCRUMと共有することを始めた。2021年度からは厚生労働省主任研究を開始し，県内各所でオンライン診療の実証を拡大する取り組みも継続している。

1 平郡島での取り組み

　山口県柳井市平郡島は2021年度より島民の人口が300人を下回ったため，医師の派遣が常勤から非常勤体制に変わり，医師不在の時間が増えた。1日2便のフェリーが主な交通手段であり，本土から1時間40分程度を要する。緊急時には借り上げの漁船やドクターヘリで搬送を行っており，もともと医療アクセスが悪いところに，拍車をかけるような事態となった。

　そこで島民の医療アクセスを改善するため，上記の実証としてオンライン診療を開始した。本土の二次医療機関と平郡診療所を結び，"D to P with N"(doctor to patient with nurse)の体制で開始した(**図1**左)。クラウド型電子カルテのおかげで，中核病院にいながら診療所のカルテ情報の把握が可能であった。2021年度は安定した慢性疾患患者で，比較的若く，比較的ICTリテラシーのある患者を対象に試験的にオンライン診療を開始した。2022年度からは試験的な利用だけではなく，台風や寒波でフェリーが欠航した際など，実践的な利用も開始した。対象も安定した患者のみならず，軽度の急

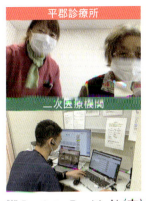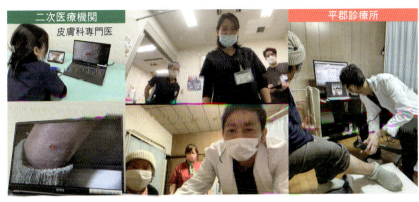

図1　D to P with N（左）とD to P with D（右）

性期症状がある患者, ICT リテラシーが乏しい患者や認知症や難聴がある高齢者に対しても実施した。D to P with N であれば, 看護師から問診・視診以外の情報も得られ, 事前のトリアージもでき, ICT リテラシーが低い患者や認知症・難聴などがある高齢者にオンライン診療を提供するのにも有用であった。

オンライン診療はコロナ禍でも活躍した。第7波では, 私自身が新型コロナウイルス感染症 (COVID-19) に感染し, 宿泊療養施設に入所, 常勤看護師も濃厚接触者となった。代診も感染リスクが高いと思われ, 診療所機能の継続について頭を悩ませたが, 既にオンライン診療の導入をしていたおかげで, 非常勤看護師が本土から離島に渡り, D to P with N で通常の開設日 (3日間) にオンライン診療を実施し, 約50名を超える患者の定期処方に対応することができた (厚生労働省の通知に基づき実施)。

平郡島では高画質モバイル中継装置を使った診療実証も行った。離島には5G回線は届いていないが, 4G回線を複数束ねることで, 高画質の画像・動画データを遅滞なく伝送できるようになる, といった内容である。肉眼視に勝るとも劣らない画質をリアルタイムで共有することが可能で, 創部の評価においても, 潰瘍の肉芽の様子も鮮明に確認可能であった。このシステムを用いて"D to P with D (doctor)"でもオンライン診療を行った (図1右)。難治性潰瘍で二次医療機関を紹介し, 平郡診療所に逆紹介となった患者の創部のフォローアップを二次医療機関の皮膚科医師と並診した。また, 循環器内科医師と, 心エコー画像・動画をリアルタイムで共有する実証も行った。壁運動異常や弁膜症の定性的評価などには主観が入ってしまい, 不安もある中で診療していた面もあったが, 今回の実証ではそういった不安が払拭されたと感じた。循環器内科医師からも, タイムラグがほとんどなく, 指導的なツールやコンサルテーションツールとして使用できるとのご意見を頂き, また患者からも島外に出ずとも専門医の診療を受けることができて嬉しいとの声を聞いた。

2 山口県での取り組みと今後

山口県では前述の実証のほか, 5G通信を使った実証も行っている。内視鏡専門医が不在のへき地医療機関で行われる内視鏡検査 (上部消化管, 嚥下等) を, 内視鏡専門医が5G通信を活用し, リアルタイムで指導するD to P with D の形式でオンライン診療支援を始めている。これらの体制構築により, へき地に暮らす患者の専門診療へのアクセスの改善が期待できる。2020年度の診療報酬改定で, 難病およびてんかんについては, D to P with D の形式で診療報酬上「遠隔連携診療料」の算定が可能となり, 今後, 内視鏡など他の疾患や領域への拡大が期待される。

へき地・離島においては今後, 平郡島のように医師の常駐等が困難になってくるなどの問題に直面し, ICTを駆使した医療体制の構築が必要となってくると思われる。情報提供, 支援体制構築, 人員確保, 費用など実装に向けての課題は多いが, オンライン診療はへき地・離島にプライマリ・ケアを提供するための革新的な手段である。今後も地域の課題解決のため, 活用法について検討していきたい。ただ, 遠隔医療は, 適切な医療を届ける手段のひとつにすぎない。今後の医療DXの推進において, 対面診療と適切に組み合わせながら, 良好な医師-患者関係を保ち, 遠隔医療の適切な活用方法を模索していくことも求められると考える。

175

■第15章：プライマリ・ケアとオンライン診療

188 デジタルヘルスとプライマリ・ケア

新たな技術を活用した次世代のプライマリ・ケアを考える

SUMMARY
デジタルヘルスの活用により，プライマリ・ケアにおける診療や業務を，より効率的かつ質の高いものにすることが期待されている。今後のプライマリ・ケアの発展に向け，デジタルヘルスの活用がますます広がる中，その概要や効果について理解しておくことは重要である。

KEYWORD
デジタルヘルス
情報通信技術（information and communication technology：ICT）や最新の革新的技術を活用することで，健康の促進や医療の質改善を図り，健康格差の縮小や医療の効率化，健康情報の共有化などが期待されている。

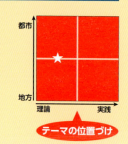
テーマの位置づけ

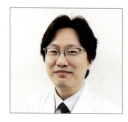

小林知貴（広島大学病院総合内科・総合診療科診療講師）

PROFILE
2011年広島大学卒業。医学博士。家庭医療専門医・指導医。総合診療専門医。日本プライマリ・ケア連合学会理事。ICT診療委員会副委員長。

POLICY・座右の銘
今日が一番若い！

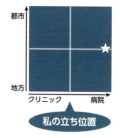
私の立ち位置

1 デジタルヘルスとは

「デジタルヘルス」という用語は，世界保健機関（WHO）のデジタルヘルスに関するガイドラインにおいて，健康や健康関連分野を支援するためのICTの使用（eHealth）に加え，モバイル無線技術の使用（mHealth），さらに最近では，ビッグデータや人工知能などの分野を含めた包括的な用語として説明されている[1]。主なデジタルヘルスの例としては，オンライン診療を含む遠隔医療，人工知能，デジタル療法（治療用アプリ），ウェアラブルデバイス，PHR（personal health record）などが挙げられる。

デジタルヘルスを活用した次世代医療では，治療から予防や早期発見へ，標準治療から個別化医療へ，医療者主体から患者主体へと，医療が変化していくと考えられている。デジタルヘルスを活用することで，プライマリ・ケアをより身近に，より個別的に提供することが可能となり，健康の促進や医療の質の改善，健康格差の縮小などが期待されている。

2 デジタルヘルスとプライマリ・ケア

日本の医療現場には，少子高齢化や社会保障費の増大，医師の偏在，働き方改革など，多くの課題が存在している。また，患者のライフスタイルや価値観の変化により，プライマリ・ケアにおける患者ニーズも変化している。こうした状況において，デジタルヘルスの活用は，プライマリ・ケアの課題解決や，新たな患者ニーズに対応することを可能にする。さらに，デジタルヘルスは，プライマリ・ケア医による効果的なケアの提供を拡大させることが期待されている。

日本プライマリ・ケア連合学会ICT診療委員会では，「プライマリ・ケアの理念」の観点から，デジタルヘルスがもたらす質の改善についてまとめている[2]。また，医療がめざす方向性である「医療の4つの目標」[3]からも，医療従事者の負担を増やすことなく，医療の質やサービスを向上させることが期待されている。**表1**に，期待される効果の一部を示す。

表1　医療の4つの目標と期待されるデジタルヘルスの効果

患者へのより良い医療の提供	患者の医療へのアクセス改善と重症化の予防 ・遠隔診療による専門医への紹介や統合的なケアの提供 ・PHRやAIの活用による個々の患者への効率的で最適な医療の提供 ・持続モニタリングによる医療過誤の防止
住民の健康改善	・地域単位での医療機関同士や多職種での患者情報共有による地域包括ケアシステムの強化 ・ICTによる多職種間の連携による安全かつ効率的なケア移行 ・診療の地域格差の縮小（医師不足や無医地区などの地域医療の充実） ・ビッグデータ研究による，データに裏付けられた「根拠に基づく医療」の期待 ・健康の社会的決定要因によって生じている医療アクセスの改善 ・生体データを活用した予防医療への介入
1人当たりのコスト削減	・少子高齢化社会に向けて，業務の効率化による働き方改革 ・専門医へのアクセス改善による診療の精神的な負担の軽減 ・無駄な検査や投薬の減少による医療費の削減
医療提供者の働き方の質の改善	・医療のデジタルトランスフォーメーション化による，医療従事者の業務負担の軽減 ・AIなどのICTに仕事をタスクシフトすることによる，患者に寄り添う時間の増加 ・医療従事者の負担軽減による，燃え尽きの防止

PHR：personal health record
AI：artificial intelligence
ICT：information and communication technology

3 プライマリ・ケアでのデジタルヘルス活用

　デジタルヘルスは，従来の対面診療を完全に置き換えるものではないが，患者に新たな選択肢を提供し，これまで医療を届けることができなかった，より多くの人に医療を届けることを可能にする。そのため，プライマリ・ケアの現場において，デジタルヘルスがどのような状況や患者に適しているかを理解しておくことで，患者それぞれの疾患やライフステージに合わせたデジタルヘルスの提供が可能になる。

　表2に，実際に活用されている事例や今後の活用が想定される場面を列挙する。

表2　デジタルヘルスが活用される主な場面

▶ 職業・社会的な立場で受診が難しい患者
▶ 離島・僻地・交通アクセスの悪い地域
▶ 生活習慣病などの慢性疾患を持つ患者
▶ 認知症患者
▶ 精神疾患を持つ患者
▶ 在宅医療・自宅療養
▶ 検査結果説明
▶ 禁煙外来
▶ 低用量ピル・緊急避妊薬
▶ オンライン服薬指導

4 Society 5.0におけるプライマリ・ケア

　新型コロナウイルス感染症拡大により世界中でICTの活用が急速に拡大し，医療においても，オンライン診療をはじめとしたICTを活用したデジタルヘルスが広く認知されるようになった。一部のプライマリ・ケアの現場においてはデジタルヘルスの活用が始まっているが，その普及には，エビデンスの乏しさや，保険診療の問題，医療倫理やセキュリティ問題など多くの課題があり，日本での普及は限定的である。

　また，インターネットの利用格差が，「デジタル・ディバイド」と呼ばれる新たな健康の社会的決定因子となりうる問題もある。しかし，プライマリ・ケアの現場は，将来的に最も広くデジタルヘルスが活用される可能性が高い場所であるため，今後の日本の社会がめざすSociety 5.0[4]において，デジタルヘルスをプライマリ・ケアの現場にどう活用していくべきか考えていく必要がある。

◀文献▶

1) WHO：Recommendations on digital interventions for health system strengthening. 2019.
https://www.who.int/publications/i/item/9789241550505
2) 日本プライマリ・ケア連合学会ICT診療委員会：デジタルヘルスが可能にするプライマリ・ケアの未来.
https://www.primarycare-japan.com/files/news/news-157-1.pdf
3) Bodenheimer T, et al：Ann Fam Med. 2014；12(6)：573-6.
4) 内閣府：Society 5.0.
https://www8.cao.go.jp/cstp/society5_0/index.html

■ 第16章：2040年に期待するプライマリ・ケア

189 2040年に期待するプライマリ・ケア［1］

本章の紹介・導入

SUMMARY
2040年に向けてプライマリ・ケア従事者に求められることについて，様々な視点から展開する。本稿では，「2040年を展望した社会保障・働き方改革本部」のとりまとめをきっかけに，頭の体操を始める。

KEYWORD
2040年
団塊ジュニア世代が65歳以上になりはじめる年。少子化で様々な産業の担い手が減少するとともに，団塊世代に次ぐ人口のボリューム層が高齢者になるタイミングであり，様々な社会変革のひとつのゴールと設定される時期。

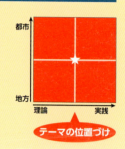
テーマの位置づけ

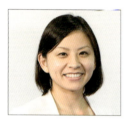

長嶺由衣子（東京科学大学公衆衛生学分野）

PROFILE
2009年長崎大学医学部医学科卒。家庭医療専門医。修士（社会疫学），医学博士（公衆衛生学）。多職種連携を得意とし，離島から都市部まで様々なニーズのあるプライマリ・ケアに従事している。

POLICY・座右の銘
早く行きたいなら一人で行け，遠くへ行きたいならみんなで行け（アフリカの諺）

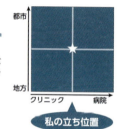
私の立ち位置

本章では，2040年に向けてプライマリ・ケアでどのような準備が必要かについて，行政や経済学の立場などマクロな視点とともに，現場でプライマリ・ケアに携わる様々な職種の視点から紹介する。

1 はじめに

2025年をめざして進められてきた，社会保障と税の一体改革や地域包括ケアの構築の目途が目前にせまり，次は団塊ジュニア世代が高齢者になる2040年の未来像に向けて，より解像度を上げて準備をしていくことが求められている。

医療分野の中で，社会の変化に最前線で対応するプライマリ・ケアの現場では，既に目の前で起きていることも加味し，2040年に向けて何を準備していく必要があるのだろうか。頭の体操のきっかけとして，2019（令和元）年5月の厚生労働省の「2040年を展望した社会保障・働き方改革本部」のとりまとめを引用する[1]。

人口動態から2040年を展望すると，高齢者人口の伸びは落ち着き，現役世代（担い手）が急減することが予想される。そのため社会保障や雇用を維持するための方策としては，大きくわけて，総就業者数を増やすとともに，より少ない人手でも回る医療・福祉の現場を実現することの2点が必要と示されている。

具体策として，今後，国民誰もが，より長く，元気に活躍できるよう，以下のような取り組みを進めることが必要であると示されている（図1）[1]。

1. 多様な就労・社会参加の環境整備
2. 健康寿命の延伸
3. 医療・福祉サービスの改革による生産性の向上
4. 給付と負担の見直し等による社会保障の持続可能性の確保

2 予想：プライマリ・ケアの現場で起きることと必要とされること

上記4点から，プライマリ・ケアの現場で遭遇するであろうことを想像してみると，まず1，2に関連する就労との関係では，何らかの組織に雇用されている人は定年の年齢が徐々に伸びていくことが予想される。

2021（令和3）年には高年齢者雇用安定法が改正され，義務である65歳までの雇用確保措置や定年制の廃

図1 2040年の社会のあり方 (文献1より作成)

止に加え，努力義務として70歳までの定年引上げや雇用継続措置の確保，委託契約を締結できる制度の導入等が明記された[2]．したがって，現在の就労者像，すなわち就労できる人のイメージとして考えられる身体機能や精神状態をなるべく長く維持するため，今まで以上に様々な慢性疾患や既往を持つ方々に適切に伴走し，急変しないよう家族等とも協力し，医学的，社会的観点からコントロールできる医療者を増やしておく必要があるだろう．

また，点で関わる医療者だけでできることも限られているため，自治体や地域包括支援センター，社会福祉協議会，企業やNPOなど，人々の機能維持のために必要な地域のステークホルダーとも協力しながら，地域全体で人々の健康寿命を支えるネットワークづくりができる医療者を育てていく必要があるだろう．

加えて，現在よりも少し身体機能が落ちている，認知機能が落ちている人たちが当たり前に働く環境がより広く準備されていく可能性もふまえ，産業医や保健師らと協力しながら，幅広い人々の就労を支えていくことが求められることも考えられる．

3，4について，医療や介護を必要とする人たちは増えていく可能性が高い一方で，医療や介護を提供する人材自体が減っていくことで何が起きるのだろうか．病院や診療所，訪問看護ステーション，介護施設，居宅介護支援事業所，訪問介護事業所など，医療や介護を提供する施設や事業所そのものの数が減っていくため，施設や人材を集約し，それぞれの仕事の生産性を上げる必要があることが考えられる．具体的には，医療においては急性期のみを重視した医学教育や人材配置ではなく，回復期や維持期，急変時対応が可能な医療人材の育成と体制

へのシフトが必要と考えられる．

また，すべての医療職の持つ能力をフルに発揮するため，医者の「指示」を必要とする行為を極力減らし，「同意」など情報共有をした上で，それぞれの専門職の判断と責任でできる処置や施術を増やしていく必要も出てくる可能性がある．その場合，ひとりの人に関わっている専門職等の間での情報共有や，情報交換をタイムリーに行い，「一緒に診る」ことを容易にしていくことが必須となると考えられる．

介護現場においては，一人ひとりの価値観に合わせたケアの質は維持しながら少ない人材で安心して介護を行うことができるよう，介護現場での医療的ケアや急変時対応について，介護職と医療職の間のコミュニケーションの心理的安全性を確保しつつ，地域の中で誰がどのようなプロセスで行うかをより明確にしていく必要があるだろう．

連携の観点からは，現在，主に地域の社会福祉法人が市町村からの委託によって運営している地域包括支援センターの担い手も減っていくため，地域でプライマリ・ケアを行う法人が他法人とともにセンターを運営するという形も，より必要となるかもしれない．

◀文献▶

1) 厚生労働省：2040年を展望した社会保障・働き方改革について．
https://www.mhlw.go.jp/stf/newpage_21483.html
2) 厚生労働省：高年齢者雇用安定法の改正～70歳までの就業機会確保～．
https://www.mhlw.go.jp/stf/seisakunitsuite/bunya/koyou_roudou/koyou/koureisha/topics/tp120903-1_00001.html

第16章：2040年に期待するプライマリ・ケア

190 2040年に期待するプライマリ・ケア［2］

行政経験者の立場から～プライマリ・ケアが担う範囲

SUMMARY
プライマリ・ケアを地域包括ケアネットワークの中に具体的に位置づけていくことが必要である。その際，診療所と地域密着型病院との関係，多職種チームの役割，生活支援とまちづくりの視点を持つことが重要である。

KEYWORD
地域包括ケアの縦軸横軸
地域包括ケアネットワークは，縦軸の医療介護連携，横軸の生活支援とまちづくりの両者から構成される。

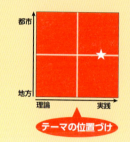
テーマの位置づけ

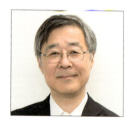

唐澤 剛（社会福祉法人サン・ビジョン理事長）

PROFILE
1980年厚生省に入省，2014年厚生労働省保険局長，16年内閣官房まち・ひと・しごと創生本部地方創生総括官。21年より現職。(公社) 日本認知症グループホーム協会副会長。佐久大学客員教授。

POLICY・座右の銘
明るく，元気で，楽しく，前向きに

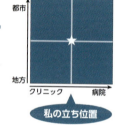
私の立ち位置

　2040年のプライマリ・ケアがどのようなものになるかを見通すのは，なかなか難しい。しかし，2040年には少子高齢化がいっそう進んでいるのであるから，現在よりももっと重要な位置を占めていることは疑いない。

　プライマリ・ケアが担う範囲をどのように理解するかは重要である。

❶ プライマリ・ケアの担い手

　第1に，プライマリ・ケアを担うのは誰か。かかりつけ医であろう。このかかりつけ医には，診療所の医師のみでなく，地域密着型病院の医師も含まれる。

　筆者は，今後，少数の例外を除けば，病院は基本的に広域をカバーする高度急性期病院と，多機能な地域密着型病院の2つの類型に収斂していくと考えている。なお，地域密着型病院は，2次救急等の機能とともに，診療所と並んでかかりつけ医機能を持つ。

　したがって，診療所医師と地域密着型病院の連携を，地域の中でどう構築するかは重要である。この連携の仕方は，大都市，中小規模の都市，郡部で異なるものとなる。

❷ 多職種のチーム

　第2に，プライマリ・ケアを担うのは医師が重要な位置を占めるけれども，医師だけではない。これを担うのは多職種のチームであろう。

　医師，看護師，理学療法士などの医療関係職種はもちろん，介護福祉士，社会福祉士，ソーシャルワーカーなどの介護・福祉関係者などを含む多職種のチームになると考えられる。

❸ 生活支援とまちづくり

　第3に，プライマリ・ケアは，少子高齢化社会において，全世代を対象に地域の中でその人らしい生活を送ることができるよう支援する役割を持つ。地域でその人らしい生活を続けていくためには，見守り，買い物支援，通院の付き添い，役場の手続きなどができなければならない。また，住居や交通手段などの確保も必要である。

　プライマリ・ケアの実践では，このようなサービスの確保と地域の互助などへの関心も必要である。こうした生活関連サービスや環境など社会的要因への関心は「社

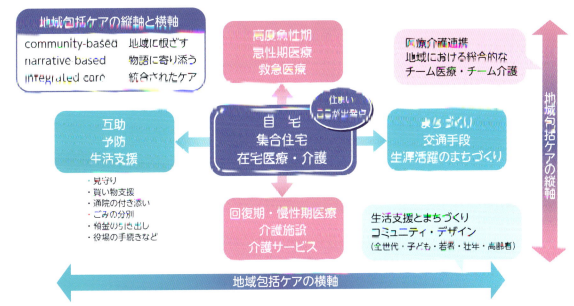

図1 地域包括ケアの縦軸と横軸

会的処方」とも呼ばれるが、この言葉は医療サイドの視点からの用語として使われることが多いので、筆者は、地域包括ケアの定義にあるように「生活支援とまちづくり」と呼んでおり、言い換えればコミュニティ・デザインへの参画であると考えている。

医師をはじめ医療・介護・福祉関係の多職種のチームが、社会的要因や環境に関心を持つことは、地域包括ケアの構築にとってきわめて重要である。

4 地域包括ケアネットワークでのプライマリ・ケアの役割

2040年の少子高齢化社会に向かって、急速な人口減少、大人手不足時代、大都市における高齢者人口爆発などに対応していくためには、地域包括ケアネットワークの構築が不可欠であり、これを全世代に拡張して考えれば、包摂的な地域共生社会の構築と言い換えることができる。

地域包括ケアは、法律では、「地域の実情に応じて、高齢者が、可能な限り、住み慣れた地域でその有する能力に応じ自立した日常生活を営むことができるよう、医療、介護、介護予防、住まいおよび自立した日常生活の支援が包括的に確保される体制」であると定義されているが、筆者は、地域包括ケアを縦軸と横軸にわけて考えている（図1）。

縦軸は医療介護連携であり、地域における総合的なチーム医療・チーム介護の実現をめざすものである。横軸は、先に述べた生活支援とまちづくりであり、国土交通省のまちづくり政策や、住宅政策などとの関係が深い。この両軸のサービスがなければ、地域で安定したその人らしい生活を実現することは難しい。

プライマリ・ケアは、中央の住まい等の四角を中心として、図1のかなり広い範囲を担うと考えられる。また、その範囲はわが国の医療介護制度や社会に即して考える必要があり、地域特性によっても異なると考えられる。プライマリ・ケアが、わが国の地域包括ケアネットワークの中で、具体的にどのような役割を担っていくのかを明確にしていくことが必要であろう。

急速な人口減少と少子高齢化の中で、わが国は大人手不足時代に突入しており、医療介護の現場は厳しい人材難に直面している。他方、少子高齢化の進行により、高齢者だけでなく、様々な人が人とのつながりを失い、社会的に孤立する恐れがある。特に、大都市では地縁が薄いため孤立しやすく、孤立すると生活困難、生きがいの喪失や健康状態の悪化につながりやすい。

こうした大人手不足と厳しい財政状況の中で、DXなども活用しながら効率的な医療介護システムを構築していくとともに、温かい視線で利用者に寄り添い、高齢者も若者も、お父さんお母さんも子どもたちも、認知症の人も、障がいのある人もない人も、皆がごちゃまぜに交流し、孤立を防ぎ、あらゆる人に開かれた元気と活気のある地域づくりに貢献していくことは、2040年のプライマリ・ケアの重要な役割であろう。

■ 第16章：2040年に期待するプライマリ・ケア

191 2040年に期待するプライマリ・ケア［3］

看護の立場から

SUMMARY
2040年にはプライマリ・ケア領域で活動する多様な背景と能力，経験を有する看護師が増加する。そのことにより，患者・利用者を志向した流動的で柔軟な多職種の連携協働が推進され，職種間の障壁はさらに低減していくと考えられる。

KEYWORD
相互依存性
近年，専門職的自律性（professional autonomy）の定義は「患者に最善なることに関心を寄せて行為すること」「職種間で重複して実践が行われるときは相互依存的に意思決定されること」という概念が含まれた interprofessional professionalism へと変化している。

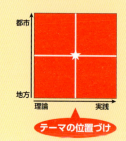

テーマの位置づけ

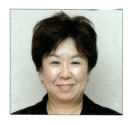

酒井郁子（千葉大学大学院看護学研究院教授）

PROFILE
千葉大学大学院看護学研究院先端実践看護学研究部門教授・専門職連携教育研究センター長・医学部附属病院総合医療教育研修センター副センター長。日本看護系学会協議会副理事長・看保連副理事長。博士（東京大学・保健学）。看護師・保健師。

POLICY・座右の銘
臆せず，逃げず，ごまかさず

私の立ち位置

❶ 2040年のプライマリ・ケア

現在の医療はどのような分野でも例外なく，単一職種でその専門職のタスクを完結することができない。つまり，どの専門職であっても完全に「自律」した実践はできない。「自律」という用語は既に専門職の実践に使用されるものではなく，患者・利用者の「自律」という文脈で使用される用語となっている。そのため，資格取得前の教育の時点からケアの質の向上をめざした専門職連携教育がカリキュラムに組み込まれつつある。

2040年には，患者・利用者中心の診療・ケアをそれぞれの専門職が責任をもって行うこと，それぞれの専門職が患者の最善のケアをめざして連携することは，「当たり前のこと」となる。各専門職が相互依存的に関連するということは，患者・利用者への最善のケアのために互いの知識，判断といった内面の力を共有し，古典的・固定的な「役割分担」から脱却し，必要なことをそれぞれ承認し合うということに他ならない[1]。

❷ プライマリ・ケア領域で活動するこれからの看護師

現在，看護師等確保基本指針の見直しが行われている。1992年の看護人材確保法および看護師等確保基本指針の制定後，看護職員の確保に係る取り組みが進められた結果，看護職員就業者数は，1990年の83.4万人から2020年の173.4万人へと，30年間で2.1倍に増加した（**表1**）[2]。

一方，看護職員の需要推計からは，訪問看護を含む介護分野での需要の増大等に伴い，2040年に向けて看護職員の需要が増大すると推計される（**表1**）[7]。これから予測される少子高齢化に伴い，より少ない人数で多くの看護ニーズに対応できる体制を構築・強化する必要がある。そのため，「専門性の向上」や「スキルアップ」，そして「権限の委譲」が求められる[2]。

これからの看護師等の養成，処遇改善，研修などによる資質の向上，就業促進の方向性をふまえると，プライマリ・ケア領域では以下のような変化が見込まれる。

表1 看護師等の就業の動向

(1) 看護師等の就業の現状
- 看護師等の確保が進められ，看護師等の就業者数は増加（1990年：83.4万人→2020年：173.4万人）。看護師の就業場所は病院・診療所が多いが，推移を見ると，訪問看護ステーションおよび介護保険施設等で就業する看護師等の増加割合が高い。年齢階級別構成割合の推移を見ると，若年層の割合が減少し，60歳以上の構成割合が増加。性別の推移を見ると，男性の看護師等が増加。
- 都道府県別の人口10万人当たり看護師等就業者数については，首都圏等の都市部において全国平均より少ない傾向。

(2) 今後の就業傾向
- 2025年需給推計によれば，2025年の看護師等の需要数の推計値は180.2万人であり，2020年の就業看護師等数（173.4万人）よりも増大が必要。2022年度の看護師および准看護師の有効求人倍率は2.20倍で，職業計の1.19倍よりも高く，看護師等は不足傾向。
- 2040年現状投影需要推計によれば，2040年度に向けて，看護師等の需要数が増加していくものと推計。
- 少子高齢化の進行によって，2040年に向けて，生産年齢人口が急減していく中で，看護師等の確保の推進が必要。
- 看護師等の需給の状況は，地域別・領域別に差異がある状況となっており，地域・領域ごとの課題に応じた確保対策が重要。
- 今後，2040年頃を視野に入れた新たな地域医療構想をふまえて，地域別・領域別も含めた新たな看護師等の需給推計を実施することが重要。こうした新たな看護師等の需給推計については，今後の医療計画の作成等に活用できるよう実施することが重要。

※看護師等：保健師，助産師，看護師および准看護師

（文献2より作成）

1 プライマリ・ケア領域を志向し連携できる看護師の増加

現在，看護系大学のモデル・コア・カリキュラムには多職種連携教育が必修科目として組み込まれている。看護専門学校においても2022年度から，保健師助産師看護師学校養成所指定規則および「看護師等養成所の運営に関する指導ガイドライン」が改正された。この改正において「地域・在宅看護論」の単位数の増加，および多職種連携教育が指導ガイドラインに明記された。

このような資格取得前の教育の変化により，今後プライマリ・ケア領域を志向し，かつ基本的な多職種連携が実践できる看護師が増加することが見込まれる。

2 特定行為研修修了者の増加

2015年に開始した特定行為研修制度は，2020年以降，医師の働き方改革の文脈で，急性期病院等に多く導入されつつある。今後は，制度の本来の目的であった在宅医療等の推進が実質化されるだろう。すなわち，プライマリ・ケア領域における特定行為研修修了者が増加する。

「特定行為研修」とは，包括的な医師の指示である手順書に基づき，相対的医行為を診療の補助業務として，実施可否判断を自律的に行う看護師であるため，患者への適時適切な医療提供の役割が期待されている。

3 経験と実践能力を備えた高年齢看護師の増加

今後，高年齢看護師向け研修の取り組み推進，高年齢看護師の復職就業支援のための情報提供などの取り組みの推進が見込まれる。そのため，プライマリ・ケア領域においても一般病院での豊富な経験と高い実践能力，そして管理者経験も有した高年齢看護師の就業は増加すると考える。

4 起業により地域包括ケアシステムの要素を開発実装する看護師の増加

現在，看護師の脱病院化は始まったばかりだが，これから起業する看護師も増えていくことが見込まれる。訪問看護ステーションの開業だけでなく，ソーシャルビジネスに取り組む看護師，コミュニティナースなども増えていくだろう。

また，プライマリ・ケア領域でのコンサルテーションを事業内容とする起業もニーズに応じて増加する可能性がある。今後は，新人看護師のときからプライマリ・ケア領域で活動し起業する（1＋4），一般病院で特定行為研修修了者として活動したのち，プライマリ・ケア領域で看護管理者になり，定年後に起業をする（2＋3＋4）などの多様な看護師が増加するだろう。

これからの看護師は大きな組織に所属することなく，地域包括ケアシステムに貢献することも可能となる。このような変化は，役割が固定された有形のチームから，無形の流動的なチーム[3]による継続的な患者ケアの共同意思決定へのシフトを引き起こし，結果的に医師のタスクシフト・シェアを推進する。プライマリ・ケアに従事する医師には，このように多様な背景と能力と経験を有する看護師と協働しつつ，共同診療を積極的に展開することを期待する。

◀文献▶
1) 山本武志：社会保障研究．2019;3(4):536-45.
2) 厚生労働省：看護師等確保基本指針改定のポイント（案）2023．(2023年7月7日更新)
https://www.mhlw.go.jp/content/10800000/001118188.pdf
3) 山住勝広：組織科学．2014;48(2):50-60.

■ 第16章：2040年に期待するプライマリ・ケア

192 2040年に期待するプライマリ・ケア [4]

薬剤師の立場から

SUMMARY
医療の担い手である薬剤師が教育や研修により質を高め、薬局機能を拡充し、他の専門職と連携したプライマリ・ケアサービスを提供することで、国民の健康寿命の延伸や医療・福祉サービスの生産性向上にとって、大きなチカラとなる。

KEYWORD
かかりつけ薬局
患者が頼りにする身近な薬局。かかりつけ薬局の薬剤師は、患者一人ひとりの服薬状況を継続的に把握し、薬の効果発現や有害作用の未然防止など薬学的管理を行うほか、セルフメディケーションを支援し、健康相談にも応じる。

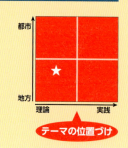
テーマの位置づけ

光本篤史（城西国際大学薬学部教授）

PROFILE
専門は毒性学。大学の地域連携推進センター長を5年間務め、現在「東金市産オリーブのブランド確立プロジェクト」のアドバイザー兼務。

POLICY・座右の銘
継続は力なり

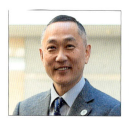

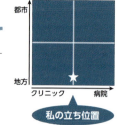
私の立ち位置

　医療・介護ニーズが高まり、サービスの担い手が減少する社会では、一人ひとりの健康状態の異変をいち早く察知し、疾病予防や健康の維持を図ることにより、健康寿命を延伸することが求められる。
　医療サービスの担い手の一員である薬剤師が、「患者を総合的に見て必要な対策が取れる能力、多職種と連携する能力」と定義されるプライマリ・ケア能力（プライマリ・ケア認定薬剤師制度）[1]を身につけ、他の医療・介護の専門職と連携することで、より効果的なサービスが提供される。

1 薬剤師が担うプライマリ・ケアと現状

　薬剤師は、薬物療法の専門家として、処方箋に基づき、調剤・投薬・服薬指導や薬学的管理指導を実践している。2022年4月、リフィル処方箋が導入され[2]、有効期間内に3回まで投薬できるようになり、薬剤師は2回目以降の処方時に患者状態を判断する役割を担うこととなった。かかりつけ薬局の薬剤師は、健康相談に応じ、セルフメディケーションを促したり、医療機関の受診を推奨したりしている。

　また在宅ケアに携わる薬剤師は、訪問時に薬剤管理指導にあたり、ケアに関わる医療・介護専門職と情報の共有を図り、患者状態の安定化に寄与している。加えて、地域包括ケアシステムに参画する薬剤師は、必要に応じて、薬学的視点からアドバイスを行っている。このように薬剤師は、地域医療や地域ケアで重要なプライマリ・ケアの一翼を担っている。
　しかしながら、現在、すべての薬剤師がプライマリ・ケアに関する知識やスキルを修得しているとは言い難い。「患者のための薬局ビジョン」[3]で「2025年を目途に、すべての薬局が『かかりつけ薬局』になること」を目標としていたにもかかわらず、2022年の「薬局薬剤師の業務及び薬局の機能に関するワーキンググループ」[4]で、「薬局ビジョンで掲げられた目標を達成しているとは言い難い」と言及されたように、近くの頼れる薬剤師・薬局をかかりつけとすることが十分に普及しているとは言えない状況である。
　そこで、団塊ジュニアが高齢者となる2040年頃までに、薬剤師によるプライマリ・ケアの質を高め、提供の場を広げることをめざし、以下の取り組みがなされている。

2040年のプライマリ・ケアに向けて

2024(令和6)年度から始まる6年制薬学教育モデル・コア・カリキュラム(令和4年度改訂版)[5]は,「医師/歯科医師/薬剤師に求められる基本的な資質・能力」を原則共通化し,「未来の社会や地域を見据え,多様な場や人をつなぎ活躍できる医療人の養成」をキャッチフレーズとし,「超高齢社会,情報科学技術の進展等に対応するとともに,大学と医療現場がより一層連携して教育を行う」として,薬物治療を個別最適化する能力の向上,多職種連携能力の向上,地域医療・疾病予防への貢献,感染症の予防・まん延防止に係る内容の充実,情報・科学技術を活用する能力など,プライマリ・ケア能力の修得につながる学習項目が盛り込まれている(表1)[5]。

また,近年,「薬剤レビュー」[6]という薬剤師の臨床スキルを高めるワークショップも行われている。

薬剤レビューとは,「薬物治療に関連する問題を薬剤師が評価し,患者固有の情報を収集・分析して医師や患者等に伝達する体系的なプロセスであり,薬剤師による薬物治療の評価に基づく医師への提案および患者等に対するアドバイス(リスクの最小化とベネフィットの最大化)を目的とする行為」である。たとえば,減薬によるポリファーマシー(多剤服用)の解消は,患者リスクを最小化する可能性があり,このような薬剤師の学びの場も,薬剤師のプライマリ・ケア能力の向上に役立つものである。

前述の2022年策定のアクションプランでは,2040年に向けて,①処方箋応需時以外の対人業務の充実,②デジタル技術を活用した薬局薬剤師DX,③地域全体で必要とされるサービスを地域の薬局全体で提供していくこと,が提言され,すべての薬局がかかりつけ薬局となり,薬剤師が生活者の健康課題の解決に貢献することが目標として挙げられている。診療情報の共有,電子処方箋の発行,オンライン服薬指導など,薬剤師がデジタル技術を活用して生活者の健康状態を網羅的に把握し,業務を効率化し,より適切なアドバイスを提供することで,効果的な成果を上げることが可能となる。

これらの取り組みやかかりつけ薬局の拡充により,2040年には,プライマリ・ケア医とともに地域に根ざした薬剤師によるプライマリ・ケアサービスが,国民の健康寿命の延伸や医療・福祉サービスの生産性向上にとって,大きなチカラとなることが期待される。

表1 薬剤師として求められる基本的な資質・能力

薬剤師は,豊かな人間性と医療人としての高い倫理観を備え,薬の専門家として医療安全を認識し,責任をもって患者,生活者の命と健康な生活を守り,医療と薬学の発展に寄与して社会に貢献できるよう,以下の資質・能力について,生涯にわたって研鑽していくことが求められる

1. プロフェッショナリズム
2. 総合的に患者・生活者をみる姿勢
3. 生涯にわたってともに学ぶ姿勢
4. 科学的探究
5. 専門知識に基づいた問題解決能力
6. 情報・科学技術を活かす能力
7. 薬物治療の実践的能力
8. コミュニケーション能力
9. 多職種連携能力
10. 社会における医療の役割の理解

(文献5より作成)

◀文献▶

1) 日本プライマリ・ケア連合学会:プライマリ・ケア認定薬剤師制度について.
http://www.primary-care.or.jp/nintei_ph/
2) 厚生労働省保険局医療課:令和4年度調剤報酬改定の概要(調剤).
https://www.mhlw.go.jp/content/12400000/000911825.pdf
3) 厚生労働省:患者のための薬局ビジョン.
https://www.mhlw.go.jp/stf/houdou/0000102179.html
4) 厚生労働省:薬局薬剤師の業務及び薬局の機能に関するワーキンググループとりまとめ.
https://www.mhlw.go.jp/content/11121000/000962998.pdf
5) 厚生労働省:薬学教育モデル・コア・カリキュラム(令和4年度改訂版)概要.(2023.12.7アクセス)
https://www.mhlw.go.jp/content/11121000/001079344.pdf
6) Timothy Chen, 他:実践的ケーススタディ 薬剤レビュー―薬剤師のためのプロセスガイド 第2版(日本語版).上田薬剤師会,訳.薬事日報社,2019.

■ 第16章：2040年に期待するプライマリ・ケア

193 2040年に期待するプライマリ・ケア [5]

リハビリテーション職の立場から

SUMMARY
2040年のプライマリ・ケアは，今よりも予防的リハビリテーションのサポート機能を実装する。そうすることで，疾病の管理をしながら，当たり前のようにしている生活を続けられる安心と安全と生きがいを支えるケア資源となる。

KEYWORD
予防的リハビリテーション
生活や仕事で必要な機能が低下した（またはその恐れがある）者が，機能障害，活動制限，参加制約の発生や重症化を予防する行為のこと。実施主体は当事者にある。

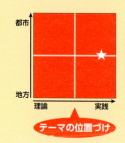

陣内裕成（日本医科大学衛生学公衆衛生学准教授）

PROFILE
じんのうちひろしげ。理学療法士。兵庫県立西播磨総合リハビリテーションセンターで勤務後，大阪大学大学院公衆衛生学で博士（医学）課程を修了し，現職に至る。公衆衛生および疫学の学会認定専門家。日本公衆衛生学会地域リハビリテーションのあり方委員会委員，日本疫学会学術委員会委員などを務める。

POLICY・座右の銘
"Hope is good thing, maybe the best of things. And no good thing ever dies."（『ショーシャンクの空に』）

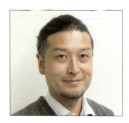

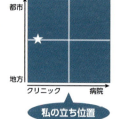

　わが国のリハビリテーション（以下，リハビリ）は，三次予防，すなわち「後はリハビリくらいですね」といった何気ない説明に象徴されるように，"治療の最終手段"かのような認識が蔓延している。

　筆者はこれまでに，地域保健や在宅診療の場での現場交流から，プライマリ・ケア医と療法士（理学療法士，作業療法士，言語聴覚士などのリハビリ職種）との連携の可能性をみてきた。

　以下，今後の20年間で，日本のプライマリ・ケアにおけるリハビリへの期待を展望する。

■1 プライマリ・ケアにおけるリハビリ

　プライマリ・ケア医は，疾病のみでなく，生活上の関心事を含めた診療を展開している。慢性疾患の増加，生活や仕事の多様化が進む中で，どのように自分らしく機能的に過ごせるかといった生活機能（心身機能・活動・参加）に対するリハビリニーズを把握している医師が多いように思う。

　しかし，従来のリハビリは三次予防に位置づけられて

きた。たとえば，術後などの後療法や補完代替療法としての医療的リハビリ，要介護状態に対する自立支援リハビリ，脳卒中病棟やICUなどでの早期離床リハビリ，などが当てはまる。共通するのは，残存機能の維持と強化，機能回復の促進に貢献してきたという点である。療

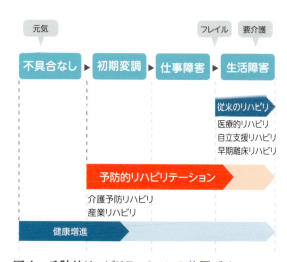

図1　予防的リハビリテーションの位置づけ

療士によるサポートは、およそ1回20〜60分で週2〜7日、1〜6カ月程度、多くは個別で提供されてきた。

これらに対し、プライマリ・ケアにおけるリハビリは予防に特化すべきである（図1）。2015年以降では、総合事業（介護予防・日常生活支援事業）において、フレイル状態に対する介護予防リハビリのサポートが、通所型または訪問型で進められるようになった。今後はさらに、仕事や社会活動に支障が出はじめた早期に、機能障害、活動制限、参加制約の発生や重症化リスクを見抜き、サポートすることが望

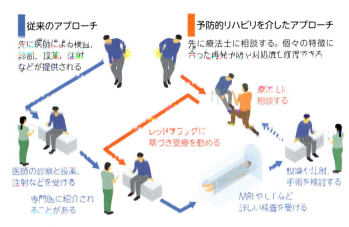

図2 ダイレクトアプローチ（腰痛）

ましい。このような予防的リハビリのサポートには、およそ1回20〜60分で週1〜2日、2〜12週間程度、個別または集団で提供されるプログラムが妥当であろう。

重要なゴールは継続的利用ではなく卒業（修了）である。予防的リハビリに対するサポートプログラムが効果的・効率的に運用されるためには、プライマリ・ケアや地域保健の仕組みに精通した療法士が必要とされる。その必要数は提供内容によって幅が想定されるが、人口5000〜5万人に1人程度配置されるのが適切であろう。一部の自治体では、療法士を雇用する例も出ている。

❷ 予防的リハビリ

もう少し詳しく、プライマリ・ケアにおける予防的リハビリに関連する事例を紹介する。

カナダのオンタリオでは、運動器痛がプライマリ・ケア受診の約2割も占め、専門医への紹介や画像診断、鎮痛薬の処方、過度な安静指示が増えるばかりで、効果や満足度は不十分と考えられていた。そこで、地域の保健センターに理学療法士を配置し、医師や看護師などの専門職とともに、治療のみでなく、予防と健康増進のためのサポートが提供されるようになった。その結果、疼痛の再診回数と鎮痛薬の処方が減少するだけでなく、患者満足度も向上するようになった[1]。同様の成果は、英国でも報告されている。

また、医師の診察前に理学療法士による疼痛評価と自己管理指導を適用する、ダイレクトアクセスモデル[2]（図2）は、米国やカナダ、オランダなどで検証されており、自己管理強化への有効性と安全性、社会保障費の適正化に貢献することが複数の機関で実証されている。

予防的リハビリに対する我々の認識が、一次から二次予防では防ぎきれなかった後遺症の固定化や、要介護者に対する機能回復といった三次予防にとどまり続けるなら、日本は後れをとるだろう。国際的には予防的リハビリの先進事例がみられるようになっており、日本はこの流れに取り残されないようにしなければならない。プライマリ・ケアにおける予防的リハビリは、「何を取り入れるか」「どのようにアクセス可能とするか」といった日本モデルの構築の時機にある。

理学療法士による運動療法や認知行動療法による自己管理強化は、運動器痛のみでなく、生活習慣病（高血圧、糖尿病など）の治療開始時において活用できる。また、作業療法士による認知症初期の短期集中支援や、言語聴覚士による誤嚥や高齢者難聴に対する残存機能評価やアドバイス、それ以外にも専門的なリハビリ医や産業医との連携、義手・義足、住環境整備など、予防的リハビリがプライマリ・ケアへの多様な相談を担える余地が大いにあると考えられる。

予防的リハビリについては、重要かつ短期・短時間の介入で効果が期待できる領域から取り入れるとともに、広義のリハビリ思想・知識・技術を持つ療法士の育成と配置が肝要である。日本版のプライマリ・ケアにおける予防的リハビリは、ケアに対する高い満足度と社会保障費の適正化の両立に貢献できる、伸びしろの大きい領域である。プライマリ・ケアにおいても療法士を積極的に活用してほしい。

◀文献▶

1) Ontario Physiotherapy Association：Physiotherapy In Primary Health Care.（2023.10.15 アクセス）
2) Hon S, et al：Phys Ther. 2021；101(1)：pzaa201.

■第16章：2040年に期待するプライマリ・ケア

194 2040年に期待するプライマリ・ケア [6]

ソーシャルワーカーの立場から〜地域の看取り時代におけるプライマリ・ケア

SUMMARY
社会や技術が大きく変化する2040年においても，プライマリ・ケア医師の根幹は大きく変わらないだろう。しかし，これまで以上に地域社会や今後の社会を見据えた上での個別ケアや多職種・多分野連携が重要になるだろう。

KEYWORD
地域の看取り
今後，人口が大きく減少していく社会において，地域を維持することが難しくなる時代になるだろう。生活や人生に深く関わるプライマリ・ケア医師だからこそ，社会の変化をふまえて，ケアを提供していけるだろう。

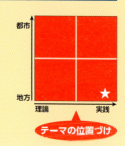

西出真悟（オレンジホームケアクリニック副院長／ソーシャルワーカー）

PROFILE
福祉系大学を卒業後，高齢者福祉施設にて高齢福祉，介護に従事。その後，在宅療養支援診療所であるオレンジホームケアクリニックの立ち上げメンバーとして参加。在宅医療におけるソーシャルワークを実践中。

POLICY・座右の銘
努力した者すべてが報われる訳ではないが，成功した者は皆すべからく努力している

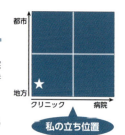

1 はじめに

2040年のプライマリ・ケア医師に期待することを考えるにあたり，まず2040年の社会について俯瞰的に見渡す必要があると考える。日本創成会議・人口減少問題検討分科会が2014年に公開した人口減少地図は，社会全体を見渡す上で，ひとつの指標になると考えている（図1）[1]。

プライマリ・ケア医師としては医療福祉の文脈だけでなく，地域全体を見渡す必要性があることを考えると，そもそも医療活動を行う地域が，今後どのような社会となっていくのかについて把握しておくことは重要であ

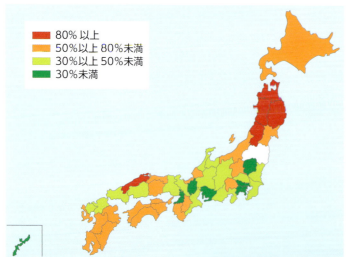

図1 各都道府県に占める消滅可能性都市の割合（福島県を除く）（文献1より作成）

る。変化していく社会を前提とした上で、個人の人生観や価値観をふまえ、プライマリ・ケア医師として医療や福祉、健康に対してどのようにアプローチしていくのかが決まっていくのではないだろうか。

とは言え、社会が大きく変化し、環境が大きく変わったとしても、プライマリ・ケア医師としてやることの本質は大きくは変わらないように思う。しかし、これまで以上に社会や環境、将来のことを深く認識した上で、議論する幅が広がるのではないかと考える。

2 社会構造の変化、技術の進歩

本項では、2040年により大きく環境が変化していることが予想される、地方や僻地でのプライマリ・ケアについて考察してみたい。

まず、2020年代よりも大きな変化が予想されることとして、人口構造、そしてAIやロボット、ICT等の技術革新による医療福祉業界の変革が考えられる。

ウェアラブルデバイスやモノのインターネット［internet of things：IoT、あらゆるモノをインターネット（あるいはネットワーク）に接続する技術］、AIの進化により、人々の健康データはより詳細に管理され、ビッグデータとの比較により、生物学的な健康管理に関する省力化は進歩していることが予想される。また、これまでのような定期的な健康診断から日常的な健康診断が通常となり、早期発見、早期治療、早期からの予防に対するアプローチが開始されることになるだろう。

さらに、これまで専門職や人の手で担っていた多くの治療や検査、ケアに関しても、ロボットやAI、IoTに置き換わっているはずである。タスクシフトやタスクシェアが進化することによって、専門職のあり方も大きく変わっているのではないだろうか。

地方や僻地においては、診療所よりも、訪問看護ステーションや薬局等の看護師や薬剤師、ソーシャルワーカー等が地域住民の身近な医療機関となり、ウェアラブルデバイスから集めたデータやAIからのアラートによって、相談や訪問等を行いつつ、地域住民の直接的な医療ケアを担うようになるだろう。その上で、医師はそのエリアを統括する医療マネジャーとして診断や治療、投薬を行うことになると考える。

一方で、よりいっそう高齢化が進む地域においてのコミュニティ形成支援は、プライマリ・ケア医師が地域の多職種と行う大切な仕事の大きな軸になると考えられる。生物学的な医学管理等については、機械や技術をうまく活用して効率よく行いつつ、人と人とでしか醸成できないコミュニティやつながり、予防的な支援に力を入れる時間が増えるようになるだろう。

自動運転やドローンでの配送等によって、地域での生活に関する課題のいくつかは解決していると思われる。しかし、個人で完結する社会であればあるほど、人と人とのつながりに関しては希薄になりやすい社会となるため、つながりが人々の健康において重要だということを認識しているプライマリ・ケア医師が積極的に介入する分野となっているはずである。

もちろん、このコミュニティ支援の場では、個人の人生観、価値観に基づいたアドバンス・ケア・プランニング（ACP）のような話も大切だが、そもそもこの地域にいつまで住み続けるのか、どのように生活していくのかといった、地域の看取りという視点からも、プライマリ・ケア医師が関わることの重要性があるのではないだろうか。2040年には約半分の自治体が消滅可能性都市になると言われている。地域を見渡せる医師だからこそ、個人の健康と地域の存続を俯瞰的に検討し、個人や行政にアプローチしていくことができるのでは、と考える。

3 2040年代にプライマリ・ケア医師が担う役割とは

2040年までは、これまで以上に大きく社会が変化する過渡期になるだろう。社会環境の変化とともに技術も著しく進歩するため、医療専門職としての役割やあり方、働き方も大きく変化すると思われる。しかし、プライマリ・ケア医師としての本質的な役割は変わらないだろう。ただ、これまで以上に、個人の疾病よりも、より家族や地域、社会を意識した視点や関わりが重要になってくると思われる。

また、連携する相手も医療福祉専門職はもちろんだが、これまで以上に行政や他分野の専門職と、人々の人生や生活を軸に話し合うことが増えるのではないだろうか。そういう意味では、医療というよりも、生活や人生、地域により力点が置かれる専門職となっていくと思われる。

◀文献▶
1) 日本創成会議・人口減少問題検討分科会：提言「ストップ少子化・地方元気戦略」記者会見.

■第16章：2040年に期待するプライマリ・ケア

195 2040年に期待するプライマリ・ケア [7]

経済学者の立場から

SUMMARY
プライマリ・ケアを取り巻く政策の形成過程が2040年でも同じならば、その頃のプライマリ・ケアの必要性はいっそう高まっているにもかかわらず、政策はこれまでと変わらないであろう。

KEYWORD
政策形成過程
政策は、所詮、力がつくるのであって正しさがつくるのではない。関係者たちの力関係が映された政策形成過程が同じなら、時代が変わり必要や正しさが変わろうが、以前と同じ政策がつくられる。政治経済学はそのように考える[1]。

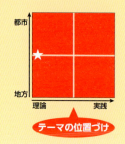
テーマの位置づけ

権丈善一 (慶應義塾大学商学部教授)

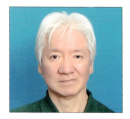

PROFILE
専門は社会保障論、医療政策を中心とした再分配政策の政治経済学。慶應義塾大学商学部卒業、同大学院商学研究科修士・博士課程修了後、2002年4月より現職〔博士（商学）〕。社会保障国民会議、社会保障制度改革国民会議委員、全世代型社会保障構築会議委員、社会保障の教育推進に関する検討会の座長等を歴任。

POLICY・座右の銘
勿凝学問

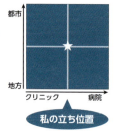
私の立ち位置

1 プライマリ・ケアへの政治経済学的視点[1]

「経済学者の立場」からの欄であるが、「政治経済学者の立場」から筆を進めようと思う。

全世代型社会保障構築会議というものが、2021年11月〜2022年12月に報告書をまとめている。この会議では「かかりつけ医機能が発揮される制度整備」が議論されていた。委員の1人であった筆者は、議論のたたき台を依頼され、第8回会議（2022年11月11日）に資料「国民の医療介護ニーズに適合した提供体制改革への道筋—医療は競争よりも協調を V2」を提出している[2]。

この資料で提案していたのは、「かかりつけ医機能合意制度」の創設である。かかりつけ医機能合意制度とは、次の条件を満たす医療機関と、それを求める患者の双方が手を挙げて合意することによって新しい制度をつくるというものであった（**表1**）[2]。

手挙げ方式は、手を挙げない人には、（一見）関係のない話のように見える。しかし、そうではない。こうした案は、手を挙げない人たちが反対することはわかっていた。なぜ、そうなのか。そうしたことも考えるのが、

いわゆる「政治経済学」というものでもある。

2 プライマリ・ケアの政治的歴史

『ちょっと気になる医療と介護　第3版』[3]に草場鉄周先生（日本プライマリ・ケア連合学会理事長）、松田晋哉先生（産業医科大学）との鼎談「プライマリ・ケアって何？」が掲載されている。そこで草場先生が、「日本医師会の武見太郎会長は『家庭医制度や主治医制度は疾病と健康の地域性を知悉し、（略）広範で多様な立場から健康の維持・増進を考える人だが、今ではそのような医師の養成はどこの大学でも行われなくなった』という問題意識を持ち、厚生省に働きかけて優秀な臨床研修指導医を欧米に送り込み家庭医の養成を期待しました」と述べている。

続けて筆者は、「聖路加国際病院院長だった福井（次矢）先生は、武見留学プログラムの最初の4人の留学生の1人だったんですよね。福井先生は4年間の留学を経て1984年に帰国されていて、その頃は、留学プログラムで医系技官も留学していた。ところが、1985年に立ち上げられた『家庭医に関する懇談会』による家庭医構

表1 「かかりつけ医機能合意制度」の創設

次の条件を満たす：
①一般的な健康問題への対応，PHRをもとに継続的な医学管理および健康増進，重症化予防などをオンラインを活用しながら行い，日常的な健康相談を行っていること
②地域の医療機関および福祉施設等との連携
③休日・夜間も対応できる体制および，診療時間外を含む，緊急時の対応方法等に係る情報提供を行うこと
④在宅療養支援診療所であること，またはそれとの連携
⑤地域公衆衛生への参加
⑥地域が抱える社会的課題に向き合い，地域包括ケアにおけるメンバーとして地域の多職種や医療・介護・福祉施設とデータを共有し，協働して解決に取り組むことができる
①~⑥をすべてを満たす，または常勤の総合診療専門医を配置していること

※中小病院（200床未満）については，地域包括ケアへの貢献，地域の診療所との連携も含め，①~⑥の具体的要件は別途検討
PHR：personal health record
（文献2より作成）

表2 かかりつけ医機能が発揮される制度設備が関わる問題

①超高齢社会への対応〔地域完結型の「治し・支える医療」への転換の中では，「自らの健康状態をよく把握した身近な医師に日頃から相談・受診しやすい体制を構築していく必要がある」『社会保障制度改革国民会議』（2013）〕
②人口減少地域での医療の持続可能性（現在の東京，大阪では医師からも住民からもさほど意識されていない問題：地方の地域が，各地で離島に似たような状態になっていく）
③医師偏在問題（地域，診療科双方。②同様に，現在の東京，大阪では医師からも住民からもさほど意識されていない問題：「医師需給分科会」（2015~2022年）において，偏在対策としての「プライマリ・ケア」「総合的な診療能力を有する医師」養成の必要性が繰り返し確認され，「第5次中間とりまとめ」までにも繰り返し記載）
④ACP（advance care planning）の推進〔「人生の最終段階における医療・ケアの普及・啓発の在り方に関する報告書」（2018）において，かかりつけ医の重要性を確認〕
⑤予防・健康増進，健康面での不安の緩和（PHRを医師・医療機関が継続的に管理し，医師側から予防的にアプローチできるプロアクティブなサービスによる健康増進や，コンサルテーション機能の整備）
⑥そしてパンデミック等，平時とは異なる状況下の医療
⑦プライマリ・ケアの整備（①~⑥の最善の解決策でもある）

想は，当時の日医が葬った。武見さんは1983年に亡くなられていますね。そのあたりの話を知ったとき，天正の遣欧使節団を思い出しました。彼らが訪欧している間に……」と話している。

その後は，草場先生が述べているように，「それからはまさに失われた30年」となる。

3 日本医療の課題とプライマリ・ケア

筆者が第10回全世代型社会保障構築会議（2022年12月7日）で報告したように，日本の医療政策では，長く，表2の①~⑦が課題とされてきた。

上述の①~⑥までを同時に解決できる最善の方法は，⑦プライマリ・ケアの整備である。確実に日本医療の複数の課題を解決できる方向に，政策が進まない理由を，皆さんにも考えてもらいたいと思う。

ちなみに，唐澤祥人会長から「かかりつけ医の質の担保について—日医認定かかりつけ医（仮）の検討」の諮問を受けた日本医師会学術推進会議は，高久史麿座長のもとで2008年に報告書をまとめている。そしてこの報告書に基づいて制度をつくろうとしていた唐澤会長は，2010年会長選で原中勝征氏に敗れることになる。

◀文献▶
1) 権丈善一：データによる見える化と同様に重要な，政策形成過程の可視化—政治経済学者から見る社会保障論.
https://www.cas.go.jp/jp/seisaku/zensedai_hosyo/dai10/siryou8.pdf
2) 内閣官房：全世代型社会保障構築会議（第8回）議事次第.
https://www.cas.go.jp/jp/seisaku/zensedai_hosyo/dai8/gijisidai.html
3) 権丈善一：ちょっと気になる医療と介護. 第3版. 勁草書房, 2023.

■第16章:2040年に期待するプライマリ・ケア

196 2040年に期待するプライマリ・ケア [8]

日本プライマリ・ケア連合学会の立場から

SUMMARY
日本のプライマリ・ケアは制度化の挫折と教育および学術面での発展が特徴だったが,高齢化,人口減少などにより,社会が求める医療のあり方は変化している。改めて若手総合診療専門医とベテラン医師の連携による近未来のモデル形成が必要である。

KEYWORD
かかりつけ医機能
1980年代より提唱されたかかりつけ医という概念は,2013年に日医・四病協で定義づけされ,医療機能情報提供制度にて,「身近な地域における日常的な医療の提供や健康管理に関する相談等を行う医療機関の機能」と規定された。この秋からより具体的な検討に入っており,議論の行方が注目される。

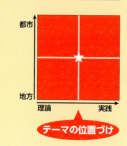
テーマの位置づけ

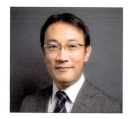

草場鉄周(日本プライマリ・ケア連合学会理事長)

PROFILE
1999年京都大学医学部卒。日鋼記念病院で研修後,北海道家庭医療学センターに勤務。2008年より北海道家庭医療学センター理事長,本輪西ファミリークリニック院長。2019年日本プライマリ・ケア連合学会理事長に就任。日本フォーミュラリ学会理事。家庭医療専門医。

POLICY・座右の銘
人の一生は重荷を負うて遠き道を行くがごとし。急ぐべからず

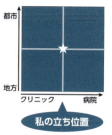
私の立ち位置

1 プライマリ・ケアの勃興と挫折

未来を語るために,過去の歩みをまず振り返りたい。日本プライマリ・ケア連合学会の源流のひとつである「実地医家のための会」は,1963年に創設された。創設者の1人である永井友二郎氏は「実地医家は人間を部分としてでなく全体として,生物としてでなく社会生活をいとなむ人間としてみてゆかなければならない」と指摘した。そして「大学の先生が教えてくれるのを待っているのでなく,自分達の問題は自分達で解決してゆこう,そのために発表の場,研鑽の場が必要である」とプライマリ・ケアの再生の必要性と,独立した学術分野として確立する必要性を唱えた[1]。

それから15年後の1978年に日本プライマリ・ケア学会が設立され,プライマリ・ケア領域では日本で初の学術団体が誕生した。国も家庭医制度への関心と期待を高め,「家庭医に関する懇談会」を1985年に設置し,日本の医療に家庭医制度を導入するための議論を開始した。しかし,日本医師会の強い反対もあって,1987年の報告書で10項目の家庭医の果たすべき機能を列挙するにとどまり,制度化の道はいったん閉ざされた[2]。

2 学術面での発展

その一方で,プライマリ・ケアに関心を持つ医師はしだいに増加し,1986年には海外で学んだ医師たちを中心に家庭医療学研究会が発足した。また,医学教育の要となる大学にも総合診療部という形でプライマリ・ケアが徐々に導入され,1993年に日本総合診療研究会が発足した。やがて学会に発展した両研究会はプライマリ・ケア学会に不足していた学術的側面を牽引する役割を担い,比較的若手の医師たちがプライマリ・ケア領域に関心を持つ流れを築いた。

その後,理念と方向性を同じくする3学会は2010年に合併し,日本プライマリ・ケア連合学会(以下JPCA)が設立され,2011年には日本医学会に加盟した。2013年には厚生労働省の「専門医の在り方に関する検討会」において基本領域専門医としての総合診療専門医の創設が決定された。2018年より日本専門医機構が運営する専門研修が開始されるようになり,2022年に第1期の総合診療専門医が誕生した。

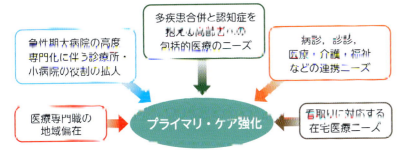

図1　プライマリ・ケアを求める日本の課題

また、JPCAが3学会より継承した学会誌Journal of General and Family MedicineはMEDLINEにも収載され、2023年にはインパクトファクター1.6が付与された。JPCA学術大会で発表される研究の質も、研究方法、統計解析、臨床的なインパクトのすべての面で質が上がっている。学術活動については、研究活動の向上、専門医養成という面で一定の成果を挙げることはできたと言えよう。

❸ 医療制度化の困難さ

1987年以降、医療制度の面でのプライマリ・ケア普及は遅々として進まなかった。国は、在宅医療の推進という形でプライマリ・ケアの一部を強化する道を選び、診療報酬による優遇を実施したが、その広がりは限定的だった。同じく診療報酬面で地域包括診療料、地域包括診療加算を設置し、プライマリ・ケア機能を強化する医療機関への誘導を図ったが、効果を発揮しているとは言えない。2020年からのコロナ禍におけるかかりつけ医の役割に関する議論を経て、2023年には医療機能報告制度の一部としてかかりつけ医機能報告制度の創設が決定されたが、その行方は不透明である。

結局のところ、医療制度に関してはフリーアクセス、自由標榜、自由開業制、出来高払い診療報酬制度といった日本の医療の特徴の中に、どのようにプライマリ・ケアを位置づけるかについて、適切な解決策を出すことはできなかった。

❹ 2040年のプライマリ・ケア

これまでの歩みをふまえると、医療制度にプライマリ・ケアを組み込むにはかなりの調整と時間を要することがわかる。ただ、人口減少、少子高齢化、人口の偏在が加速していくこれからの日本では、**図1**に示すようにプライマリ・ケアの強化は待ったなしである。当面の対策として、オールジャパンで総合診療専門医を養成し、各地でプライマリ・ケアを牽引できる若手医師のネットワークを強化する必要がある。

それと同時に、現場の実地医家に対する診療支援と生涯教育を通じて、かかりつけ医機能を強化することも欠かせない。そして、グループ診療型の診療所、あるいは病院総合診療という形で活躍する若手医師と地域のベテラン実地医家がネットワークを組み、都市部や郡部を問わず、地域を面で支えていく仕組みを構築することが急務と言えよう。

その一方で本領域は、若手医師を中心に臨床研究や教育などで学術活動を推進するポテンシャルが高い。学会主導でプライマリ・ケアのデータベースを構築し、ビッグデータを用いた説得力のある臨床研究を推進すると同時に、患者のナラティブやコンテクストにせまる質的研究も着実に展開する。そして、他の領域と肩を並べる学術的成果を出しながら、医学界の中でのプライマリ・ケアの存在感を高めなければならない。

2040年には2つの取り組みが奏効することで、日本でのプライマリ・ケアの重要性が周知され、その結果として医療制度の中にプライマリ・ケアが組み込まれ、最終的には総合診療専門医がその多くを担う体制が21世紀半ばに完成することを心より期待したい。まだまだ時間はかかるが、我々の子孫のためにもこうした未来を想像するだけでなく、創造することが学会の使命である。

◀文献▶

1) 鈴木荘一：医学教育. 1984；15(6)：435-7.
2) 厚生省健康政策局総務課, 編：家庭医に関する懇談会報告書. 第一法規出版, 1987.

■ 第17章：編集委員より

197 メディカル・ジェネラリズム

人を癒すプライマリ・ケアの心臓部

SUMMARY
メディカル・ジェネラリズムは疫学転換を経た日本におけるプライマリ・ケアの心臓部と言えるものである。これを体現するための学習機会が今後、拡充されていくべきである。

KEYWORD
メディカル・ジェネラリズム
患者の問題を幅広く全人的な視点でとらえる医療提供のアプローチのひとつである。患者が日々の生活を継続していくための創造的能力を支援し、苦悩を癒すために必須である。

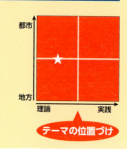
テーマの位置づけ

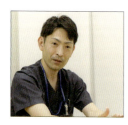

加藤光樹 (まどかファミリークリニック院長)

PROFILE
Master of Public Health（九州大学），Master of Family Medicine（The University of Edinburgh）。家庭医療の診療、教育、研究をライフワークとし、現在Dr. John LaunerらとConversations Inviting Changeの普及に尽力中。（撮影：宮下正寛）

POLICY・座右の銘
やることはやる・やるときはやる・やれるだけやる

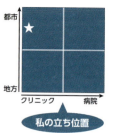
私の立ち位置

1 メディカル・ジェネラリズム

2040年のプライマリ・ケアに求められるもののひとつに、メディカル・ジェネラリズムが挙げられる。メディカル・ジェネラリズムとは、患者の問題を幅広く全人的な視点でとらえる医療提供のアプローチのひとつを指す[1]。

日本のプライマリ・ケアの大部分は臓器別専門医、あるいはスペシャリストによって提供されている。つまり、スペシャリストとして修練を積んだ医師が地域内で開業し、そこに持ち込まれる幅広い健康問題に対して、それぞれの医師の力量と裁量の範囲において、最善のケアが提供されている状態である。「部分を集めれば全体が構成される」という前提が正しいとするならば、この仕組みはうまくいくに違いない。スペシャリストが担当する「部分」が積み重なれば、「全体」つまり「人」のケアをすべてカバーできるからである。しかし、人はそのようにできていない。

2 人は機械ではない

どんなに組織や臓器を診断・治療する知識や技術を積み上げても、人のケアには不十分なのである。これは、「全体は部分の総合以上に複雑」だからである。人が病むのは臓器に異常が出るからであって、臓器の異常を修復すれば、病んでいる人は元に戻る。こうした前提は当然のように受け入れられることがあるが、そうではない。

心筋梗塞になった人は、ちょっとした胸部症状を再発ではないかと恐れる。がんの手術を受けた人は、何年経っても再発の不安と向き合っている。たとえ疾病は取り除かれたとしても、人の世界を変えてしまう[2]。ましてや、感染症や外傷が死因の大半を占めた時代を乗り越え、がんや生活習慣病やうつ病などの非伝染性疾患（non-communicable diseases：NCDs）が死因の大半を占める現代の日本において、「医学の力で患者を治して元に戻す」という、かつての考え方そのものに限界が生じているのである。

3 癒し手としての医師

では、病によって生じ、疾病を治療しても消えないことがある苦悩を、医師はどうやって和らげ、癒すことが

できるのか。医師の癒し手(healer)としての機能は，全体としての人を診ることに具体的な焦点を置く，メディカル・ジェネラリズムに基づいて提供しうるものである。苦悩を癒すためには，医師は目の前にいる固有の患者について，病が患者の世界をどのように侵入し，病の意味が患者の人生における過去の意味とどのようにつながり，日々の生活の未来予測をどのように変えたのかについて，理解する必要がある。これは，患者の中に隠れている正しい診断を探り当てて治療を提供するというアプローチでは，提供することができない。患者にとっての病の意味を，患者とともに共創していくというプロセスによって，患者の苦悩は和らげられる[3]。

4 ジェネラリストとプライマリ・ケア

スペシャリストとジェネラリストでは，拠って立つ診療理念や哲学が異なるということは，あまり話題に上ることがない。しかし，これはヘルスケア・システムや医療提供体制を考える上できわめて重要なテーマである。

スペシャリストに特徴的な診療は主として還元主義に基づいており，病の原因を突き止め，治療を提供することで，患者を元の状態に可能な限り戻していくというものである。一方で，ジェネラリストに特徴的な診療は全体主義に基づいており，病が患者に与えた影響を幅広い視点からとらえ，患者が日々の生活を継続できるように患者の創造的能力を支援しつつ，苦悩を和らげていくというものである。

患者のwell-beingに特に寄与する場面は，スペシャリスト診療とジェネラリスト診療では異なっている。スペシャリスト診療は虫垂炎や肺炎など比較的限局的な原因に対して，介入結果が顕著に確認できるような場合に特に有益である。一方でジェネラリスト診療は，検査で異常のない症状[4]，生活習慣病，心理社会的な問題，多疾病罹患状態の診療など，複数の原因が複雑に関係し合っていて，療養を考える上で問題の優先順位づけや資源配分の考慮を必要とし，医学的な安全性に加えて患者の価値観や意向を大いに比較衡量する必要がある場合に特に有益である。感染症や外傷で多くの人が命を落とした時代を経て，現在ではNCDsが死因の大半を占め，多くの高齢者は多疾病罹患状態にある(これを「疫学転換」と呼ぶ)。かつてはスペシャリスト診療がプライマリ・ケアの主体となっており，それは理に適っていたわけだが，現代においてはジェネラリスト診療がその中心となるべき必然性がある。

5 メディカル・ジェネラリズムの今後

患者の問題を幅広く全人的な視点でとらえ，患者に適切な支援を提供するというメディカル・ジェネラリズムは，特有のトレーニングが必要である。現在は，日本プライマリ・ケア連合学会が認定する新・家庭医療専門医のトレーニングがこれに相当するが，既に開業されている実地医家にとっては利用可能性が乏しい。

その他の学習機会を創出するために，筆者の属する日英医師からなるグループは，英国の医学教育家で，家庭医かつ家族療法士であるDr. John Launerを筆頭に，ナラティブ・アプローチをプライマリ・ケア診療に取り入れる方法であるConversations Inviting Change[3]のワークショップを，日本でも受けられるよう活動を続けている。記念すべき第1回目のコースは2024年1月から開始されており，今後，より広い方々に受けて頂けるように活動していこうと考えている。

また，Hull York医科大学のJoanne Reeve教授がメディカル・ジェネラリズムをプライマリ・ケアに適切に位置づけていくための書籍を2023年10月に発刊した[5]。筆者も世界のメディカル・ジェネラリズム事情を解説するメンバーの末席に加えて頂き，日本の状況について解説させて頂いた。同書の内容の一部は，英国のデジタル教育プラットフォームであるFutureLearnにおいて，WISDOMという学習コンテンツとして受講することも可能である。

今後，実地医家の方にもアクセスしやすい，日本語で利用できるコンテンツを国内で増やしていき，メディカル・ジェネラリズムが日本のプライマリ・ケアの中心として機能する未来に，微力ながら貢献していきたいと思っている。

◂文献▸

1) Royal College of General Practitioners:Medical generalism: Why expertise in whole person medicine matters. Royal College of General Practitioners, 2012.
2) Kato K:Br J Gen Pract. 2022;72(717):178-9.
3) Launer J:Narrative Based Practice in Health and Social Care:Conversations Inviting Change. 2nd ed. Routledge, 2018.
4) 加藤光樹, 編：総合診療の視点で診る不定愁訴―患者中心の医療の方法. 日本医事新報社, 2020.
5) Reeve J:Medical Generalism, Now!: Reclaiming the Knowledge Work of Modern Practice. CRC Press, 2023.

■ 第17章：編集委員より

198 自治体保健師との関わり

保健師と連携した地域へのアプローチ

SUMMARY
自治体の保健師は地域をフィールドに疾病予防や健康増進活動に取り組んでいる。プライマリ・ケア医とは活動するフィールドが近く，協働によるシナジー効果が期待できると思われる。自治体独特の癖を理解し，様々な地域で保健師との協働が生まれることを期待する。

KEYWORD
保健師が行う地区活動
地域の健康格差を縮小させながら，健康水準の向上をもたらすために，一人ひとりの健康問題を地域社会の健康問題と切り離さずにとらえ，個人や環境，地域全体に働きかけ，個別はもちろん，地域の動きをつくり出す活動である（平成20年度地域保健総合推進事業）。

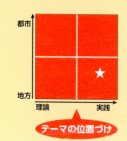
テーマの位置づけ

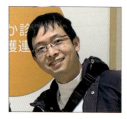

三浦太郎（富山市まちなか診療所管理者）

PROFILE
地域医療振興協会で家庭医療後期研修を行いつつ，地方における医療の公（おおやけ）の役割を学び，現在は日本で唯一の公設公営の在宅専門診療所で在宅医療における公の役割を実践している。日本プライマリ・ケア連合学会認定家庭医療専門医・指導医，日本在宅医学会認定専門医。

POLICY・座右の銘
おもしろき こともなき世を おもしろく

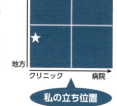
私の立ち位置

1 保健師と近い診療所

私が勤務をしている富山市まちなか診療所は，「地域包括ケア」や「健康まちづくり」の拠点となる公共施設「富山市まちなか総合ケアセンター」内に設置された機能強化型在宅療養支援診療所であり，在宅医療の振興を目的としている。医療的・地理的・社会的に民間診療所では受け入れ困難な患者を主に診療し，民間診療所の医師が出動困難な日に往診代行を請け負っている。また，在宅医療に関する出前講座や，研修医・看護師・ケアマネジャーの実習も受け入れている。

同センターには，健康まちづくり推進事業や在宅医療・介護連携推進事業を行う「医療介護連携室」があり，その一員として保健師等とともに活動をしている。当診療所は市の福祉保健部に所属しており，各部署の事業で医師の助けが必要な際に参画している。

2 保健師との協働の実際

1 医療介護連携室の保健師との協働

健康まちづくり推進事業では，地域住民に対する講座での在宅医療介護に関する啓発や，健康まちづくりを推進する人材の育成等の活動を行っている。在宅医療・介護連携推進事業では，医療介護連携研修会の企画・実施，在宅医療・介護連携相談窓口での相談のほか，保健師が行う事業，調査，データ作成などへの医学的な視点からの助言を行っている。

2 保健所・保健センターの保健師との協働

保健師が担当する地区住民からの要望があり，医師の協力が必要と保健師が判断した場合は，企画の段階から協力している。また，とやま総合診療専攻研修プログラム専攻医の地域活動の教育の場としても活用している。

電話や対面にて，困難ケースに対する問い合わせがあると，相談に乗っている。必要があれば，本人の許可を得て自宅へ診療に赴くこともある。主治医意見書が必要であるが，外来診療に行くことを拒んでいる方の診療に行くこともある。

「コロナ禍で地域保健活動を継続するための感染対策」「難病支援における担当保健師の役割」「在宅医療の実際と地域包括支援センターとの協働」のような職員対象の研修の依頼も受けている。

3 本庁の保健師との協働

地域ケア会議など，医師を含めた多職種からの視点が必要な場面において，出席して助言を行っている。また，医療介護連携推進事業に協力し，事業の意図について実臨床に照らし合わせてコメントをしたり，医師会と本庁担当職員との橋渡しなどを行ったりしている。新規事業の検討にあたって医学的見地から助言を求められれば，出向いて助言を行っている（「わがまち・わがごと・まるごとモデル地域事業」「健康・長寿コンシェルジュ事業」「中山間地域オンライン診療・服薬指導実証実験事業」など）。

3 医療と福祉の重なり

地域包括ケア社会において，医療と福祉が重なり合う事業が多くみられるようになった（フレイル対策，医療介護連携推進事業など）。一方で，自治体は医療計画の策定は義務づけられておらず，医療を担当する部門がないことがしばしばある。そのため，医療に関わることを様々な課で分担しており，市の医療政策を総括する部門がないというのが現状である。

また，医療に関連する専門職として，行政組織の中では保健師が頼られることが多いが，筆者が富山市の複数の保健師にインタビューをしたところ，臨床経験がない保健師が多く，不安を感じていることがわかった。

4 行政の中にいる医師の役割（私見）

普段の臨床でプライマリ・ケア領域に幅広く関わっている私たちは，自治体の医療に関わる事業に対して俯瞰して助言することができるだろう。また，事業の内容を翻訳し，担当職員にわかりやすく伝えることも重要なことであろう。行政職員は，消防や医師会，病院の担当医師とはあまり接点がないため，その橋渡しの役割もありそうである。そして，保健師に医学的な面での助言を行いサポートすることで，保健師がより自信を持って事業に取り組めるように思う。

5 実地のプライマリ・ケア医が保健師と関われること

公平性の観点から，各々の事業の計画立案の段階において，個別の診療所が自治体と本格的に組むことは難しい。しかし，郡市医師会としての立場であれば組むことができそうである。地区担当保健師を設置している自治体であれば，診療所の地区を担当している保健師がいる。地区担当保健師が担当する事業に協力したり，診療所が主催する健康教育のイベントなどの際に声をかけてみたりすることが，保健師との交流のきっかけになるだろう。

保健師は担当地区の健康に関する統計的情報も知っており，私たちの地域の健康課題の抽出にも役立つと思われる。

6 行政との関わりで気をつけること

課・係によって所管している業務が異なるため，アプローチした先が所管外であったら上手くつながらない可能性がある。アプローチの際には，まずは具体的な相談内容を告げて，どの課・係がその内容に合致しているか聞いてみるとよいだろう。

また，予算の立て方も民間とは異なり，翌年度予算を年度の初めから検討していくので，予算をかける事業は5～8月くらいまでの間に検討する。年単位で関われる関係性や仕組みづくりが大切であると考える。

そして，計画に基づいて事業（高齢者保健福祉計画，介護保険事業計画など）を組んでいるので，大きな計画の更新時期を知りアプローチすることが大切である。

7 保健師と協働することで住民に対するシナジー効果を期待

保健師は，地域住民に対する家庭訪問や健康教室，健診・検診等の住民サービスや，地域保健関係施策の企画・立案・実施を行う。その中で医学的知見を必要とされることも多い一方で，臨床経験がなく不安を抱えている。医師からの助言は，保健師業務の根拠や新たな気づき・発想となり，地域で安心して活動できる重要なサポートとなる。

また保健師は，医師として医療機関で勤務していると，なかなか関わることができない健康な住民層に，健康増進・予防という視点で関わっている。協働することでその住民に対してシナジー効果を発揮できると考えている。

【参考】
- 平成20年度地域保健総合推進事業：地区活動のあり方とその推進体制に関する検討会報告書. 2009年3月.
- 伊関友伸：日内会誌. 2018;107(7):1338-43.

■第17章：編集委員より

199 AI時代に求められる医療者とは？

人間が本来持つ「人間らしさ」を見つめる

SUMMARY
AIの進化は目覚ましく，客観的な最適解の導出では人間を凌駕しつつある。一方で，AIには感情，非言語的コミュニケーション，創造性，独創性が欠けている。このような「人間らしさ」こそが，AIとの共存社会においていっそう重要になる。

KEYWORD
compassionate caregiver
領域横断的に学修し，AIを活用しながら高い共感力をもって患者の個別性に応じたケアを提供できる「人間らしい」医療者，それがcompassionate caregiverである。

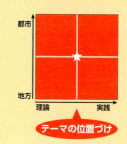
テーマの位置づけ

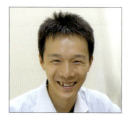

山本 祐（自治医科大学地域医療学センター総合診療部門講師）

PROFILE
自治医科大学卒業後に地域医療に従事し，2011年から母校で臨床と教育に携わる。診断推論を中心とした「ミクロのレンズ」と，患者・家族・地域・社会全体を診る「マクロのレンズ」を持つ医療者をめざし実践を続けている。

POLICY・座右の銘
Enthusiasm is contagious（熱意は伝染する）

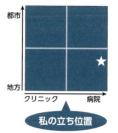
私の立ち位置

　人工知能（artificial intelligence：AI）の発展は目覚ましく，私たちが当初予想していた以上に早くAIとの共存社会が訪れている。医療現場をはじめ，様々な分野でAIの活用が期待されているとともに，その使用に伴うリスクを鑑みた安全性確保のための法規制等の議論が進められている。

　本稿では，AIの特徴，AI時代に予測される労働市場変化，そしてAIと共生する時代に求められる医療者像について論じる。

1 AIの特徴

　AIには「自律性」と「適応性」という2つの大きな特徴がある。自律性とは人間の指示なしでも作業を遂行できる能力であり，適応性とは学習や経験に基づいて自らのパフォーマンスを向上させられる能力である。したがって，AIは全自動または半自動的に，特定の目的に対して継続的に自らの能力を向上させながら作業することができる。

　機能的な観点からは，AIは「特化型」と「汎用型」に分類される。特化型AIは，たとえば将棋AIや画像生成AIのようにある一定の分野に特化し，人間から与えられた学習データに基づいて範囲が限定された中の課題を処理するものである。一方で，汎用型は状況を判断しながら様々な分野の課題に柔軟に対応し，自己学習によって未知のタスクにも取り組むことができる，人間と同等以上の知能を持つSF映画に登場するようなAIである。現時点では汎用型AIは存在していない。最近話題のChatGPTやClaudeなどの生成AIは言語モデルをベースにした特化型AIと考えられるが，適応性の点では一部汎用型の要素も有している。

　AIが得意とする分野には，大量のデータ処理・分析，高速・正確な計算，反復作業の自動化と効率的学習，特定分野における最適解の導出，知識に基づく回答・助言，画像・音声認識などがある。これらはAIが感情と疲労の影響を受けずに，一貫性と客観性をもって迅速な判断ができることから生み出される能力と言える。一方で，創造性・独創性，状況・コンテクストの理解，感情理解と共感，幅広い知識と概念理解からの柔軟な推論，複雑な状況下での総合的判断と意思決定などはAIの苦手な分野である。

2 AI時代の労働市場変化予測（図1）[1]

医療分野においても、AI時代の到来により労働市場に変化が生じると考えられる。ルーチン業務の自動化や、感情を必要としない業務の最適化により、一部の職種が失われる可能性がある。たとえば画像解析を主体とする領域や、患者情報や検査データをもとに最適な治療プロトコルを作成する領域がそれらに該当するのかもしれない。

また、多肢選択式問題で問われがちな単純な状況におけるデータの正確な解釈と判断、いわば医療者と非医療者間の知識勾配（単に「知識がある」こと）の価値は減少していく可能性がある。一方で、AIシステムの設計・開発・保守などを担当するエンジニアやデータサイエンティストなどの需要が高まり、医療分野で活躍する職種に変化が起こると予想される。

AIは医療者の意思決定支援が主体であるため、患者中心のコミュニケーションスキルを発揮して共同意思決定を行う医療者は不可欠である。さらに、状況に応じた戦略調整を必要とする診断・治療手技、複雑な生物医学的・心理社会的問題への創造的対応など、AIだけでは対応できない領域においては、人間の存在が欠かせない。

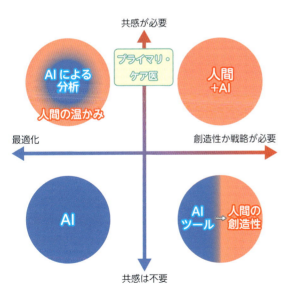

図1　労働市場における人間とAIの共存
（文献1より作成）

3 compassionate caregiverとしてのプライマリ・ケア医

ここで、熟練したプライマリ・ケア医の卓越したジェネラリスト診療とはどのようなものかに注目したい。英国のReeveらが提唱した概念では、患者中心の意思決定と個々の価値観を重視した解釈医療の実践を通して、未分化・複雑・初期・広範な健康問題に柔軟に対応できるという特徴がある[2]。

具体例として、症候や検査異常があるものの特定の疾病診断名がつけられない段階の初診外来対応や、多疾患併存・認知機能低下・経済的困窮かつ独居で孤立という複雑な背景を持つ高齢者への対応が挙げられる。前者はデータ分析とともに、見通しが不確実な中で患者と意思決定し、継続した関わりを持つことが必要となる。

また、後者は最適解がない状況で、多職種と協力して困難に立ち向かうことが重要になる。両者ともに客観的分析力、共感力、非言語的コミュニケーション、創造性、状況に応じた戦略的対応力を発揮しているのである。

AI時代の労働市場変化予測（図1）[1]を見ると、客観性と効率性を追究するAIにはない共感力、創造性、戦略立案力とその実践が人間に求められており、これらはまさに現在のプライマリ・ケア医の卓越した診療の要素と重なる。プライマリ・ケア医は、AIから既存の医学知識と分析のサポートを受けながら、「人間らしさ」を最大限発揮しながらのさらなる活躍が期待される。そして、多職種の能力を横断的に習得し、人間性に溢れる医療の実践者であるcompassionate caregiverとしての役割を果たすことが求められるだろう。

4 おわりに

AI技術の発達は、医療を大きく変革する原動力となっている。AIとの協働を通じて、私たちは人間らしさの本質を見つめ直し、それを発揮できる力を高めていくことが重要である。

◀文献▶
1) Lee KF : A Human Blueprint for AI Coexistence. Robotics, AI, and Humanity. von Braun J, et al, ed. Springer, 2021, p265.
2) Reeve J, et al : JRSM Short Rep. 2013 ; 4(12) : 2042533313510155.

■ 第17章：編集委員より

200 「越境」から考えるプライマリ・ケア

「後追い」からしぶとく始めること

SUMMARY
2040年に向けてプライマリ・ケアに持ち込まれる課題はさらに広く，未知のものになることが予想される。その中で経験しうる「越境」を多角的にとらえることが，その広がりを知るための鍵となりうる。

KEYWORD
越境
ある人が，それまで馴染んでいたやり方とは異なる他者の活動や，自分のやり方では限界を感じるような課題に遭遇しながら，新たな活動を模索・展開すること[1]。

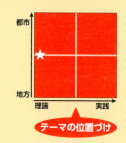
テーマの位置づけ

宮地純一郎（名古屋大学医学系研究科総合医学教育センター特任講師／北海道家庭医療学センター／浅井東診療所）

PROFILE
大阪大学卒。地域医療振興協会「地域医療のススメ」，北海道家庭医療学センター・フェローシップ修了。現在は，名古屋大学総合医学教育センターでの卒前医学教育と研究，2012年から勤務している滋賀県長浜市・浅井東診療所での診療・教育に携わっている。

POLICY・座右の銘
一隅を照らす

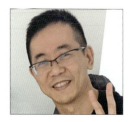

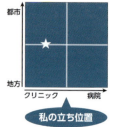
私の立ち位置

1 包括性に向けた「後追い」としてのプライマリ・ケア

プライマリ・ケアは，この連載が象徴するように，病気と健康に関わるあらゆることが持ち込まれ，論じられる領域になりつつある。そこには個別の症候・疾患・病態にとどまらず，多疾患併存状態，支援者自身までも考察の射程に含める必要がある健康の社会的決定要因，そして，ジェンダー，経済，気候変動のように，従来は医療の外とされてきたが，医療との関係が再考されるに至ったトピックまで含まれる。

この広範な課題に取り組む姿勢（包括性）は，プライマリ・ケアにおける理想像として語られがちだが，個人や単一の医療機関が事前に準備し，達成できる限度を超えていると言っても差し支えない。また，生活を取り巻く社会・環境・技術が変わり続ける以上，新たな出来事が無限に持ち込まれ続ける（新型コロナパンデミックはその一例と言える）。ある意味，我々は，この包括性に対して常に「後追い」の状況になっている，と言える。

2 「後追い」に応じるための様々な「越境」

このような「後追い」に応じるにあたって，それまで馴染んでいたやり方の限界に気がつき，意識的に，あるいは偶発的に自分のやり方とは異なる活動に遭遇したときに，そこから新しい方法を考える「越境」に伴う学習が鍵になる，と筆者は考える。「越境」という言葉は，個人あるいはチームの感覚に基づいているため，実際に境界が存在するわけではない。しかし，医療職や医療機関が従来対応していなかった健康問題に関わるべく，外部の医療職や組織のやり方に目を向けるときや，期せずして対応をせまられた事例を振り返って自らの能力でできる範疇を越えていたと感じるときに，何かひとつの境界を越えた感覚は伴うだろう。そのような越境経験は単なる知識・技術の習得や工夫の共有にとどまらず，自己や周囲に対するとらえ方の変化を伴うとされる[1]。以下では，プライマリ・ケアにおける様々な境界と越境を考えてみる。

1 医学内の専門領域間の越境

医師や医療機関が従来とは異なる健康問題や専門領域に対処する際には，「越境」を経験すると言えよう。

たとえば、在宅医療や子宮頸癌健診のように新たな事業を医療機関として立ち上げる際には他施設の先行例を文献や視察から参考にするだろう。事業立ち上げでなくてもその医療機関にとっての「初めて」の事例（例：それまで訪問診療を行っていた診療所が初めて医療的ケア児を受け入れる）が「越境」を象徴することもある。また、周辺の開業医の閉業などのきっかけから、住民の医療機関へのアクセスの仕方が変わり、それまで稀だった健康問題に遭遇するときも当てはまる。近年のデジタル化や生成AIの出現のように、既存の境界線（現実とバーチャル、人間と機械）が予想もしない形で融解する変化も越境的経験となりうる。事業立ち上げにせよ、医療機関として対応する課題が徐々に変遷するときにせよ、その変化に気づき、変化の特徴をチームメンバーと確認しながら、付き合い方を探ることが鍵になると考えられる。

2 医療職・施設間の越境

多職種連携において、単なる書類上の情報交換を超えて互いの視座を共有する必要がある複雑な事例や、複数の施設が関与する事例に対処する際には、異なる職種のアプローチの背後にある視座を知る契機となり、これも越境的な経験を伴いうる。場合によっては、連携先の職種や関係機関が医療の外側になることもある。

また、近年着目されている医療安全のような、組織内の仕組みや実践の影響が色濃い領域が、単一医療機関内から機関を跨いだ取り組みに展開する場合にも、越境的経験が生じうる。こうした異業種や他機関との連携の際に、自分の施設の論理や方法を持ち込むのか、まずは相手の活動とその背後の理屈を知ろうとするのか、そのバランスが難しい。しかし、医療のやり方を医療の外側に持ち込む場合は、それが実行不可能である、または人々の生活のあり方を不要に狭める可能性もあるため、特に慎重になる必要があろう。

3 学問間の越境

人間の生命・生活・人生を跨いでとらえる機会があるプライマリ・ケアの視点を深めるには、従来の医学だけでは限界がある。こうした課題意識は従来からあるが、近年は、そこを乗り越えた人文・社会科学との協働が模索されている。医学・医療者にとって人文・社会科学は研究や知見の考え方が異なるため一筋縄ではいかないが、学問を超えて学ぶ医療者が出ることで、この領域の実践は今までにない形を見出せるかもしれない。

4 学生の受け入れと越境

プライマリ・ケアの現場において実習がさらに重視される潮流があるため、2040年に向けて個々の医療機関が学生を受け入れる機会はさらに増すと予想される。学生にとっては臨床実習こそ越境の機会となり、現場の医療職にとっては、医学生の様々な視点や感想は医療機関が当然としていたやり方に対する外部者の視点として、貴重な気づきの源泉になりうる。医療職がそのような視点を積極的に知ろうとすること自体が、越境からともに学び合おうとする姿勢を学生に示す機会となるだろう。

また、プライマリ・ケアの医療機関がハブとなり、学生を様々な関係機関に橋渡しすることで、これまでは見えづらかった他施設との情報共有のきっかけにもなりうる。加えて、同じ学生への教育を通じて、大学と医療機関間の連携もこれから求められるであろう。

このように、学生実習は単なる技能訓練の機会ではなく、部外者としての学生と現場の医療職が異なる視点から相互学習する機会として、また、学生受け入れを介した医療機関と関係機関の連携のきっかけとしてとらえ直すこともできよう。

5 自分の医療機関を受診する患者の視座への越境

最後に、プライマリ・ケアの医療者にとって最も身近ながらも最も顧みられていない可能性のある、患者の視座への越境を挙げておきたい。定期的に受診する患者がどのように我々の診療をみているかを知る機会はもちろん、受診をやめた人たちの視座を知る機会はまずない。その視座を知る方法を考えることが「後追い」のプライマリ・ケアの第一歩なのかもしれない。

○

2040年のプライマリ・ケアについて、「後追い」と「越境」の観点から述べた。「後追い」と言うとよくないととらえる方もいるかもしれない。しかし、「先回り」が手放しで良いとは言えないし、現実的でもない。むしろ「後追い」であることを受け止め、何から始めるのかをしぶとく地道に考えるぐらいがよいのかもしれない。また、「何が『先回り』や追いつくことに向けて駆り立てるのか？」を考えることもできる。「越境」も万能ではない。「良い越境とそうではない越境とはあるのか？」「越境を考えなくてもすむやり方はないのか？」。こうした種々の問いをここで扱う余白はないが、この原稿が様々な方にとってこれからのプライマリ・ケアを話す材料となれば幸いである。

◀文献▶
1) Akkerman SF, et al:Rev Educ Res. 2011;81(2):132-69.

■ 第17章：編集委員より

201 プライマリ・ケアの担い手をどう増やすか

社会のニーズに対応するために

SUMMARY
プライマリ・ケアのニーズが増大しているのに，プライマリ・ケアを専門とする医師はなかなか増えない。今後は医学生・研修医などへの早期教育，他領域専門医への総合診療リカレント教育，多職種とのチーム形成とタスク・シフティングなどがさらに重要性を増すと考えられる。

KEYWORD
リカレント教育
一般的には，社会人として一定の経験をした後に現職を休職・離職し，大学・大学院・ビジネススクールなどの教育機関で学び直すことを指す。医師の場合，働き方の多様化や社会的責任の大きさを考慮すると，もともと持っている専門分野での仕事を一時的に制限してでも，新たな分野を習得するために一定のエフォートを割くことが望ましい。

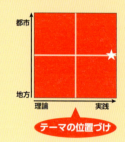
テーマの位置づけ

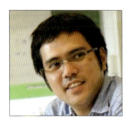

喜瀬守人
（医療福祉生協連家庭医療学開発センター副センター長／久地診療所所長）

PROFILE
都市部の診療所所長として外来・訪問・健診業務に従事。総合診療の専攻医の指導，指導医育成もライフワークとしている。

POLICY・座右の銘
Father, give us courage to change what must be altered, serenity to accept what cannot be helped, and the insight to know the one from the other.

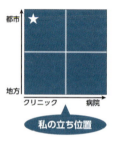
私の立ち位置

　団塊の世代（1947〜49年生まれ）が75歳以上となる2025年問題，団塊ジュニア世代（1971〜74年生まれ）が65歳以上となる2040年問題など，プライマリ・ケアの需要は加速度的に高まることが予想される。急速な変化に医療・介護・福祉の現場はどう対応していくのか，家庭医・総合診療医を養成する立場から考えてみたい。

1 前提

　プライマリ・ケアに必要な医師数はどのように算出するのか？　巷間，住民2000人に対して1人の総合診療医が必要だとされている。単純計算では，わが国にはおよそ6万人の総合診療医が必要ということになるが，ことはそう単純ではない。フリーアクセス・自由開業制など日本独自の制度があり，内科や小児科をはじめ既にプライマリ・ケアを担う総合診療分野以外の専門医の存在がある。看護師や薬剤師をはじめ他の保健医療専門職との役割分担が他国とは異なり，国民の受療に関する意識・行動も異なる。ただ，OECDも2015年のレビューで「未成熟なプライマリ・ケア提供体制」を指摘している通り，高齢化の進展が著しいわが国でプライマリ・ケアの担い手が不足していることに疑いの余地はない。

2 プライマリ・ケアを専門とする医師を増やす

　総合診療専門医制度は，日本専門医機構の発足時に唯一新設された19番目の基本領域としてスタートした。正確な人数は示せないが，初年度（2018年）から毎年200人前後の登録があり，プログラムの修了年限が最低3年なので，概算で600人ほどの専門医がいる計算になる。

　また，総合診療専門医誕生以前の制度として，日本プライマリ・ケア連合学会（以下，JPCA）の認定する家庭医療専門医がある。2021年以降は総合診療専門医との重複もあるが，2024年6月時点では1100人あまりが同資格を取得している。

　いずれにせよ，毎年200人ペースで6万人を満たすまで300年を要するという話では，到底プライマリ・ケアに関する国民のニーズを満たすとは言えない。プライマリ・ケアに専従する医師を増やすことは，総合診療に関連する大学・学術団体・職能集団にとって喫緊の課題であり，最も重要なのは入口部分，すなわち医学部での総合診療に関する系統講義，臨床実習，総合診療医のロー

表1　医師として求められる基本的な資質・能力

PR：プロフェッショナリズム（Professionalism）
人の命に深く関わり健康を守るという医師の職責を十分に自覚し、多様性・人間性を尊重し、利他的な態度で診療にあたりながら、医師としての道を究めていく

GE：総合的に患者・生活者をみる姿勢（Generalism）
患者の抱える問題を臓器横断的にとらえた上で、心理社会的背景もふまえ、ニーズに応じて柔軟に自身の専門領域にとどまらずに診療を行い、個人と社会のウェルビーイングを実現する

LL：生涯にわたってともに学ぶ姿勢（Lifelong Learning）
安全で質の高い医療を実践するために絶えず省察し、他の医師・医療者とともに研鑽しながら、生涯にわたって自律的に学び続け、積極的に教育に携わっていく

RE：科学的探究（Research）
医学・医療の発展のための医学研究の重要性を理解し、科学的思考を身につけながら、学術・研究活動に関与して医学を創造する

PS：専門知識に基づいた問題解決能力（Problem Solving）
医学および関連する学問分野の知識を身につけ、根拠に基づいた医療を基盤に、経験もふまえながら、患者の抱える問題を解決する

IT：情報・科学技術を活かす能力（Information Technology）
発展し続ける情報化社会を理解し、人工知能等の情報・科学技術を活用しながら、医学研究・医療を実践する

CS：患者ケアのための診療技能（Clinical Skills）
患者の苦痛や不安感に配慮し、確実で信頼される診療技能を磨き、患者中心の診療を実践する

CM：コミュニケーション能力（Communication）
患者および患者に関わる人たちと、相手の状況を考慮した上で良好な関係性を築き、患者の意思決定を支援して、安全で質の高い医療を実践する

IP：多職種連携能力（Interprofessional Collaboration）
医療・保健・福祉・介護など患者・家族に関わるすべての人々の役割を理解し、お互いに良好な関係を築きながら、患者・家族・地域の課題を共有し、関わる人々と協働することができる

SO：社会における医療の役割の理解（Medicine in Society）
医療は社会の一部であるという認識を持ち、経済的な観点・地域性の視点・国際的な視野なども持ちながら、公正な医療を提供し、健康の代弁者として公衆衛生の向上に努める

（文献1より作成）

ルモデルの存在などである。その意味で、令和4年度改訂版医学教育モデル・コア・カリキュラムにおいて「医師として求められる基本的な資質・能力」（**表1**）[1]に「GE：総合的に患者・生活者をみる姿勢（Generalism）」が加えられたのは大きな一歩と言える。

3 プライマリ・ケアにも従事する医師を増やす

筆者は、総合診療・家庭医療双方の専門研修プログラムを運営しているが、専門医取得をめざしてプログラムの門を叩くのは臨床研修を終えたばかりの3年目医師ばかりではない。もともと総合的に診る医師に興味があったが研修できる場所がなかった、周囲に反対されて一度は別の専門医をめざした、近い将来開業を考えている、など様々な理由で他領域からの転向のため家庭医を志す医師も多い。社会的にもVUCA時代と言われ、このよ

うなリカレント教育は着目されている。

とは言え、改めてプログラムに所属するのは、ライフサイクルや勤務体制などの面で負担が大きい。現状を大きく変更しなくてもすむ選択肢として、週1日のパート勤務などで知識・スキルを磨きたい、というニーズも存在する。また、JPCAと全日本病院協会は総合医育成プログラムという、eラーニングやスクーリングを活用することで現場から離れることなくプライマリ・ケアのトレーニングができるコースも用意している。

4 プライマリ・ケア・チームとタスク・シフティング

医師が1人ひとりが他の専門職に頼めばいいじゃない、という単純な話ではないことは重々承知の上であるが、それでもプライマリ・ケアのニーズを医師だけで満たせないことも考慮しなくてはならない。もともと、総合診療医が活躍する場として地域包括ケアシステムとの関係は重要であり、この中では看護師、薬剤師、ケアマネジャーなど、保健医療福祉の専門職との連携が前提となっている。看護師については特定行為研修に代表されるように医師の役割の一部を担うことが期待されているし、薬剤師でも医学部と同様にモデル・コア・カリキュラムの中で「総合的に患者・生活者をみる姿勢」が設定された。在宅医療の現場ではこのようなチーム形成は既に実現している部分もあるが、今後は外来においても同様の機能を持つプライマリ・ケア・チーム、あるいはクリニックの存在が必要になると考えられる。

◀文献▶

1) モデル・コア・カリキュラム改訂に関する連絡調整委員会：医学教育モデル・コア・カリキュラム（令和4年度改訂版）．
https://www.mhlw.go.jp/content/10900000/001026762.pdf

【参考】

▶ 葛西龍樹：医療経済研．2014;26(1):3-26.
▶ 前野哲博（研究代表者）：総合診療が地域医療における専門医や他職種連携等に与える効果についての研究　平成29年度総括研究報告書．
https://mhlw-grants.niph.go.jp/system/files/download_pdf/2017/201706032A.pdf
▶ 日本総合研究所：第2回ラウンドテーブル　プライマリ・ケアチーム体制の整備．
https://www.jri.co.jp/MediaLibrary/file/column/opinion/detail/20220310_ogura_data.pdf

■第17章：編集委員より

202 こんな感じで役立ちました！私の連載活用術

様々な場面で役立つ珠玉の記事たち

SUMMARY
この「プライマリ・ケアの理論と実践」の連載は，プライマリ・ケアの現場で日常的に出会う，様々な疑問や学びにとても役立つ内容になっている。ぜひ読者のプライマリ・ケア人生のお供にご活用頂きたい。

KEYWORD
生涯学習
プライマリ・ケア医にとっての生涯学習は，知識・技術のアップデートだけではない。日々の臨床実践から省察し，自分の中の価値観を覆し，あらゆる異領域との接続を図る活動のこと。

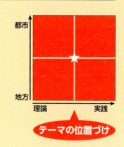
テーマの位置づけ

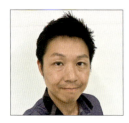

福井慶太郎 (福井内科消化器科クリニック理事長)

PROFILE
2006年名古屋市立大学卒業。北海道家庭医療学センターでの後期研修，フェローシップを修了。福岡県で家庭医療クリニックの立ち上げ後，実家のクリニックで診療を開始。2021年より継承し理事長へ。家庭医療専門医，指導医。

POLICY・座右の銘
優れるな，異なれ

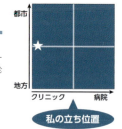
私の立ち位置

1 本連載を振り返って

5年以上にわたる本連載の編集委員を担当し，常々思っていたことは，「プライマリ・ケアを実践されている先生方は，この連載をどのような思いで読んでいらっしゃったんだろう」ということです。

内容は幅広く，かつ深みもあり，一読者として大変勉強になる内容ばかりでした。

一方で，「これだけ多くのことを知り，実践しなければプライマリ・ケア医は務まらないのか」と少し引いてしまったり，「これは総合診療なんちゃらという一部の特殊な医師たちがやっていることで，イチ開業医としては関係ない話だ」と別の世界の話として眺めている，なんて方もいらっしゃるかもしれません。

私は一応，家庭医療専門医であり，この連載の内容の実践を求められる医師です。と同時に，内科医である父が開業したクリニックに8年前に戻り，父とともに診療しつつ3年前に理事長を継承した，普通のイチ開業医でもあります。

ちょうど中間の立場の医師として，この数年にわたる連載を改めて眺めてみました。学べていないことや取り組めていないことがまだまだたくさんありますが，診療や経営で多忙な毎日，新たに学んだり実践に取り組むには，かなりのモチベーションが必要だなと感じています。

しかし思い返せば，私の代から新しい仕事を始めるたびに，この連載を見返し勉強することがありました。好きなことと，必要にせまられたことばかりですが……。

2 私の活用の仕方

私自身，日々の診療に特に参考となった内容を以下に挙げてみます（カッコ内は掲載回）。

【診療】
・訪問診療（91〜95）
・エコーの活用（38〜42）
・小児診療（本書102〜106）
・発達障害診療（本書152〜156）

父は訪問診療をやっていなかったため，クリニックとして初めて訪問診療に取り組むためには準備が必要でした。まずは院内のスタッフに訪問診療について説明する必要があり，91からの訪問診療の記事をスタッフへの

説明用の資料として活用させてもらいました。訪問看護指示書のルールなどについては，95 が大変役に立ちました。

また訪問診療を開始するにあたり，ポータブルエコーを導入しましたが，いかんせん肺炎エコーや運動器エコーの経験は少なかったため，膝関節のエコー(39)や，肺炎のエコー(41)は即座に役立ちました。

小児診療の開始もクリニックにとって新しい取り組みでした。小児科医ではない私が患者さんや親御さんから信頼してもらうには，まずはしっかりと小児の診察を行う必要があり，本書 102~106 の小児によくある症状への対応は復習としてさっそく読み込ませてもらいました。

そして，しばらく小児を診ていると，必ずやってくる発達障害の相談。なかなか時間がない中で教科書を通読するのは骨が折れるので，概論や制度，スクリーニング，どう寄り添いどう支えていくかという心構え，具体的にどのようなことを診察で聞いていけばよいのかなどポイントを連載で手早く学ぶことができました。

【地域活動】
- 多職種連携 (20, 23, 本書 107~120)
- ACP (アドバンス・ケア・プランニング) (10)
- 産業医活動 (65~71)
- 地域での社会的処方の仕組みづくり (80~84, 本書 127)

訪問診療をやっていると，多職種との連携の場面が一気に増えます。20 では多職種と接するときの心構えを学び，107~120 の各職種による記事では，特に今まであまり馴染みのなかった職種（私の場合は鍼灸師や社会福祉士）への理解が深まり，よい関係性を築くことができました。また徐々に講演の依頼が来るようになり，市とケアマネジャーの団体から，それぞれACPの講演を依頼されましたが，ACPのダークサイド(10)の内容も取り上げました。

産業医活動も始めましたが，資格を取ってから数年実働がなかったため，65~71 の記事に一通り目を通してから活動しました。同時に，この記事は普段の診療にもとても役立つもので，特に71 では，腰痛のある人への「無理をしないで下さい」という声かけがまずかったことを学びました。

【経営】
- グループ診療 (21)
- オンライン診療 (本書 182~188)
- LGBTQ (本書 147~151)
- 健診 (43~52)

一緒に仕事をするのが父といえど，クリニックのグループ診療化であることに違いはありません。第25回のグループ診療のデメリットの「責任の所在が不明確になりやすい」は，特に親子だとなあなあになりやすく，実際にスタッフに指摘されたこともありました。そのため，指揮命令系統を意識して行動するようになりました。

コロナ禍でオンライン診療を導入するにあたっては，182~188 のオンライン診療全体を網羅した記事が役立ちました。ややこしいルールや診療報酬についても記載があり，取っ掛かりには最適でした。

最近では，クリニックの多様性を高めるため，院内研修会としてLGBTQの勉強会を準備しています。なかなかまとまった教科書が見つけられない中，147~151 の記事はポイントがまとまっており，非常に役立っています。

3 ぜひ活用して下さい！

まとめてみると，この連載のなんと優れていることか！上に挙げたのはあくまでも私が主に利用した記事です。まだまだたくさんの魅力的な記事がありますので，ぜひ一度目次だけでもさらってみて下さい。きっとあなたのプライマリ・ケア医としての人生で，この連載が活用されると思います。

本書の電子版（巻末袋とじ参照）では，連載 1~100 を含むすべての記事が閲覧可能です。プライマリ・ケアのスペシャリストたちの珠玉の記事を，ぜひご活用下さい！

【参考】
▶ 日本プライマリ・ケア連合学会, 監：プライマリ・ケアの理論と実践. 日本医事新報社, 2021.
▶ Web医事新報：プライマリ・ケアの理論と実践.

索引

数字

3つのポリ 43
2040年 178, 180, 182, 184, 186, 190, 192, 194, 201

欧文

A
ACP 205
Activities that make one's life worth living 54
AD/HD (attention-deficit/hyperactivity disorder) 104
ADL評価 70
AI (artificial intelligence) 198
APDL (activities parallel to daily living) 70
ASD (autism spectrum disorder) 104

B
BADL (basic activities of daily living) 70
BATHEテクニック 132, 133
BI (Barthel index) 71

C
CanMEDS Framework 121
CBME (community-based medical education) 144
CCM (chronic care model) 2
CCQ 110
CEME (community-engaged medical education) 144
compassionate caregiver 198, 199
Conversations Inviting Change 195
CPMAフレームワーク 119

D
DE & I 102
Deprescribingアルゴリズム 47
Difficult patient encounters 130, 132, 134, 136, 138
DOHaD (Developmental Origins of Health and Disease) 説 4
D to P with N (doctor to patient with nurse) 174

E
EbE (Experts by Experience) 103
eHealth 176
Employment and income 55

F
FAIR原則 145
FIM (functional independence measure) 70, 71
fragmentation of care 48

H
Health care systems 55
HEALTH+P 54
Henoch–Schönlein紫斑病 12, 13
high quality primary care 148
Human network and relationships 54

I
IADL (instrumental activities of daily living) 70
ICF (international classification of functioning, disability and health) 72, 80, 82, 84
ICT (information and communication technology) 176
IgA血管炎 12, 13
inverse care law 118
IPCP (interprofessional collaborative practice) 156
IPE/IPL (interprofessional education/learning) 156

L
LGBTQ 94, 96, 98, 100, 102, 205
LIC (longitudinal integrated clerk-ship) 144
Literacy and learning environment 55

M
MCD (moral case deliberation) 64
MCM (MANAGE CARE model) 2
mHealth 176
MSW (medical social worker) 32
multi-domain model 52
MUM (Mapping Uncertainty in Medicine) 92

N
neurodevelopmental disorders 104, 105

P
PACIC (Patient Assessment of Chronic Illness Care) 3

PAT (pediatric assessment triangle) 168, 169
patient complexity 45
Patient preference/values 55
PCAT (Primary Care Assessment Tool) 129
PF (practice facilitation) 3
PHR (personal health record) 176
population attributable fraction 116

R
reassurance 8
RIMEモデル 144, 145

S
SDH (social determinants of health) 95, 114, 116, 118, 120, 122, 126
SDM (shared decision making) 92
sentinel injury 160
SHAREプロトコル 134
SLD (specific learning disorder) 104
SMART 50
social isolation 122
Society 5.0 177
SOGI 96, 102, 103
SPELLアプローチ 111
SVS (social vital signs) 54

T
Taking adequate food, shelter and clothing 55

W
workplace-based learning 142

和文

あ
アウティング 98, 99
アドバンス・ケア・プランニング 205
アドヒアランス 136
アドボカシー 114
アライ 99

い
インタビュー 116
インタレストグループ 150
インフォームド・コンセント 56
意思決定支援 34, 62
意思決定ジレンマ 56
意思決定能力 60, 62
異所性妊娠 13
医療アクセス 174
医療機能情報提供制度 21
医療ソーシャルワーカー 32
医療における不確実性 86
陰性感情 130, 131, 133

え
エコー 204
栄養ケア 18
　　――・ステーション 18
栄養士 18
越境 200
遠隔教育 140
遠隔モニタリング 3
嚥下障害 78

お
オンライン診療 164, 166, 168, 170, 172, 174, 176, 205
　　――に適していない症状 167
　　――のトラブルシューティング 168
嘔吐 10
怒っている患者 132

か
かかりつけ医機能 190, 192
かかりつけ薬局 184
カミングアウト 98, 99
課題特異的訓練 80
過敏性腸症候群 13
介護支援専門員 36
介護従事者 38

回腸末端炎 13
咳嗽 8
学習ネットワーク 140
学生サークル 148, 150, 152, 154
活動医学 68
川崎病 6, 7
環境調整 108
看護師 182
患者のための薬局ビジョン 20, 170, 184
患者複雑性 45
管理栄養士 18
緩和リハ 81

き
機能性腹痛 13
基本的ADL 70
急性虫垂炎 13
居宅療養管理指導 37
教育パイプライン 148
共感的対応 135

く
クリニカルバイアス 99
グループ診療 205
車いす 76

け
ケアコーディネーションリング 49
ケアの分断 48
ケアプラン 36
ケアマネジャー 36
解熱薬 7
経験の専門家 103
経済的支援 125
継続性 152, 153
健康格差 120, 126, 128
健康の社会的決定要因 95, 114, 116, 118, 120, 122, 126
健診 205
限局性学習障害 104

言語聴覚士 28

こ
コミュニケーション 28, 138, 172
子どものアドボケイト 158
孤立 116
抗菌薬 7
口腔ケア 16
交渉 90
高齢者 29
国際生活機能分類 72, 80, 82, 84

さ
サードプレイス 156
作業療法士 26
在宅医療 25, 62, 64
　　──支援薬局リスト 21
在宅診療 16, 80
在宅リハ 80
在宅療養支援 15
産業医 205

し
ジェネラリスト 195
ジェンダー 96, 101
ジレンマ・メソッド 65
歯科医師 16
支持基底面 76
視診 166
事後フォローシステム 112
児童発達支援 112
児童福祉司 162
自閉スペクトラム症 104
質の高いプライマリ・ケア 148
実践促進 3
実地医家のための会 192
社会参加 82
社会的孤立 122
社会的処方 205

社会的バイタルサイン 54
社会的問題 54
社会福祉士 34
手段的日常生活活動 70
周縁化された集団 94
周期性嘔吐症候群 10
集団寄与危険割合 116
終末期リハ 81
初期臨床研修 142
生涯学習 204
障害者支援 84
障害の社会モデル 84
省察的実践 140
小児医療 4
小児虐待 158, 160, 162
小児診療 204
消滅可能性都市 188
情報通信技術 176
新型コロナウイルス感染症 165
鍼灸 30
神経発達症群 104, 105
身体的虐待 158, 163
心理的虐待 158, 163
診療所看護 14
人口減少地図 188
人工知能 198

す
スティグマ 94
ステロイド 7
水腎症 13

せ
セキュリティ対策 168
セクシュアリティ 94, 97
セクシュアルマイノリティ 97
生活関連活動 70
生活行為 26

生活保護 125
精巣捻転 13
性的虐待 158, 163
性別二元論 96
摂食嚥下関連医療資源マップ 17
先制医療 4

そ
ソーシャルワーカー 188
ソーシャルワーク 34
装具療法 79
総合診療専門医 192
　　——制度 202

た
タスク・シフティング 203
多疾患併存 57
　　——状態 42, 44, 53
多職種協働実践 150
多職種連携 15, 205
　　——教育／学習 156
第4の診療形態 172
団塊ジュニア世代 178

ち
チームワーク 90
地域医療 152
地域基盤型医学教育 144
地域参加型医学教育 144
地域の看取り 188
地域包括ケア 181, 183, 196
　　——システム 19, 21, 146
地域リハビリテーション 82
注意欠如・多動症 104
腸間膜リンパ節炎 13
腸重積 13
長期滞在型臨床実習 144

つ
つなナラ 42

209

通級指導教室 113
杖 76

と
特別支援学級 113
特別訪問看護指示書 23

に
乳幼児健診 112
尿路感染症 7

ね
ネグレクト 158, 163

の
ノン・アドヒアランス 136

は
肺炎 7
発達障害 104, 106, 108, 110, 112, 138, 204
発熱 6

ひ
鼻汁 8
病鍼連携 30
貧困 124

ふ
フィールド実習 146
プライマリ・ケア看護師 14
プライマリ・ヘルス・ケア 126, 128
プロブレムリスト 52
不確実性 86, 88, 90, 92
不顕性誤嚥 78
腹痛 12
服薬指導 170

へ
へき地 174
ヘルス・アドボケイト 120
ヘルスケアシステム 126, 128
ヘルスリテラシー 136
ペアレント・トレーニング 104, 110

ほ
ホールディングスキル 88
ボツリヌス療法 79
ポリアドバイス 50
ポリドクター 48
ポリファーマシー 46
ポリプロブレム 52
保健師 40, 196
　　──活動指針 40
歩行器 76
歩行補助具 76
放課後等デイサービス 113
訪問看護 22
　　──指示書 23
訪問診療 204
訪問リハ 80

ま
まちづくり 82, 180, 196
マイクロアグレッション 121
マッサージ 30
マルチモビディティ 42, 44, 53, 57
　　──・パターン 44, 45
マルモのバランスモデル 42
慢性疾患ケアモデル 2
慢性的悲哀 106, 107

め
メディカル・ジェネラリズム 194

も
モデル・コア・カリキュラム 203

や
薬剤師 20, 170, 184
薬局 20, 170

よ
予防的リハビリテーション 186

り
リカレント教育 202

リスク管理 74
リスクマネジメント 168
リハビリテーション 78, 80, 82, 05, 106
　——医学 68
　——処方 74
理学療法士 24, 107
離島 140, 174
療育 112

臨床倫理 58
　　　カンファレンス 66
倫理的問題 58

れ
レインボー・カラー 100

わ
悪い知らせ 134

次号予告

jmedmook 96 もう困らない外科系当直

2025年2月25日発行！

著者 三谷雄己（広島大学救急集中治療医学所属 県立広島病院整形外科）

CONTENTS

第1章 総論
1. 総論
2. 本書における外科系当直のセッティング

第2章 見逃してはならない，レッドフラッグを示す疾患
1. 頭部外傷
2. killer sore throat
3. 鼻腔異物
4. 鼻出血（後方）
5. アルカリ眼症
6. 急性緑内障発作
7. 網膜中心動脈閉塞症
8. 開放性眼外傷
9. 眼窩底骨折
10. 上腕骨顆上骨折
11. Galeazzi骨折
12. コンパートメント症候群
13. 開放骨折
14. 切断指
15. 肩関節脱臼
16. 壊死性軟部組織感染症
17. 動物咬傷
18. 熱傷の評価
19. 会陰部外傷
20. 精巣捻転
21. 急性尿閉
22. 持続勃起症
23. 歯牙損傷

第3章 見逃すと危険な緊急性の高い内因性疾患
1. 閉鎖孔ヘルニア
2. 急性動脈閉塞
3. 一過性意識消失

第4章 知っておくとよい手技
1. 眼表面麻酔・眼瞼の反転・開瞼器の使い方
2. 鼻腔異物の摘出
3. 鼻出血（前方）の止血
4. 肘内障
5. シーネ固定
6. 肩関節脱臼整復
7. 間欠的導尿・尿道カテーテル留置
8. 熱傷の処置

補足
破傷風予防

---

jmedmook
偶数月25日発行 B5判/約170頁

定価（本体3,800円+税） 送料実費
※92号より価格改定
〔前金制年間（6冊）直送購読も承ります〕

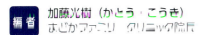

編者 加藤光樹（かとう・こうき）
ふじかファミリークリニック院長

喜瀬守人（きせ・もりと）
編集責任・医療福祉生協連家庭医療学開発センター副センター長／久地診療所所長

長嶺由衣子（ながみね・ゆいこ）
東京科学大学公衆衛生学分野

福井慶太郎（ふくい・けいたろう）
福井内科消化器科クリニック理事長

三浦太郎（みうら・たろう）
富山市まちなか診療所管理者

宮地純一郎（みやち・じゅんいちろう）
名古屋大学医学系研究科総合医学教育センター特任講師／
北海道家庭医療学センター／浅井東診療所

山本 祐（やまもと・ゆう）
自治医科大学地域医療学センター総合診療部門講師

---

jmed mook　あなたも名医！
95　日本プライマリ・ケア連合学会 監修
プライマリ・ケアの理論と実践〈完全版〉

ISBN978-4-7849-6695-0　C3047　¥3800E
本体3,800円＋税

2024年12月25日発行　通巻第95号

編集発行人　梅澤俊彦
発行所　日本医事新報社　www.jmedj.co.jp
　　　〒101-8718　東京都千代田区神田駿河台2-9
　　　電話（販売）03-3292-1555　（編集）03-3292-1553
　　　振替口座　00100-3-25171
印　刷　ラン印刷社
© 日本プライマリ・ケア連合学会 2024 Printed in Japan

・本書の複製権・翻訳権・上映権・譲渡権・公衆送信権（送信可能化権を含む）は
　(株)日本医事新報社が保有します。

JCOPY ＜(社)出版者著作権管理機構 委託出版物＞
本書の無断複写は著作権法上での例外を除き禁じられています。複写される場合は、その
つど事前に、(社)出版者著作権管理機構（電話 03-5244-5088、FAX 03-5244-5089、
e-mail:info@jcopy.or.jp）の許諾を得てください。

謹告
本書に記載されている事項に関しては、発行時点における最新の情報に基づき、正確を期すよう、著者・出版社は最善の努力を払っております。しかし、医学・医療は日進月歩であり、記載された内容が正確かつ完全であると保証するものではありません。したがって、実際、診断・治療等を行うにあたっては、読者ご自身で細心の注意を払われるようお願いいたします。
本書に記載されている事項が、その後の医学・医療の進歩により本書発行後に変更された場合、その診断法・治療法・医薬品・検査法・疾患への適応等による不測の事故に対して、著者ならびに出版社は、その責を負いかねますのでご了承下さい。

電子版のご利用方法

巻末袋とじに記載された**シリアルナンバー**を下記手順にしたがい登録することで，本書の電子版を利用することができます。

1 日本医事新報社Webサイトより会員登録(無料)をお願いいたします。

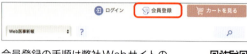

会員登録の手順は弊社Webサイトの**Web医事新報かんたん登録ガイド**をご覧ください

https://www.jmedj.co.jp/files/news/20191001_guide.pdf

(既に会員登録をしている方は**2**にお進みください)

2 ログインして「マイページ」に移動してください。
https://www.jmedj.co.jp/files/news/20191001_guide.pdf

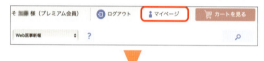

3 「未読タイトル(SN登録)」をクリック。

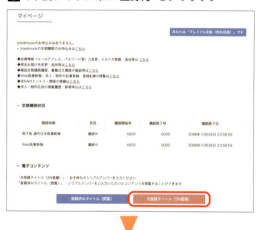

4 該当する書籍名を検索窓に入力し検索。

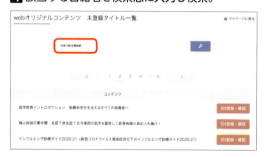

5 該当書籍名の右横にある「SN登録・確認」ボタンをクリック。

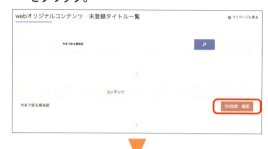

6 袋とじに記載されたシリアルナンバーを入力の上，送信。

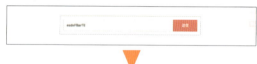

7 「閉じる」ボタンをクリック。

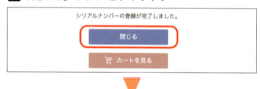

8 登録作業が完了し，**4**の検索画面に戻ります。

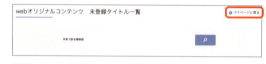

【該当書籍の閲覧画面への遷移方法】
①上記画面右上の「マイページに戻る」をクリック
　➡**3**の画面で「登録済みタイトル(閲覧)」を選択
　➡検索画面で書名検索➡該当書籍右横「閲覧する」
　　ボタンをクリック
　　または
②「**書籍連動電子版一覧・検索**」*ページに移動して，書名検索で該当書籍を検索➡書影下の「電子版を読む」ボタンをクリック

https://www.jmedj.co.jp/premium/page6606/

＊「電子コンテンツ」Topページの「電子版付きの書籍を購入・利用される方はコチラ」からも遷移できます。

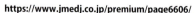

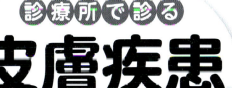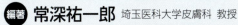

新たに症例を大幅追加し、100頁超増の大改訂!

実践 シェアード・ディシジョンメイキング
今、求められる医療コミュニケーション
改題改訂 第2版

電子版付

編著
中山健夫
京都大学大学院医学研究科
社会健康医学系専攻健康情報学分野教授

藤本修平
静岡社会健康医学大学院大学准教授

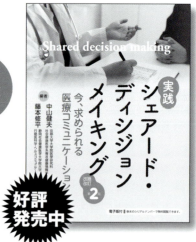

好評発売中

◆患者と医師が協力して治療方針を意思決定していく「シェアード・ディシジョンメイキング（SDM）」。「これまでにない医療コミュニケーション本」として刊行された本書初版から6年以上を経て、その考え方は臨床現場で確実に広まってきました。

◆今回の第2版は、初版刊行後に蓄積した多数の実症例を盛り込んで大幅改訂し、より実践的な内容に仕上げました。

◆ワクチンや治療薬に対する不安、手術、遺伝子検査など意思決定・合意形成に苦労しがちな実例をもとに、SDMの入門から実践までを解説。

◆一歩進んだ患者さんとのコミュニケーションのために、日々の臨床に必携の1冊です。

B5変型判・296頁・2色刷（部分カラー）
定価4,400円（本体4,000円＋税）
ISBN 978-4-7849-4640-2
2024年6月刊

1章 総論
1 SDM入門・総論
2 SDMの具体的な方法
3 SDM研究の概観
4 意思決定支援ツール（ディシジョンエイド）の作成・活用
5 遺伝学的検査に向けたSDMを考える
6 病院組織マネジメントの視点から（多職種連携を含む）
7 医療政策の視点から（保険適用含む）

2章 各論
1 未破裂脳動脈瘤
2 乳がん
3 乳がん（乳房再建）
4 炎症性腸疾患
5 関節リウマチ
6 統合失調症
7 うつ病
8 乾癬
9 慢性腎臓病（慢性腎不全）
10 多発性囊胞腎
11 HTLV-1関連脊髄症（HAM）
12 リハビリテーション
13 アドバンス・ケア・プランニング（人生会議）
14 HPVワクチン
15 がん遺伝子パネル検査における遺伝カウンセリング
16 遺伝学的検査（遺伝性乳がん・卵巣がん症候群に対するBRCA検査実施におけるSDM）
17 遺伝学的検査（NIPT新型出生前診断）
18 希少疾患の患者と主治医のSDM

column① 医師に求められる基本的な資質・能力—改訂版「医学教育モデル・コア・カリキュラム」から
column② 「決めた」のは誰か?
column③ 意思決定に影響を与えるナッジを知る
column④ ヘルスリテラシー・コミュニケーションとSDM—患者のヘルスリテラシーとの関連
column⑤ 患者の語り〈ナラティブ〉のデータベース：ディペックス・ジャパンの取り組み
column⑥ 賢い患者になるために：COMLの活動—患者が自己決定するために不可欠なサポート
column⑦ ソムリエ方式でSDMを実現したインフォームドコンセントをもらおう
column⑧ 重症心疾患の患者・家族とSDM
column⑨ 理学療法・作業療法領域のリハビリテーションにおけるSDM
column⑩ 臨床におけるSDM：地域ケアとリハビリテーション
column⑪ 生成AIと考えるSDM
column⑫ 新薬開発とSDM

日本医事新報社
〒101-8718 東京都千代田区神田駿河台2-9

ご注文は
TEL：03-3292-1555
FAX：03-3292-1560
URL：https://www.jmedj.co.jp/

書籍の詳しい情報は小社ホームページをご覧ください。
医事新報 [検索]